Alvaro García-Rozado González

Valor pronóstico de la angiogenesis en carcinoma epidermoide de lengua

Alvaro García-Rozado González

Valor pronóstico de la angiogenesis en carcinoma epidermoide de lengua

Cuantificación diferencial con CD105 y CD31

PUBLICIA

Imprint
Any brand names and product names mentioned in this book are subject to trademark, brand or patent protection and are trademarks or registered trademarks of their respective holders. The use of brand names, product names, common names, trade names, product descriptions etc. even without a particular marking in this work is in no way to be construed to mean that such names may be regarded as unrestricted in respect of trademark and brand protection legislation and could thus be used by anyone.

Cover image: www.ingimage.com

Publisher:
PUBLICIA
is a trademark of
International Book Market Service Ltd., member of OmniScriptum Publishing Group
17 Meldrum Street, Beau Bassin 71504, Mauritius

Printed at: see last page
ISBN: 978-3-8416-8190-4

Zugl. / Aprobado por: La Coruña; Universidad de La Coruña. Tesis doctoral, 2007

VALOR PRONÓSTICO DE LA ANGIOGENESIS EN CARCINOMA EPIDERMOIDE DE LENGUA: CUANTIFICACIÓN DIFERENCIAL CON CD105 Y CD31

ALVARO GARCIA-ROZADO GONZALEZ

A mi hijos, Alejandro, Jorge y Carlota

Por todo ese tiempo que les he privado
en la realización de este trabajo…
y que ya no podremos recuperar.

Agradecimientos:

Quisiera expresar mi agradecimiento a todas las personas que han contribuido a mi formación como persona y como profesional. Son muchas más de las expresadas en estas líneas, por lo que hago extensiva mi gratitud y reconocimiento a aquellas que no se encuentren directamente mencionadas.

A mis padres, Roberto y María Antonia, por no haber escatimado esfuerzo alguno para inculcarme los valores básicos de la vida, y hacerme ver que el esfuerzo continuo y humilde es la principal fuente de conocimientos y la mejor forma de encarar los problemas que la vida te plantea.

A mis profesores de la Facultad de Medicina de la Universidad de Oviedo, que me transmitieron sus conocimientos y sentaron las bases para que me pudiera desarrollar en las ciencias médicas.

Al Prof. José Pericot, Jefe del Servicio de Cirugía Maxilofacial de la Ciudad Sanitaria y Universitaria de Bellvitge, donde realicé mi formación como especialista. Su vasto conocimiento es mucho menor que su riqueza personal. Suyos, y del resto de componentes del Servicio, han sido los primeros conocimientos que me han permitido cimentar una base a partir de la cual poder desarrollarme en el apasionante campo de la Cirugía Oral y Maxilofacial.

Al Dr. José Luis López-Cedrún, por haber sabido confiar en mí y haber acometido el difícil reto de encabezar un equipo de trabajo para el desarrollo de la Cirugía Oral y Maxilofacial en la comunidad gallega.

A todo ese equipo de trabajo, por haber sido un constante apoyo en los problemas que nuestra cirugía plantea.

A los Dres. Mario Fernández y Jesús Del Pozo, por ser mis amigos y verdaderos artífices de que se pusiera en marcha este proyecto.

A todas las personas que con ilusión han contribuido a desarrollar esta línea de investigación.

A todos los profesionales que han participado en el tratamiento de estos pacientes.

A mis pacientes, todos sin excepción, porque de todos ellos espero haber aprendido algo, y seguir aprendiendo.

INDICE

"Hay médicos tan condescendientes y atentos al humor del paciente que ni siquiera insisten en la curación de la enfermedad; otros son tan estrictos cumplidores de la disciplina técnica en la enfermedad que no respetan la condición humana del paciente."

Francis Bacon: Of Regiment of Health. En: Essays, 1597.

"Primum, non nocere..."

Frecuentemente atribuido a
HIPOCRATES DE COS, c. 460 a. C.

CAPITULO I

INTRODUCCIÓN

1.1. CANCER ORAL Y OROFARINGEO

En la sociedad occidental actual, el cáncer es una de las principales causas de muerte, sólo superada por la enfermedad cardiaca. Mientras la investigación oncológica avanza entre logros y desafíos, la incidencia del cáncer crece cada año a pasos agigantados. La Organización Mundial de la Salud (OMS) estima que a partir del año 2002 vienen surgiendo cada año 20 millones de nuevos casos de cáncer en el mundo. En los próximos 8 años, se estima que la incidencia de cáncer aumentará un 40 por ciento entre los varones y un 33 por ciento en las mujeres. En España, la mortalidad por cáncer se ha cuadriplicado entre 1950 y 1995, y entre 1995 y 2000 ha crecido un 6 por ciento. Los tumores de mayor incidencia en nuestro país son el cáncer de pulmón, seguido del cáncer colorrectal y gástrico. Con todo, y pese a que España presenta junto a Portugal y Grecia las cifras más leves de la Unión Europea, el cáncer es la segunda causa de muerte en la población española, y la primera de muerte prematura.

El cáncer de la región de Cabeza y Cuello supone aproximadamente el 5 a 7 por ciento del total de cánceres diagnosticados. El cáncer oral – refiriéndonos exclusivamente al carcinoma de células escamosas – constituye el 3 por ciento del total en el mundo occidental, siendo el tumor más prevalente del tracto aerodigestivo superior[1-2]. Sin embargo en el subcontinente de la India, el carcinoma epidermoide de cavidad oral llega a representar más del 40 por ciento del total de cánceres diagnosticados. Ello indica la fuerte influencia medioambiental y cultural en la prevalencia de esta enfermedad[3].

En varones, la mayor incidencia de cáncer oral estandarizada por edades se registra en Francia (13.4 casos / 100.000 habitantes), y la menor en Japón (0.5 / 100.000). En mujeres, la mayor incidencia por edades se registra en India (15.7 / 100.000), y la menor en Japón (0.2 / 100.000)[4-5]. Tradicionalmente se ha descrito que la mayoría de pacientes con cáncer de cavidad oral y orofaringe son varones. Sin embargo, en los últimos 50 años hemos asistido a un preocupante incremento de la incidencia en mujeres[2].

En España, cada año aparecen aproximadamente 5.000 nuevos casos de cáncer de cavidad oral. El manejo terapéutico de estos pacientes oncológicos ocupa más del 50% de la actividad quirúrgica bajo anestesia general de los servicios hospitalarios de Cirugía Oral y Maxilofacial de nuestro país. El consumo de recursos, tanto humanos como materiales, también es muy elevado en la red sanitaria pública, y además presenta una tendencia al alza progresivamente más acusada.

En Estados Unidos, según datos epidemiológicos recientes, el cáncer de cavidad oral es un problema de salud pública significativo, puesto que las cifras anuales que publica la Nacional Cancer Data Base son cada vez mayores. En el año 2002, se diagnosticaron 29.000 nuevos casos en Estados Unidos, con una mortalidad de aproximadamente 25%[5-6].

A pesar de los enormes avances acontecidos en el manejo terapéutico del cáncer en el pasado siglo, los datos de supervivencia de pacientes con cáncer de cabeza y cuello siguen siendo inaceptablemente bajos. Incluso con tratamiento multidisciplinario, el porcentaje de curación libre de enfermedad a los 5 años del diagnóstico no ha conseguido superar el 50 por ciento en las últimas décadas. Parece que ello es debido principalmente al diagnóstico tardío, en estadíos avanzados, de un considerable número de pacientes. La supervivencia global libre de enfermedad a los 5 años de pacientes tratados por cáncer de cabeza y cuello se estima en alrededor del 70 por ciento en la enfermedad temprana y del 30 por ciento en la enfermedad avanzada, incluyendo todas las sublocalizaciones[7]. Más preocupante aún es el hecho de que estos datos se hayan mantenido con mínimas variaciones en las últimas décadas.

1.1.1. Anatomía aplicada de la cavidad oral

La cavidad oral es la porción del tracto aerodigestivo superior que comienza a nivel de los labios y se extiende hasta la superficie anterior del arco de las fauces. Se encuentra tapizada por un epitelio escamoso con múltiples glándulas salivares menores esparcidas por su interior. La cavidad oral también contiene los procesos dentoalveolares, con las arcadas dentarias superior e inferior, y diversas estructuras con tejido conjuntivo. Los tumores primarios de la cavidad oral, por lo tanto, pueden desarrollarse a partir del epitelio de revestimiento, de las glándulas salivares menores, o de los tejidos blandos submucosos. Por otra parte, también pueden asentar en la cavidad oral tumores de origen en tejidos dentarios, tumores óseos, o tumores de estirpe neurovascular.

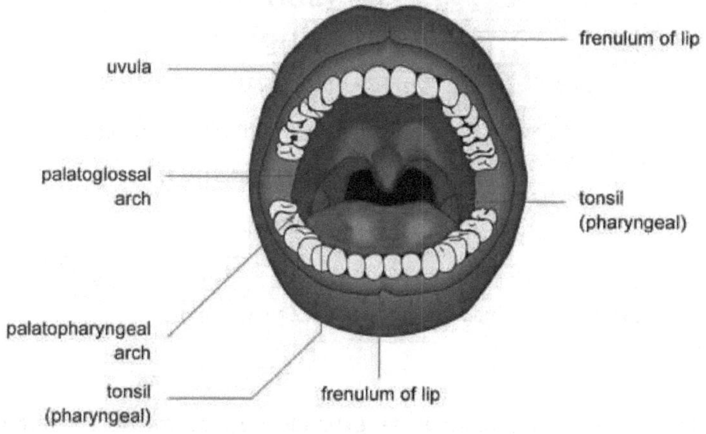

Figura 1. Anatomía de cavidad oral y orofaringe.

La cavidad oral, a efectos de estudios epidemiológicos, se consideró dividida en siete localizaciones anatómicas por el American Joint Comittee for Cancer Staging:

- Labios.

- Mucosa bucal.
- Trígono retromolar.
- Lengua móvil (dos tercios anteriores de la lengua).
- Suelo de boca.
- Encía.
- Paladar duro.

La clasificación de los tumores por su localización es muy importante porque presentan patrones específicos de invasión y diferentes consecuencias clínicas en cada una de las regiones descritas.

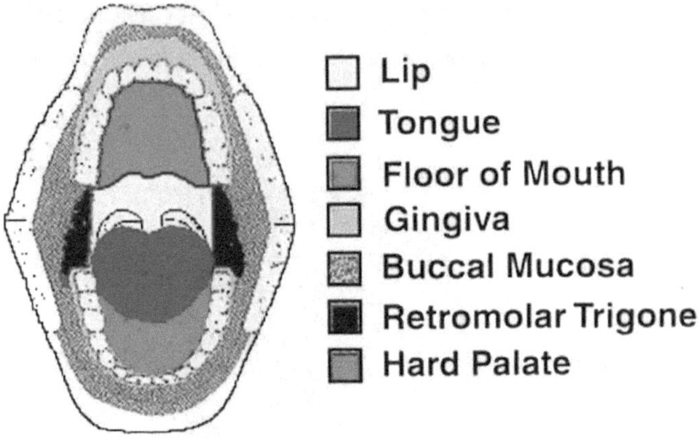

Figura 2. Localizaciones anatómicas de tumores de cavidad oral.

La región de la orofaringe se extiende posteriormente a partir de los pilares anteriores del istmo de las fauces. Incluye las fosas amigdalares de cada lado, así como las paredes laterales y posteriores de la faringe y la base de la lengua.

La región orofaríngea permite diferenciar otra serie de regiones anatómicas:

- Paladar blando.
- Región amigdalina.

- Base de lengua (tercio posterior de la lengua).
- Pared lateral faríngea.
- Pared posterior faríngea.

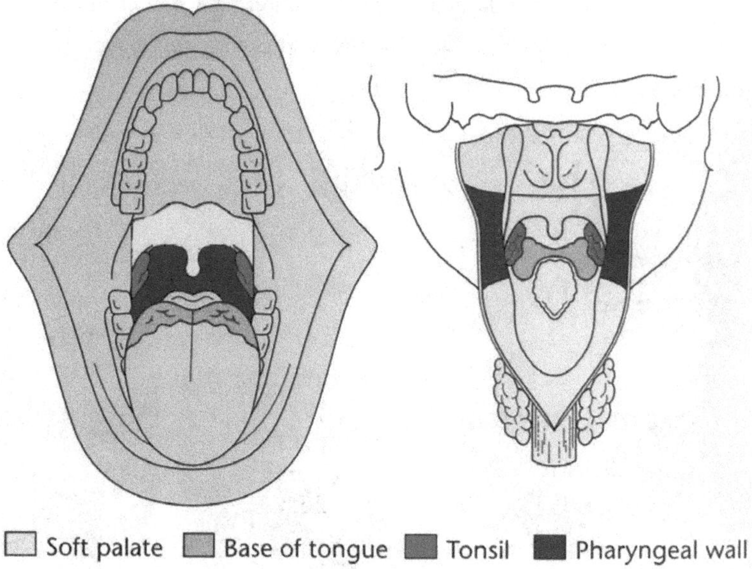

Figura 3. Localizaciones anatómicas de tumores de orofaringe.

Aunque los tumores de estirpe epitelial son los más frecuentemente encontrados en la orofaringe, también es frecuente el desarrollo de linfomas, debido a la abundancia de tejido linfoide a este nivel, un componente significativo del anillo de Waldeyer.

La cavidad oral se encuentra tapizada por una mucosa, que funcionalmente puede comportarse como:

- estructura tapizante, por ejemplo en suelo de boca;
- estructura funcional, por ejemplo en paladar;
- estructura especializada, por ejemplo en dorso de lengua.

Histológicamente la membrana mucosa de la cavidad oral está compuesta de un epitelio escamoso estratificado que, a diferencia de la piel, es normalmente no queratinizado, no contiene estrato lucidum, y tiene un rico aporte vascular y una gran inervación. Ello determina que la mucosa oral sea relativamente más sensible que la piel y presente un mayor potencial de cicatrización.

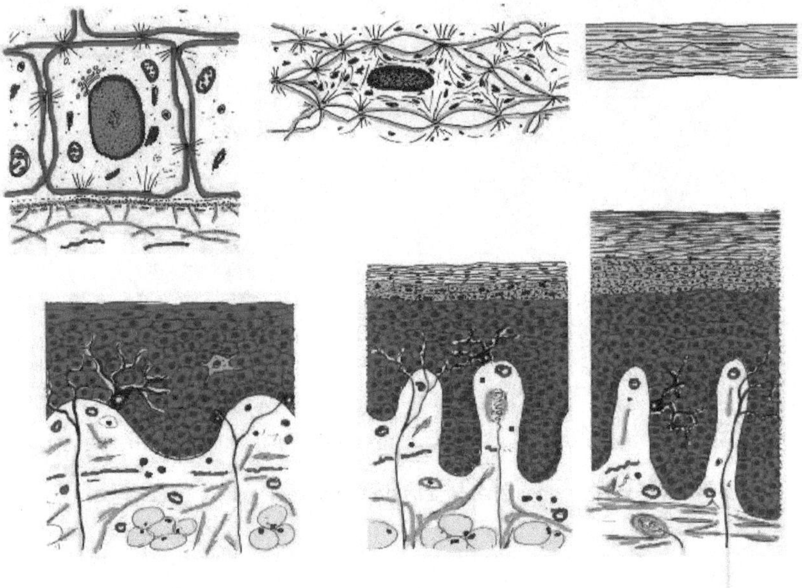

Figura 4. Esquemas ilustrativos de la histología de la mucosa oral en diferentes localizaciones, con distintos grados de queratinización.

Sin embargo, la mucosa oral es más susceptible que la piel a agentes carcinogénicos ambientales, debido a su gran permeabilidad. La saliva juega un papel protector muy significativo, pero no suficiente para evitar la acción de tantos factores perniciosos.

1.1.2. Función de la cavidad oral

La cavidad oral ejecuta funciones primordiales en la vida de relación:

- Masticación y deglución.
- Fonación.
- Expresión facial y emocional.

El cáncer de cavidad oral comprometerá la práctica de funciones tan relevantes para la vida del hombre. Consecuentemente, nuestro tratamiento debe ir encaminado a restaurar, en la medida de lo posible, las funciones perdidas. En la realidad, sin embargo, el tratamiento actual del cáncer es muy agresivo y mutilante, es decir, tiende a exacerbar aún más el compromiso funcional. Por lo tanto la reconstrucción y la rehabilitación juegan un papel tan importante en el manejo completo del cáncer como la curación del paciente oncológico. Hoy en día, un paciente que consiga remisión completa de su cáncer pero que sea incapaz de alimentarse, hablar o parecer una persona normal, tiene muy reducida su calidad de vida, y no puede ser considerado como un éxito terapéutico.

1.1.3. Epidemiología del cáncer de cavidad oral

La epidemiología es la base a partir de la cual las estrategias preventivas de la enfermedad son formuladas.

Epidemiología descriptiva

La epidemiología descriptiva examina los patrones de ocurrencia de la enfermedad en la población. Por lo tanto, estudia la extensión y significancia del problema del cáncer de cavidad oral en términos de: número de casos, tendencias en el tiempo, distribución geográfica, porcentajes de incidencia o mortalidad en diferentes grupos de población.

Si la tendencia en la incidencia de estos tumores continúa aumentando, se estima que se diagnosticarán en el mundo más de 400.000 casos nuevos de cáncer oral en el año 2007. España, con una incidencia anual ajustada a la población europea de 31.4 casos nuevos por 100.000 habitantes, es, después de Francia, el segundo pais europeo con una tasa de incidencia más elevada.

Epidemiología analítica

La epidemiología analítica examina las relaciones etiológicas del cáncer oral, con especial énfasis sobre: causas de cáncer oral, factores determinantes de progresión de la enfermedad.

Un gran número de estudios epidemiológicos han identificado de forma consistente el consumo de tabaco y alcohol como los dos principales factores etiológicos para éste cáncer. Se estima que estos dos hábitos combinados explican aproximadamente un 90 por ciento de la incidencia de cáncer oral. Otros factores de riesgo asociados al cáncer oral son dietas pobres en frutas y verduras, deficiencias de micronutrientes, historia familiar de cáncer y una pobre higiene oral. Algunos virus, en especial el virus del papiloma humano (VPH), y determinadas modificaciones genéticas, también han sido relacionados directa o indirectamente con el desarrollo de tumores de la cavidad oral.

Ocurrencia de la enfermedad en una población activa

La incidencia se refiere al número de casos nuevos, mientras que la prevalencia determina el número de casos existentes.

En los Estados Unidos de Norteamérica, el cáncer de cavidad oral es más prevalente entre pacientes mayores que en jóvenes[4-5]. En 1995, la American Cancer Society registró 19.000 nuevos pacientes diagnosticados de cáncer oral en la población de Estados Unidos, y 4.200 muertes ese año por esta enfermedad.

La American Cancer Society estimó que 20.300 nuevos casos de cáncer de cavidad oral fueron diagnosticados en el año 2000. Para ese mismo año se estimó que 5.300 personas fallecieron en Estados Unidos de cáncer oral.

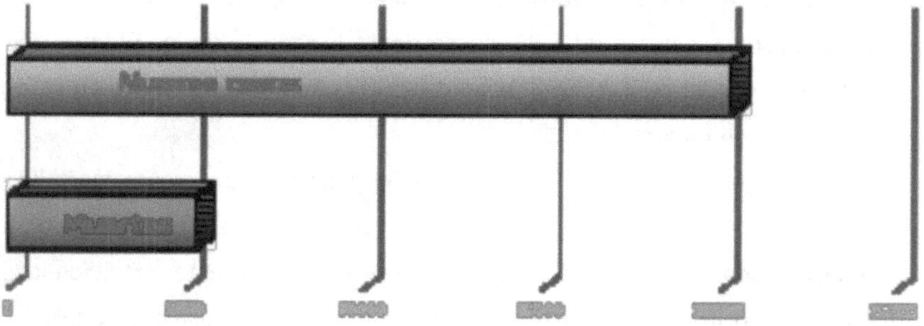

Figura 5. Datos de la American Cancer Society correspondientes a la población de Estados Unidos en el año 1995.

En el Reino Unido la incidencia de cáncer oral se cifra en dos nuevos pacientes por cada 10.000 habitantes cada año. Evidencias recientes sugieren que estas cifras se encuentran en una tendencia ascendente, y lo que es más preocupante, se están incrementando en personas jóvenes por debajo de 40 años[8-12].

De acuerdo a la base de datos del *National Cancer Institute´s Surveillance, Epidemiology, and End Results*, el cáncer de cavidad oral se considera el undécimo más común entre hombres y mujeres. Los varones desarrollan la enfermedad más frecuentemente que las mujeres, aunque la relación varones:hembras está reduciéndose en los últimos años. Hace años se consideraba que este cáncer afectaba a los hombres con una frecuencia 3 veces mayor que a las mujeres[13]. En la década de los 90, esta ratio se consideró cifrada en 2:1[3,14]. Las publicaciones más recientes registran una preocupante tendencia decreciente de esta ratio, con un incremento significativo de las cifras de incidencia y prevalencia de cáncer de cavidad oral entre el sexo femenino[2,15]. De todas formas, este cáncer sigue matando en proporción significativamente mayor a varones que a hembras[5].

En el momento actual se estima que en el mundo aparecen 270.000 nuevos casos al año en varones y 143.000 en mujeres. Ello determinaría una ratio varones:hembras de 1.88. La creciente incidencia de los últimos años ha situado al cáncer de cabeza y cuello como el quinto más frecuente en varones y el séptimo en mujeres[5].

Desde el punto de vista racial, se ha publicado una mayor mortalidad en la raza negra[13,16-18]. Sin embargo, estas diferencias raciales deben ser interprestadas con precaución, dado que se ven claramente condicionados por factores asociados como factores medioambientales y de estilo de vida[5].

1.1.4. Etiología del cáncer oral

Los factores de riesgo más frecuentemente asociados con el desarrollo del carcinoma epidermoide oral en nuestro medio son el abuso de tabaco y alcohol, la mala higiene oral, la edad avanzada, y el género masculino.

Los aspectos etiológicos serán analizados de forma pormenorizada en capítulos posteriores de este trabajo.

1.1.5. Estrategias preventivas

La prevención desempeña un papel esencial en el control y disminución de la incidencia del cáncer oral en el seno de la sociedad. Se describen estrategias preventivas a tres niveles:

1. *Prevención primaria.*

   Tiene por objeto la reducción o eliminación completa de la exposición a agentes con potencial carcinógeno. De esta manera se previene la iniciación o promoción del proceso carcinogénico básico. Ejemplos serían dejar de fumar o reducir el consumo de alcohol.

2. *Prevención secundaria.*

Se refiere al establecimiento de un sistema de screening o cribaje, y al desarrollo de programas de detección precoz, que permitan identificar los casos en estadíos iniciales, con lo que se incrementaría el porcentaje de curación y de supervivencia.

3. *Prevención terciaria.*

Consiste en el tratamiento adecuado del cáncer oral, dirigido a la curación de la enfermedad sin complicaciones indebidas.

1.1.6. Histopatología del cáncer oral

Aunque los diferentes tejidos de la cavidad oral pueden ser asiento de una gran variedad de estirpes histológicas tumorales, más del 90 por ciento de estos tumores son carcinomas de células escamosas. Las neoplasias de glándulas salivares menores son las siguientes en frecuencia. Otros tumores como melanoma de mucosa oral, sarcoma de partes blandas o maxilares, o linfomas, se localizan raramente en la cavidad oral. En el caso de los linfomas, existe una creciente frecuencia de aparición de los mismos en nuestras consultas.

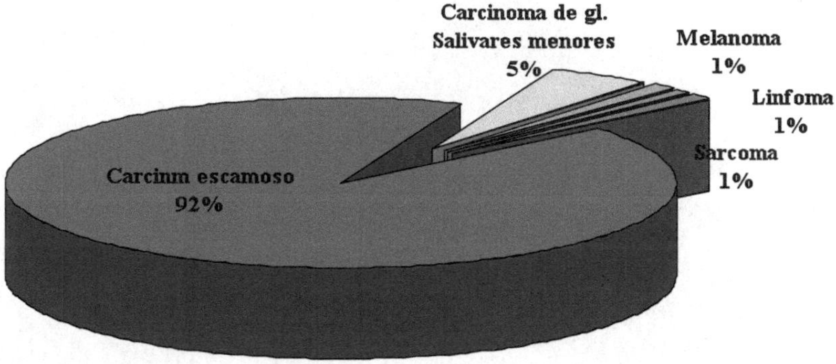

Figura 6. Frecuencia de variantes histológicas de tumores de cavidad oral y orofaringe.

1.1.7. Localización del cáncer de cavidad oral y orofaringe

Previamente se ha mencionado la importancia de la clasificación de las lesiones malignas de cavidad oral en función de su localización. La distribución aproximada de lesiones cancerosas en la cavidad oral es la siguiente[3]:

- Labio inferior	30%.
- Lengua	20%.
- Suelo de boca	15%.
- Encía y región alveolar	15%.
- Mucosa bucal	10%.
- Paladar	10%.

La serie del Servicio de Cirugía de Cabeza y Cuello del Memorial Sloan-Kettering Cancer Center de Nueva York es muy similar. En la figura 7 se muestra la distribución de tumores de cavidad oral y orofaringe en su medio[2].

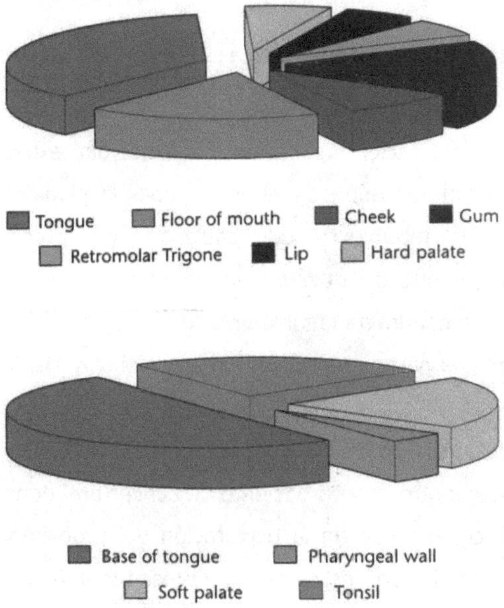

Figura 7. Distribución por localizaciones de tumores primarios de cavidad oral y orofaringe. Serie del Memorial Sloan-Kettering Cancer Center, Nueva York.

Moore y Catlin, en 1967[19], establecieron que el 75 por ciento de los carcinomas escamosos de cavidad oral se localizan en un área anatómica que representa menos del 20 por ciento de la superficie de la mucosa oral. Esta área incluye la superficie lingual de la región alveolar mandibular, el suelo de la boca y la cara ventral de la lengua móvil. Estos autores las denominaron como las "sump areas".

1.1.8. Evaluación del paciente de cáncer oral y orofaríngeo

Los cuidados del paciente se inician mediante una exhaustiva evaluación de su problema, de modo que se pueda proponer la planificación terapéutica más apropiada. El tratamiento del paciente con cáncer establece un compromiso vital prolongado puesto que no termina con la finalización del tratamiento sino que continúa indefinidamente. El seguimiento a largo plazo de estos pacientes es una parte integral del manejo global del enfermo oncológico.

Evaluación preoperatoria

El primer encuentro con un paciente de cáncer oral debe iniciarse con un interrogatorio clínico, seguido de la exploración del problema apoyada en los medios diagnósticos disponibles, antes de proceder a la toma de cualquier decisión terapéutica.

La evaluación preoperatoria del paciente oncológico se basa en tres elementos fundamentales: historia clínica, exploración física, e investigaciones complementarias.

1. Historia clínica.

La entrevista verbal con el paciente neoplásico es esencialmente el primer paso hacia el establecimiento de una consideración general de la enfermedad. La historia clínica se lleva a cabo de manera ordenada, incidiendo en aspectos especiales en este tipo de pacientes:

- Sintomatología o semiología con que debuta la enfermedad ("chief complaint"). Por ejemplo, úlcera dolorosa en suelo de boca.
- Evolución temporal de dicha sintomatología. Por ejemplo, lesión ulcerativa que ha empeorado progresivamente en los 3 últimos meses.

- Historial médico. Por ejemplo, alergias, medicación, enfermedades sistémicas, hospitalizaciones e intervenciones previas.
- Historia social. Por ejemplo, hábito tabáquico, alcohólico, si vive solo, etc.
- Valoración sistémica. Por ejemplo, pérdida de peso, dificultades a la deglución, tos crónica, anorexia.

2. Exploración física.

Consiste básicamente en una inspección sistémica y palpación de los tejidos. La palpación de la tumoración es fundamental para obtener información del tamaño, límites anatómicos e infiltración de estructuras adyacentes.

- Exploración de cabeza y cuello
    - Inspección:
        - Apariencia general: caquexia, debilidad, ictericia, depresión.
        - Características faciales: asimetrías, tumefacción, coloración cutánea.
        - Trismus: limitación de la apertura oral.
    - Palpación:
        - Comprobar adenopatías cervicales y otras masas.
        - Tumefacción: comprobar fluctuación, induración, dolor, adherencia a estructuras vecinas, etc.
- Exploración intraoral

  Se precisa iluminación adecuada, espejo dental y separador labial.
    - Inspección:
        - Comprobar la presencia de lesiones mucosas blancas, o enrojecidas, ulceraciones, lesiones exofíticas, cambios focales en la mucosa, etc.
        - Textura y motilidad de la lengua.

    - Trastornos de la superficie mucosa.
    - Dientes: movilidad dentaria, estado de salud dental y periodontal, oclusión, etc.
- Palpación:
    - Firmeza e induración de cualquier masa presente.
    - Grado de induración de cualquier lesión ulcerativa.
    - Fundamental la palpación exhaustiva de la tumoración, con especial énfasis en determinar los límites de la misma, y su movilidad o fijación a tejidos adyacentes. En la cavidad oral resulta complicado la palpación de los límites posteriores, que obliga en ocasiones a molestar al paciente con un tacto digital de zonas anatómicas comprometidas.

Desde luego resulta imprescindible realizar una exploración concienzuda de todas las estructuras de la cavidad oral.

3. Exploraciones complementarias.

Las exploraciones complementarias proporcionan importante información adicional que no puede ser obtenida a través de la historia clínica ni de la exploración física básica.

- Radiología
    - Ortopantomografía: La radiografía panorámica de los maxilares es una exploración básica que permite establecer la afectación de los dientes y los huesos maxilares por la lesión maligna.
    - Radiografías de Waters, Caldwell, laterales faciales, desenfiladas de ATM, Hirtz. Ocasionalmente son necesarias para la valoración de regiones específicas.

  - TAC: Es una herramienta excelente, que constituye en la actualidad la principal fuente de referencia para la planificación terapéutica.
  - Resonancia Magnética: Proporciona excelente información sobre los tejidos blandos, y cada vez se constituye como un elemento más imprescindible a medida que se va obteniendo mayor experiencia en su manejo e interpretación.
  - Fibroscopia: Permite la visualización de las vías aerodigestivas superiores con escasas molestias al paciente. Resulta fundamental para la delimitación posterior de tumores de localización en las regiones más posteriores de la cavidad oral y orofaringe.
  - Radiografía de tórax: Tienen valor para el despistaje de posibles metástasis pulmonares, la valoración de la función respiratoria del paciente, y para el estudio preoperatorio que requiere el anestesista.
  - Exploraciones de Medicina Nuclear: Se refiere a estudios gammagráficos que tienen gran valor en el estudio de extensión de la enfermedad a otros sistemas.
  - PET (Tomografía por emisión de positrones): Exploración de gran auge en la actualidad, puesto que aporta mucha información en el diagnóstico diferencial de lesiones oncológicas con lesiones de otra estirpe.
  - Otras exploraciones pueden ser precisas para el estudio de extensión de la tumoración: Ecografía abdominal, TAC torácico o abdominal, etc.
- Biopsia

Características clínicas y diagnóstico

Las características clínicas de los tumores primarios derivados de la cavidad oral y orofaringe son muy variables. Pueden ser lesiones ulcerativas, exofíticas o endofíticas, o bien lesiones superficiales proliferativas. Las características clínicas de estos tumores suelen ser suficientes para despertar un alto grado de sospecha diagnóstica e indicar la toma de una biopsia para confirmar histológicamente el diagnóstico de presunción.

Las lesiones ulcerativas se acompañan normalmente de un margen sobreelevado e induración de los tejidos vecinos. Por su parte, las lesiones exofíticas pueden tomar el aspecto de una "coliflor" de crecimiento irregular, o pueden ser más aplanadas, de tono rosado, o grisáceo, con un fondo blanquecino. En ocasiones se presenta como una lesión enrojecida de aspecto aterciopelado.

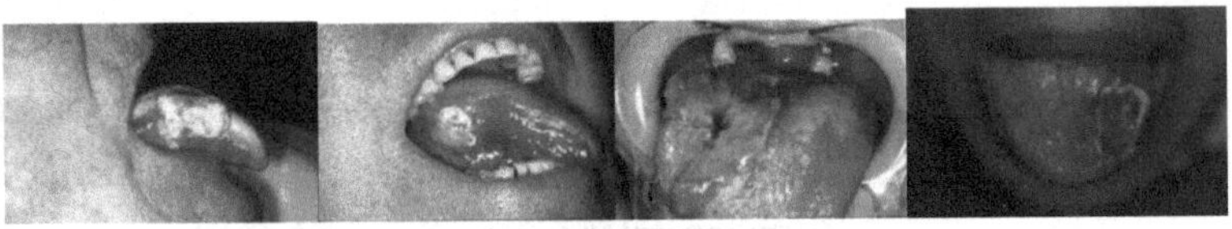

Figura 8. Diferentes aspectos de lesiones primarias de cáncer de lengua.

Los carcinomas escamosos con gran componente queratínico, al igual que ocurre con los carcinomas verrucosos, se presentan con frecuencia como lesiones blanquecinas sobreelevadas con grados variables de residuos queratósicos en superficie. La presencia de una proyección papilar es más característica de un papiloma escamoso.

La presencia de áreas hemorrágicas en superficie es bastante típica de lesiones malignas y debe despertar inmediatamente nuestra sospecha diagnóstica de un proceso neoplásico.

Biopsia

El diagnóstico de una lesión maligna debe ser confirmado histológicamente. Para ello se debe realizar una punción-aspiración con aguja (PAAF) o mejor, si es posible, una excisión en cuña del tejido para su estudio anatomopatológico. Se debe tomar la muestra del tejido de la periferia de la lesión, incluyendo tejido macroscópicamente sano. Algunos autores proponen la toma de tejido del centro de la lesión, obteniendo abundante cantidad de tejido viable en profundidad.

En los carcinomas escamosos muy queratósicos y los carcinomas verrucosos con frecuencia no se obtiene tejido representativo de la superficie de la lesión, por lo que una biopsia superficial puede producir un resultado falsamente negativo. En estos casos es fundamental tomar tejido suficiente de la periferia, o mejor de la zona profunda de la lesión.

Si la biopsia no nos es informada de lesión carcinomatosa y tenemos un alto índice de sospecha diagnóstica, se debe repetir la biopsia hasta tener una certeza diagnóstica de la lesión.

Retrasos en el diagnóstico

En Oncología de Cabeza y Cuello, al igual que ocurre a otros niveles de la economía orgánica, el *diagnóstico precoz* es la clave para mejorar los resultados terapéuticos. Un diagnóstico tardío ensombrece enormemente el pronóstico a largo plazo, independientemente de que el tratamiento aplicado sea correcto.

Los factores que pueden determinar que un diagnóstico de cáncer se retrase pueden estar asociados al propio paciente o al médico u odontólogo que ve al paciente por primera vez:

- Factores asociados al propio paciente:
  - Temor.
  - Ignorancia.
  - Aislamiento geográfico.
  - Elevado nivel de tolerancia: los síntomas iniciales no generan preocupación al paciente.
- Factores asociados al médico / odontólogo:
  - Historia clínica o exploración insuficientes.
  - Bajo índice de sospecha diagnóstica.

- Ignorancia de los síntomas o signos característicos de una enfermedad maligna.

Probablemente la mejor estrategia para mejorar la supervivencia de esta enfermedad sea establecer medidas preventivas de educación de la población mediante programas de salud pública o campañas informativas sobre el cáncer oral y su diagnóstico inicial.

1.1.9. Estadiaje tumoral

La clasificación por estadíos de las lesiones primarias neoplásicas de cavidad oral y orofaringe fue acordada por el American Joint Commitee on Cancer (AJCC) y la Union Internationale Contre le Cancer (UICC) en 1988, y ha sido universalmente aceptada[20].

El propósito inicial de estadiar la enfermedad tumoral consiste en establecer una descripción del tumor que sea estandarizada y comunicable. Esto ayuda a una mejor planificación terapéutica y a un mejor establecimiento del pronóstico de la enfermedad. Además, permite una comparación de resultados obtenidos en diferentes centros y con diferentes estrategias terapéuticas. Esta clasificación TNM se aplica a las lesiones primarias de cualquier localización tumoral de cavidad oral y orofaringe.

Clasificación TNM

T = Tumor primario.

- T0 = No evidencia de tumor primario.
- Tis = Carcinoma in situ.
- T1 = Lesión de diámetro mayor ≤ 2 cm.
- T2 = Lesión de diámetro mayor > 2 cm pero ≤ 4 cm.
- T3 = Lesión de diámetro mayor > 4 cm.
- T4 = Tumor masivo que infiltra estructuras vecinas (óseas, musculares, ...).

N = Metástasis en ganglios linfáticos cervicales.

N0 = No evidencia de adenopatías cervicales.

N1 = Metástasis en un solo ganglio linfático ipsilateral ≤ 3 cm.

N2a = Metástasis en un solo ganglio linfático ipsilateral > 3 cm pero ≤ 6 cm.

N2b = Metástasis en múltiples ganglios linfáticos ipsilaterales ≤ 6 cm.

N2c = Metástasis en ganglios linfáticos contralaterales o bilaterales, ninguno > 6 cm.

N3 = Metástasis en ganglios linfáticos > 6 cm.

M = Metástasis a distancia.

M0 = No evidencia de metástasis a distancia.

M1 = Presencia de metástasis a distancia.

Estadíos del cáncer oral y de orofaringe

Estadío 0 = Tis N0 M0.

Estadío I = T1 N0 M0.

Estadío II = T2 N0 M0.

Estadío III = T3 N0 M0, o T1,2,3 N1 M0.

Estadío IV = T4 N0,1 M0, o cualquier T N2,3 M0, o cualquier T cualquier N M1.

Una deficiencia descrita para esta clasificación TNM es la omisión de la profundidad de infiltración del tumor. Lesiones en estadíos precoces pero muy infiltrantes en profundidad tienen un elevado riesgo de desarrollar metástasis regionales y a distancia, y mucho mayor riesgo de muerte por la enfermedad que tumores similares superficiales. Por tanto, deben ser susceptibles de un tratamiento más agresivo. Por el contrario, lesiones en estadío avanzado pero más superficiales tienen un pronóstico mejor[21,22].

Spiro et al[23] encontraron que los pacientes con tumores de 2 mm o menos de grosor tenían mucha menor probabilidad de desarrollar enfermedad metastásica y muerte relacionada con el tumor que los pacientes con tumores más profundos de 2 mm. Mohit-Tabatabai et al[24] encontraron un incremento significativo de recidivas en pacientes con tumores de grosor superior a 1,5mm. En el registro tumoral Dösak de Alemania se objetivó que tumores de espesor igual o inferior a 4 mm tenían una probabilidad de metástasis de tan solo un 10%, y en tumores de 2 mm de espesor o menos esta probabilidad descendía a un 3%[25].

Distribución por estadíos del carcinoma escamoso de cavidad oral y orofaringe

En la última década, un excesivo porcentaje de casos de cáncer de cavidad oral y orofaringe se diagnosticaban en estadíos avanzados, lo que ensombrecía seriamente su pronóstico. Afortunadamente en los últimos años, probablemente asociado a la mayor información y educación sanitaria de la población, hemos asistido a la reversión de esa preocupante tendencia. En la figura 9 se ilustra la distribución por estadíos del carcinoma escamoso de cavidad oral y orofaringe en el Memorial Sloan-Kettering Cancer Center de Nueva York.

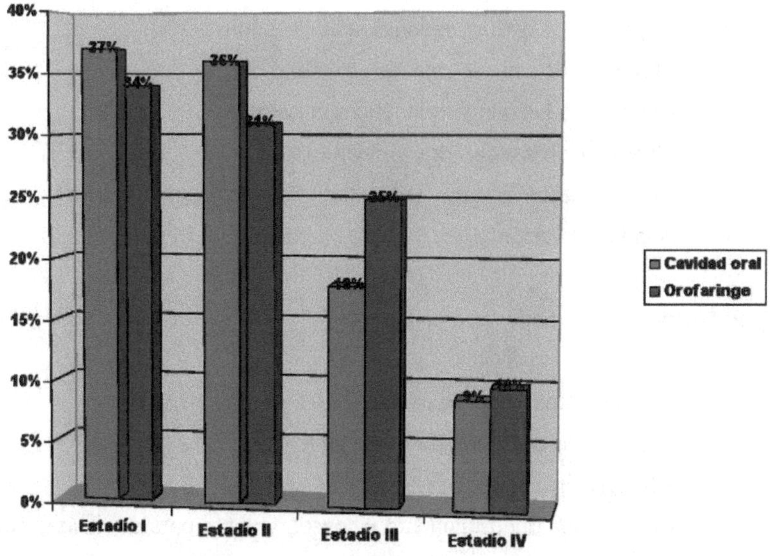

Figura 9. Distribución por estadíos de carcinoma epidermoide de cavidad oral y orofaringe. Serie del Memorial Sloan-Kettering Cancer Center, Nueva York.

1.1.10. Factores que afectan al tratamiento. Objetivos terapéuticos.

Los factores que inciden en la decisión terapéutica son aquellos relacionados con las características del tumor primario, aquellos relacionados con el paciente, y aquellos relacionados con el equipo de tratamiento. A la hora de seleccionar el tratamiento más adecuado, se deben considerar en su justa medida los tres tipos de factores mencionados.

1. Factores relacionados con el tumor:

 - Localización de la lesión primaria tumoral.

- Tamaño tumoral (estadiaje T).
- Invasión de estructuras vecinas.
- Proximidad a hueso maxilar y/o mandibular.
- Estado de los ganglios linfáticos cervicales.
- Tratamientos realizados previamente.
- Histología de la tumoración: tipo histológico, grado de diferenciación y profundidad de invasión.

2. Factores relacionados con el paciente:

- Edad.
- Estado general del paciente.
- Capacidad de tolerancia al tratamiento.
- Ocupación.
- Aceptación del tratamiento y consentimiento para su realización.
- Estilo de vida: hábitos tóxicos (tabaco, alcohol), higiene, aislamiento social.
- Consideraciones socio-económicas.
- Motivación.

3. Factores relacionados con el equipo médico:

El manejo terapéutico del cáncer de cabeza y cuello es un esfuerzo multidisciplinario de numerosos profesionales, que vendrá determinado al menos parcialmente por las capacidades técnicas de cada uno de ellos y los recursos existentes a su disposición. Los servicios de apoyo desde diversas perspectivas al paciente y sus familiares son asimismo esenciales para obtener resultados satisfactorios. Para alcanzar los objetivos terapéuticos en el cáncer de cabeza y cuello se precisa disponer de una organización integral de especialistas en diversas materias, entre las que cabe destacar:

- Capacidad quirúrgica, tanto exerética como reconstructiva.
- Radioterapia.
- Quimioterapia.

- Servicios de Rehabilitación.
- Tratamiento dental.
- Prótesis.
- Servicios de soporte para el paciente y sus familiares.

Objetivos terapéuticos

Los objetivos últimos que se deben perseguir en el tratamiento de un paciente con cáncer de cavidad oral son:

1. Curación del cáncer.
2. Preservación o restauración de la forma y la función[26].
3. Minimizar las secuelas del tratamiento.
4. Prevención de segundos tumores primarios.

Para conseguir estos objetivos, las modalidades terapéuticas disponibles son:

- Cirugía.
- Radioterapia.
- Quimioterapia.
- Terapias combinadas.
- Estrategias de prevención primaria y secundaria con modificaciones en el estilo de vida y quimioprevención.

En Oncología de Cabeza y Cuello se considera que sólo la cirugía y la radioterapia son tratamiento curativos.

En los últimos años estamos asistiendo al advenimiento de novedosas y prometedoras modalidades terapéuticas como:

- Inmunoterapia.
- Fototerapia.
- Terapia génica.
- Cirugía térmica.

1.1.11. Planificación terapéutica

Los dos principales objetivos terapéuticos en Oncología de Cabeza y Cuello son conseguir un estado del paciente libre de enfermedad y una calidad de vida aceptable después del tratamiento.

El tratamiento del cáncer oral generalmente lleva implícito un abordaje multidisciplinario que compromete a un equipo de varios especialistas, cada uno de los cuales tiene un papel fundamental en el cuidado global del paciente. El tratamiento en equipo del cáncer tiene un soporte sustancial en el potencial para mejorar los resultados, mediante el aprovechamiento de los recursos aportados por varias disciplinas implicadas.

En el apartado anterior se han comentado las modalidades terapéuticas disponibles en la actualidad. La decisión sobre la modalidad o modalidades a utilizar se apoya en los objetivos que nos planteamos con cada caso concreto (por ejemplo, si es un tratamiento curativo o paliativo), en el estadío de la enfermedad, el estado general del paciente y sus consideraciones sociolaborales, y en los requerimientos funcionales y estéticos de cada caso. De ello se desprende la importancia de individualizar los casos, y de estudiar multidisciplinariamente cada paciente oncológico con sus particularidades[27].

El primer objetivo de cualquier tratamiento oncológico es eliminar el hábito del tabaco y alcohol por el paciente. Ningún tratamiento de cáncer de cabeza y cuello se puede esperar como exitoso a largo plazo si este cambio de hábitos del paciente no se consigue. Si el paciente continúa fumando o bebiendo, existe un rieso del 30 al 50 por ciento de posibilidades de desarrollar una recidiva locoregional, y un riesgo de 10 a 40 por ciento de desarrollar un segundo tumor primario[27,28]. Además, antes de iniciar el tratamiento es imprescindible mejorar el estado general, nutricional y psicosocial del paciente. Ello no solo maximiza el beneficio terapéutico sino que también limita las complicaciones[29-30].

Tanto la cirugía como la radioterapia pueden ser utilizadas de forma única o combinada en el tratamiento del cáncer de cavidad oral y orofaringe con fines curativos. En el momento actual el papel de la quimioterapia permanece en fase de estudios de investigación, sin haber demostrado resultados más que en planteamientos paliativos[7,31].

Los tumores pequeños y superficiales de la cavidad oral presentan resultados curativos similares con resección quirúrgica y con braquiterapia[32]. Por lo tanto, en estadíos precoces (I y II), con tumores correspondientes a T1 o T2, el tratamiento con cirugía o con braquiterapia es de elección. Con ello se obtienen índices curativos de 80 a 100 por ciento, con una morbilidad mínima[27,33,34]. La selección de un tratamiento u otro dependerá de otros factores asociados como la localización del tumor, la experiencia del equipo quirúrgico, o la preferencia del paciente. Se deben valorar complicaciones potenciales, costes, conveniencia, o posibles secuelas[35]. Las ventajas de la cirugía incluyen la capacidad para eliminar totalmente el tumor en poco tiempo. Además, permite reservar la radioterapia para una posible recidiva o un segundo primario que el paciente desarrolle a lo largo de su vida. Por su parte, la radioterapia aporta la ventaja de la conservación del órgano y la función.

Los tumores avanzados, estadíos III y IV, presentan mayores problemas a la hora de planificar el manejo terapéutico. En la actualidad, cualquier estrategia curativa pasa por la cirugía. Sin embargo este tipo de tumores avanzados generalmente tienen un comportamiento biológico muy agresivo e infiltran muchas estructuras vecinas. Ello obliga a resecar grandes áreas tisulares. A pesar de los grandes esfuerzos del cirujano, que le obligan a la ejecución de estas grandes mutilaciones, con frecuencia las células tumorales ya no están limitadas a la masa tumoral. El control de la microenfermedad tumoral obliga a una terapia combinada de cirugía con radioterapia.

La radioterapia preoperatoria obligaría a retrasar la cirugía. Ese tiempo podría ser aprovechado para mejorar las condiciones nutricionales y el estado general del paciente[36]. Clásicamente se considera que la radioterapia preoperatoria incrementa la "resecabilidad" quirúrgica de la masa tumoral. Sin embargo, los límites de resección deben ser los mismos que los previos al tratamiento radioterápico. Ello es debido al conocimiento de que la respuesta tumoral no se realiza de forma concéntrica sino multicéntrica. Por lo tanto, después de la radioterapia permanecerían islotes tumorales adyacentes al tumor residual. De esta forma, los márgenes de la resección quirúrgica deberán ser esencialmente los mismos que los precisos en ausencia de radioterapia preoperatoria. En pacientes que precisan reconstrucción, esta modalidad de radioterapia preoperatoria ofrece la ventaja de que no altera la cirugía reconstructiva. Sin embargo, hoy en día se considera que la reconstrucción primaria en la misma cirugía es el mejor tratamiento, por lo que la radioterapia preoperatoria no se considera ventajosa en este aspecto. Además, los tejidos irradiados tienen un menoscabo considerable de su capacidad cicatricial y de curación, y conllevan un alto riesgo de complicaciones en las heridas quirúrgicas, que además es dosis-dependiente. Por tanto, otra desventaja de la radioterapia preoperatoria sería la limitación de dosis.

En la actualidad, la inmensa mayoría de los equipos de tratamiento prefieren estrategias de terapias combinadas en estadíos III y IV consistentes en resección quirúrgica de los tumores, con reconstrucción inmediata en los casos precisos, y radioterapia complementaria postoperatoria[37]. Estas estrategias ofrecen resultados comparables, o incluso superiores en el control local y regional de la enfermedad. Con ello, no se retrasa la resección quirúrgica ni existen problemas de limitación de dosis radiactiva, y se pueden administrar en torno a 60 Grays en el lecho quirúrgico del tumor primario y a nivel cervical, e incluso boost de sobredosis en áreas de riesgo elevado de recidiva. Además, la radioterapia postoperatoria no compromete la herida quirúrgica ni el proceso de cicatrización, con lo que se minimizan las complicaciones del postoperatorio[38].

El tratamiento quirúrgico del cáncer de cabeza y cuello ha experimentado un avance considerable en la década de los 80 y 90, asociado a la implantación masiva de técnicas de reconstrucción basadas en la microcirugía. Ello ha permitido un amplio abanico de opciones reconstructivas, con tejido altamente vascularizado, resistente a noxas externas, y mejor adaptable a los defectos oncológicos. La consecuencia más importante ha sido la mejora substancial en la calidad de vida de los pacientes oncológicos[39,40].

1.1.12. Seguimiento postratamiento

Es imprescindible realizar un seguimiento periódico a los pacientes tratados de cáncer oral y orofaríngeo, con una exploración exhaustiva para descartar o diagnosticar precozmente la presencia de recidivas locoregionales, metástasis a distancia, o aparición de segundos tumores primarios.

La frecuencia de las visitas de seguimiento ha sido ampliamente debatida en el pasado. Los estudios epidemiológicos más recientes revelan que aproximadamente el 85 por ciento de las recidivas ocurren durante los dos primeros años, y que menos del 5 por ciento se presentan después del tercer año del tratamiento[41,42]. Basándonos en estos datos, existe un cierto consenso entre la mayor parte de los autores de que el paciente debe ser controlado cada 4 a 6 semanas durante el primer año, a intervalos de 2 meses durante el segundo año, cada 3 o 4 meses durante el tercer año, y a intervalos de 6 meses a partir de entonces[43].

1.1.13. Resultados

El factor más importante que condiciona los resultados a largo plazo del tratamiento del cáncer de cavidad oral es el estadío de la enfermedad en el momento de su presentación[2]. En tumores en estadíos precoces se pueden preveer excelentes resultados de curación. Sin embargo, si el paciente ha desarrollado afectación de ganglios linfáticos cervicales por el tumor, los porcentajes de curación descienden de forma alarmante[44-47].

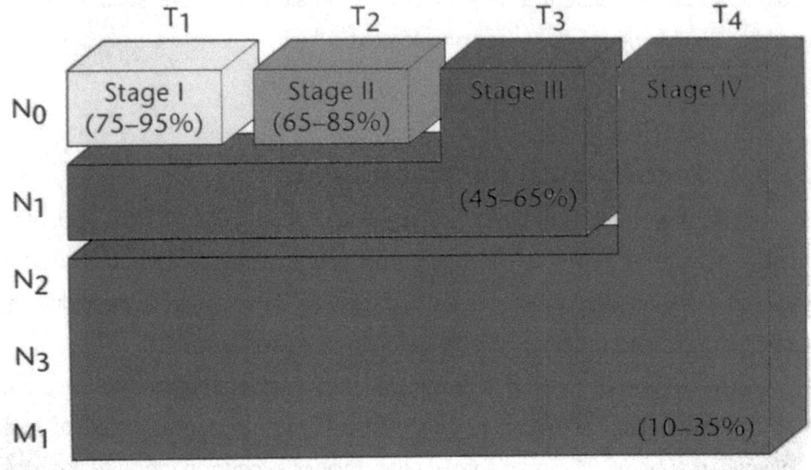

Figura 10. Tasas de supervivencia por estadíos del carcinoma epidermoide de cavidad oral y orofaringe. Serie del Memorial Sloan-Kettering Cancer Center, Nueva York.

El desarrollo de metástasis a distancia está también más correlacionado con la afectación tumoral de adenopatías cervicales que con el tamaño del tumor primario[46,48]. Los pacientes con extensa afectación cervical a múltiples niveles, y en particular en la región supraclavicular y los que presentan invasión extracapsular, son los que tienen mayor riesgo de desarrollar metástasis a distancia.

La terapia combinada de exéresis quirúrgica radical de la masa tumoral y radioterapia complementaria ha conllevado un incremento significativo de los índices de curación en estadíos avanzados de carcinoma escamoso de cavidad oral[49]. Esta combinación de técnicas también ha producido una alteración en los patrones clásicos de fracaso terapéutico. En el momento actual, casi un tercio de los pacientes con cáncer oral avanzado que no se curan es porque desarrollan metástasis a distancia, lo que les provoca la muerte. La localización más frecuente de esas metástasis sistémicas es en pulmón, seguido de hueso, hígado y cerebro[48-50].

Las tasas de curación en oncología de cabeza y cuello han experimentado un continuo y progresivo incremento durante los últimos 40 años, probablemente debido a la mejora de las técnicas quirúrgicas, la combinación de modalidades terapéuticas, la realización de tratamientos electivos en cuellos negativos[51,52], o la utilización de radioterapia adyuvante postoperatoria en pacientes con estadíos avanzados[2].

En el momento actual, las principales tendencias evolutivas y de investigación clínica en cuanto al manejo del cáncer de cabeza y cuello se dirigen más a reducir la morbilidad y mejorar la calidad de vida que a conseguir mejores resultados de supervivencia. En este sentido, estamos asistiendo a un desarrollo interesante de la técnica del estadiaje cervical mediante biopsia del ganglio centinela para prevenir la realización de vaciamientos cervicales innecesarios[53,54].

1.1.14. Factores pronósticos en cáncer oral y orofaríngeo

Se han descrito numerosos factores que inciden en mayor o menor medida en el pronóstico de los pacientes oncológicos de cabeza y cuello, y que podríamos distribuir en tres grandes apartados: factores pronósticos relacionados con el enfermo, factores relacionados con la neoplasia, y factores que influyen en la respuesta terapéutica.

1. Factores pronósticos relacionados con el enfermo.

- Edad: Los pacientes jóvenes y muy mayores tienen peor pronóstico[8-12].
- Sexo: En la literatura médica se describe que los varones tienen peor pronóstico que el sexo femenino[5,13].
- Factores socioeconómicos.

- Estado clínico o "Performance status": Los pacientes con mayor índice de Karnofsky en el momento de iniciar el tratamiento tienen mejor respuesta, especialmente a la quimioterapia, y una supervivencia más prolongada.
- Estado inmunológico: Se ha intentado identificar aquellos factores que predicen la respuesta terapéutica y la supervivencia. Aunque no se ha encontrado relación significativa con el número total de linfocitos en sangre periférica[55,56], ni con subpoblaciones linfocitarias, cuando se comparan las características fenotípicas de los linfocitos que infiltran el tumor y de los que infiltran los ganglios linfáticos, se ven algunas diferencias: los ganglios tienen menos linfocitos T8 que el tumor, y mayor cantidad de linfocitos T4, con una relación T4/T8 mayor en el ganglio que en el tumor o en sangre periférica, lo que implica una ausencia relativa tanto de linfocitos T supresores como citotóxicos, ausencia de la actividad NK (natural killer), y escasa capacidad para generar linfoquinas activadas[57]. Schantz y Goepfert encontraron una menor incidencia de metástasis en pacientes con mayor actividad NK, siendo esta diferencia estadísticamente significativa[58].

  Por otro lado, las inmunoglobulinas séricas están elevadas con frecuencia en pacientes con carcinomas de cabeza y cuello[59,60]. Aunque las bases fisiopatológicas de este hallazgo no están claras, parece que los niveles elevados de inmunoglobulinas, particularmente de IgA, en pacientes previamente no tratados, comporta un mal pronóstico[59,60]. Los niveles de IgE parecen relacionarse con un mejor pronóstico.

- Fármacos: En los últimos tiempos existen varias investigaciones sobre la influencia de determinados fármacos en la incidencia de cáncer oral y en su evolución. El más destacado es el del equipo del Hospital Norwegian Radium de Oslo (Noruega), dirigido por el Profesor Jon Sudbo[61], que han estudiado el papel preventivo de los

AINE en procesos oncológicos. Entre sus hallazgos destaca que el uso prolongado de AINE reduce el riesgo de cáncer oral en fumadores y exfumadores en un 53 por ciento. La magnitud del efecto protector es comparable al que produce dejar de fumar. Sin embargo, este efecto protector frente al cáncer oral no se traduce en un incremento de la supervivencia, dado que el uso prolongado de AINE duplica el riesgo de mortalidad por causa cardiovascular. En su estudio, 42 consumidores de AINE (16 por ciento) murieron por accidente cardiovascular, comparado con el 7 por ciento de los que no los utilizaban[61].

2. Factores pronósticos relacionados con la neoplasia.

- Localización del tumor: En líneas generales, cuanto más posterior es el tumor, peor es su pronóstico.
- Tamaño del tumor primario: A mayor diámetro tumoral, peor es el pronóstico. Los pacientes con un grosor tumoral menor de 5 mm tienen una mejor supervivencia que aquellos en los que el grosor es mayor, independientemente del estadío tumoral. Respecto a la profundidad que se considera como un factor de mal pronóstico, existen bastantes discrepancias entre los diferentes autores, aunque se suele considerar el límite de 3 mm[62,63].
- Afectación de ganglios cervicales: Posiblemente sea el factor pronóstico de mayor relevancia en la práctica clínica, en cuanto a resultados terapéuticos a largo plazo. Aquellos pacientes con afectación ganglionar demostrada por histología y más de tres ganglios afectados tienen el doble de posibilidades de presentar metástasis a distancia que aquellos pacientes sin afectación ganglionar[46]. Además, el Memorial Sloan-Kettering Cancer Center de Nueva York fue el primero en sugerir que el nivel cervical al que se encuentra el ganglio positivo es un importante factor pronóstico. Vieron también su relación con el fracaso del tratamiento en el cáncer

oral: la supervivencia a los 5 años era del 45% para el nivel I, y del 18% para el nivel VI. Ningún paciente con afectación del nivel V sobrevivía a los 5 años.

La invasión de la cápsula ganglionar aumenta alrededor de tres veces el riesgo de metástasis a distancia. Aquellos ganglios mayores de 3 cm son los que invaden la cápsula con más frecuencia[64].

- Presencia o ausencia de metástasis a distancia.
- Estadío global del tumor: Un 60% de los pacientes con tumor clínicamente localizado sobrevive a los 5 años, frente a un 30% de los que tienen metástasis regionales, y a un 11% de los que tienen metástasis a distancia.
- Grado de diferenciación histopatológica del tumor: Los tumores peor diferenciados tienen un pronóstico más sombrío. Los tumores más diferenciados se asocian con menor frecuencia de afectación linfática y con menor tasa de recurrencia tumoral.
- Velocidad de crecimiento tumoral.
- Profundidad de infiltración, o espesor del tumor.
- Contenido de ADN celular: Mediante técnicas de citometría de flujo se ha estudiado el contenido de ADN celular y se ha encontrado que las neoplasias de región oral y maxilofacial que tienen un patrón diploide con un bajo índice de marcado celular tienen mejor pronóstico que los tumores no diploides (aneuploides y tetraploides).

  Se han investigado otros factores pronósticos que se determinan también por medio de citometría de flujo como es el volumen nuclear, y también se ha visto que es un factor pronóstico significativo[65].
- Factores celulares y moleculares:
  - Oncogenes: Se han encontrado mutaciones de oncogenes que tienen relación directa con el desarrollo de procesos neoplásicos en el área de cabeza y cuello, y con su pronóstico. Algunos de los más estudiados son el oncogen RAS, el MYC, el

C-ERB B1, o el PRAD-1. En otros capítulos del presente trabajo se estudian con más profundidad.

- Virus: También se han estudiado múltiples cepas virales en relación con el cáncer de cavidad oral, especialmente el virus de Epstein-Barr, con relación etiológica directa con el carcinoma nasofaríngeo, y el virus del papiloma humano. Su significación pronóstica no está totalmente aclarada y está siendo objeto de numerosos estudios, que serán revisados en profundidad en el capítulo de Oncobiología.
- Genes supresores: El gen supresor p53 es una proteína nuclear, localizada en el cromosoma 17, encargada de la regulación negativa de la proliferación celular y de la supresión del fenotipo maligno. La mutación de este gen lleva a una sobreexpresión que lo hace detectable y que permite la transformación maligna de distintas líneas celulares. Cerca de un 62% de los tumores de cabeza y cuello muestran una sobreexpresión del gen p53[66]. Su significación pronóstica no está totalmente definida en la actualidad, y en diferentes estudios no se ha encontrado relación entre la expresión del gen p53 y el estadío tumoral, la probabilidad de recurrencia, la presencia de metástasis ganglionares, ni la supervivencia global[67,68]. Sin embargo, Watling et al lo correlacionan con el grado histológico, aunque no con el estadío[69].

  El gen supresor RB (gen asociado al retinoblastoma) también puede estar alterado en pacientes con carcinoma de cabeza y cuello, sobre todo por la formación de complejos con el virus del papiloma humano y la proteina E7. Los métodos que determinan la sobreexpresión del gen p53 también determinan la del gen RB.

En el cromosoma 3p se han identificado otros genes supresores que parecen tener un papel importante en los tumores de cabeza y cuello.

- Marcadores inmunológicos: Se está realizando un gran esfuerzo para desarrollar marcadores en pacientes con cáncer de cabeza y cuello, que se asocien al pronóstico tumoral, especialmente en relación con antígenos de membrana y con inmunocomplejos circulantes. Los estudios disponibles son todavía preliminares.

3. Factores que influyen en la respuesta terapéutica.

Los factores pronósticos relacionados con el tratamiento son similares para la cirugía, radioterapia o quimioterapia. Cuando se considera una única modalidad de tratamiento, el factor pronóstico más importante es tener una respuesta completa al mismo. En el caso de la cirugía, el factor más favorable es tener un tumor bien circunscrito, que haya sido completamente resecado con márgenes tumorales macro y microscópicamente libres. Para el tratamiento con radioterapia o quimioterapia, el factor más importante para prolongar la supervivencia es una regresión completa clínica o radiológica del tumor[70].

Algunos de los factores pronósticos que influyen en la respuesta terapéutica ya han sido valorados anteriormente:

- Localización del tumor.
- Características del tumor primario.
- Estadío tumoral.
- Morfología tumoral:
    - Grado de diferenciación histológica.
    - Grado de queratinización.
    - Número de mitosis.
    - Patrón de crecimiento.
    - Invasión linfática y vascular.
    - Respuesta inflamatoria.

- Performance status: Cuando se usa poliquimioterapia para la enfermedad recurrente y metastásica, sólo el "performance status" se asocia con una alta tasa de respuesta a la quimioterapia. El tratamiento previo con cirugía y/o radioterapia afecta la vascularización tumoral, y puede disminuir la efectividad de la quimioterapia.
- Enfermedades asociadas.
- Respuesta inicial al tratamiento quimioterápico y/o radioterápico.
- Tipo de respuesta a quimioterapia: remisión completa, parcial, no respuesta.
- Tipo de quimioterapia: Número de ciclos.

En conclusión, el manejo de los pacientes con cáncer de cabeza y cuello, aunque sea recompensante, con frecuencia también es complejo y frustrante. Requiere enorme diligencia por parte del cirujano, así como un esfuerzo organizado y cooperativo de un equipo multidisciplinario en el que varias especialidades se ven involucradas. Este esfuerzo comienza en la primera visita del paciente, y continúa para el resto de su vida.

1.2. CANCER DE LENGUA

1.2.1 Introducción

El cáncer oral es actualmente uno de los diez tipos de cáncer más frecuentes en el mundo, constituyendo alrededor del 3 por ciento de todos los tumores malignos en los países occidentales. Se puede afirmar que uno de los mayores desafíos terapéuticos, no sólo para el cirujano maxilofacial sino para la Cirugía oncológica en general, es el carcinoma de cavidad oral y orofaringe, en su mayor parte debido a su pobre pronóstico y a las mutilaciones y desfiguraciones que la enfermedad o su tratamiento radical generan en un área de tan especial relevancia social como es la boca y la cara.

Dentro de la cavidad oral, la lengua como órgano, y las patologías que la afectan, constituye su máxima representación. La lengua es la localización más frecuente del cáncer de cavidad oral, si exceptuamos el labio inferior.

Perspectiva histórica

La primera evidencia escrita de lo que podría tratarse de un cáncer de lengua se halla en los papiros de Ebers, que datan de unos 1500 años a.C. En estos papiros se habla de unas úlceras erosivas de la encía y de una "enfermedad de la lengua", sin especificar que se tratase de un proceso neoplásico. Hipócrates (460-370 a.C.), en su *Prorrheticon*, describe las úlceras crónicas del borde de la lengua, refiriéndose a ellas como frecuentes, y relacionándolas con el roce continuado con dientes de bordes cortantes[71,72]. Celso, en el año 178 d.C., se refiere en términos similares. Galeno no hace referencias específicas al cáncer de lengua, pero menciona los "tumores duros" entre las lesiones orgánicas de la lengua. En siglos posteriores, Avicena (980-1037 d.C.) y Ambrosio Paré (1517-1590 d.C.) hicieron comentarios breves sobre el cáncer de lengua. Las referencias literarias se hacen más frecuentes en el Renacimiento tardío, coincidiendo históricamente con la generalización de los hábitos de tabaco, alcohol y especias de condimentos, así como el aumento de expectativas de vida de la población y las epidemias de sífilis[71]. Estos hechos ya empiezan a tener importancia como factores etiológicos o predisponentes para el cáncer de lengua.

El tratamiento del cáncer de lengua estuvo proscrito desde los tiempos de Hipócrates hasta el siglo XVI, por considerarlo "noli me tangere". Así, Abulcasis (1013-1107 d.C.), Guy de Chauliac (1368 d.C.) y Lanfranc (1490 d.C.) recomendaron "no tocar" este tipo de úlceras linguales dolorosas, duras y corrosivas[71].

Para el comienzo del siglo XVIII se habían producido numerosos intentos de remoción quirúrgica de los tumores linguales. Marchetti, en 1664, mediante cauterización, fue probablemente el que primero intentó una extirpación del cáncer de lengua[73]. Para soslayar las dificultades técnicas y las complicaciones provenientes de la cirugía, en especial la hemorragia, se idearon diferentes técnicas de glosectomía, entre las que destaca la estrangulación o ligadura progresiva de la lengua para evitar hemorragias y provocar la isquemia y necrosis de la porción deseada[73].

Langenbeck, en 1819, realizó resecciones en cuña de cánceres de lengua y labio, usando suturas para lograr hemostasia. Se considera que llevó a cabo las primeras exéresis modernas y sistematizadas del cáncer de lengua mediante escalpelo[71].

Roux, en 1839, fue el primero en describir la remoción de un epitelioma de lengua con ligadura previa de la arteria lingual[73].

Whitehead, en 1881, con la asistencia de anestesia mediante cloroformo, sistematizó la operación de glosectomía por vía intraoral, sin apertura de la mejilla ni de la mandíbula para su abordaje[71].

Butlin, entre 1881 y 1908, intervino a 107 pacientes con cáncer de lengua, informando que el 55% de ellos estaban vivos sin recurrencia en periodos comprendidos entre 3 y 20 años[71].

En 1895, Roentgen descubrió los rayos X, y 2 años más tarde los esposos Curie descubrieron el Radium. Rápidamente se publicaron informes sobre la utilidad de estas emisiones radiactivas en la práctica médica, y en concreto en el tratamiento del cáncer. En el año 1902, Beck y Cleaves informaron por separado del tratamiento del cáncer de lengua mediante rayos X[71]. En el año 1904, Bulkley, Courtin y Bergonne, y Hallopean, informaron de forma independiente del tratamiento del cáncer de lengua por medio del Radium[71].

En el transcurso del siglo XX se ha producido un notable desarrrollo en las técnicas de diagnóstico y tratamiento de estos tumores, con la cirugía y la radioterapia como métodos con potencial curativo, y con la quimioterapia como terapia adyuvante. El último aldabonazo ha venido dado por el desarrollo de las técnicas de microcirugía, que se han instaurado desde la última década del siglo XX, y que han revolucionado la filosofía de manejo quirúrgico en cuanto a la necesidad de reconstruir los grandes defectos primarios y permitir una mejoría considerable de la calidad de vida residual de los pacientes.

Embriología de la lengua

La lengua suele aparecer aproximadamente en la cuarta semana del desarrollo embrionario como dos protuberancias linguales laterales y una prominencia medial que se originan en el primer arco branquial. Otro abultamiento en la línea media, la eminencia hipobranquial, está constituido por mesodermo del segundo, tercero y cuarto arcos branquiales. Por último hay un tercer abultamiento medio derivado de la porción posterior del cuarto arco branquial que señala el desarrollo de la epiglotis.

Las protuberancias linguales laterales crecen paulatinamente y exceden en volumen al tubérculo impar, fusionándose entre sí, formando los dos tercios anteriores de la lengua. La porción posterior de la lengua tiene su origen en los arcos segundo, tercero y cuarto.

Consideraciones anatomofisiológicas

En el dorso de la lengua encontramos el surco terminal en forma de V, en cuyo vértice se encuentra el *foramen cecum* (agujero ciego). Esta V delimita anatómicamente el órgano lingual en una porción oral, la *lengua oral o lengua móvil*, que ocupa los dos tercios anteriores, y una porción faríngea que ocupa el tercio posterior, la *base de la lengua*.

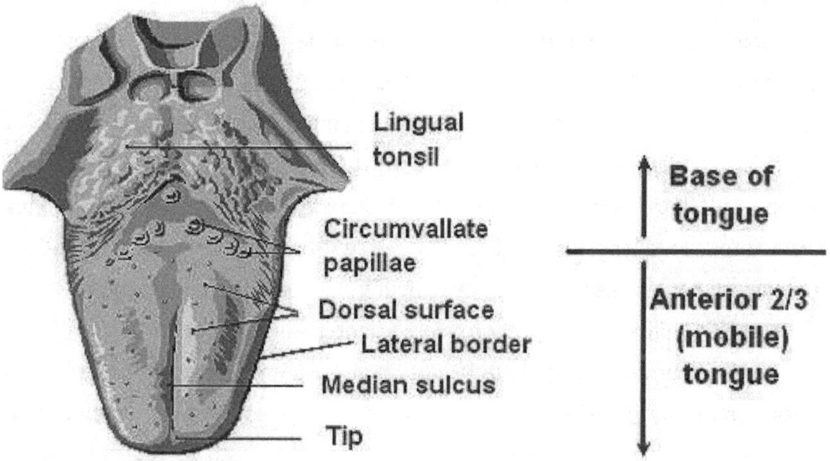

Figura 11. Esquema anatómico de la lengua.

La porción faríngea o *base de la lengua* se localiza posterior a los pilares anteriores del velo palatino. Forma parte de la pared anterior de la orofaringe, y la mucosa que la recubre refleja hacia las amígdalas palatinas y pared faríngea lateralmente, y hacia los pliegues glosoepiglóticos posteriormente. La superficie dorsal de la porción faríngea contiene gran número de folículos linfoides que van a constituir la amígdala lingual.

La superficie dorsal de la porción bucal o *lengua móvil* es fina y se adhiere íntimamente al tejido muscular, estando recubierta de un gran número de papilas. La mucosa que recubre la cara inferior o pélvica de la porción oral es lisa y de color púrpura, igual que la del resto de la cavidad oral. Se refleja hasta el suelo de la boca y las encías, y en la línea media se relaciona con el suelo de la boca y la porción interna de la mandíbula a través del frenillo lingual.

La disposición de la musculatura lingual permite su amplia movilidad. Existen músculos intrínsecos que discurren libremente por el cuerpo lingual, sin inserciones óseas, como el músculo transverso, músculo longitudinal superior e inferior, y músculo vertical. Otros músculos linguales se denominan extrínsecos por originarse fuera del órgano lingual, a partir de inserciones óseas, como el estilogloso, geniogloso, hiogloso y palatogloso. El septum lingual separa los músculos de la lengua de ambos lados, aunque no consigue delimitar la irrigación ya que ésta se entrecruza a través del septum gracias al circuito ranino. Del mismo modo, el retorno linfático de ambas hemilenguas no es totalmente independiente, sino que se entrecruzan vías linfáticas contalateralmente, hecho que desempeña un papel fundamental en la diseminación linfática de los tumores que asientan en esta localización.

La inervación motora de la lengua corre a cargo del *nervio hipogloso*. La sensibilidad de la porción bucal de la lengua es mediada por el *nervio lingual*, rama del V par craneal, mientras que el sentido del gusto es recogido por el *nervio cuerda del tímpano*. En la porción faríngea, tanto la inervación sensitiva como la sensitivo-gustativa son vehiculadas por el *nervio glosofaríngeo*. La porción más posterior de la lengua, al igual que la epiglotis, reciben inervación del nervio laríngeo superior, rama del *nervio vago*, lo cual hace entender su origen embrionario a partir del cuarto arco branquial.

La arteria carótida externa irriga la lengua a través de la arteria lingual. El retorno venoso tiene lugar a través de la vena del mismo nombre hacia el tronco tirolinguofacial, para terminar posteriormente en la vena yugular interna. El sistema linfático, como ya hemos mencionado, juega un papel esencial en la patología oncológica de la lengua, ya que drena tanto homolateralmente como de forma cruzada. Esto explica las metástasis linfáticas contralaterales de los tumores malignos de lengua, especialmente los que asientan en las proximidades de la línea media y los de gran tamaño. Los linfáticos de la punta de la lengua drenan a los ganglios de la región submental, mientras que el drenaje linfático de los dos tercios laterales linguales se dirige a los ganglios submandibulares y yugulodigástricos.

La duplicación de estructuras musculares, vasos sanguíneos, linfáticos y nervios asegura que la pérdida estructural y/o funcional de un lado de la lengua no se vea acompañada de la pérdida total de su función.

Vascularización de la lengua

La lengua posee una vascularización abundante. Recibe ramos de las arterias palatina inferior, faríngea inferior, y sobre todo de la arteria lingual. Todas son ramas mediatas o inmediatas de la arteria carótida externa. La arteria lingual nace de la parte anterior de la carótida externa y se dirige hacia la musculatura lingual para darle aporte sanguíneo. A nivel del asta mayor del hioides se separa de la arteria lingual un ramo fino denominado arteria dorsal de la lengua, que se dirige hacia arriba distribuyéndose en el espesor y la mucosa de la base de la lengua. A este nivel se establecen anastomosis entre las arterias de ambos lados. También como rama colateral de la arteria lingual se desprende la arteria sublingual, rama descendente que después de irrigar la glándula sublingual y los músculos hiogloso, geniogloso y genihioideo, se divide en dos ramas terminales, una superior y una inferior. En ocasiones, uno de los ramos de la superior puede alcanzar el frenillo y anastomosarse con la del lado opuesto. La rama terminal de la arteria lingual se denomina arteria ranina, y se dirige de forma oblícua de atrás a delante y de abajo a arriba hacia la punta lingual, dando en su trayecto 10 o 12 colaterales, y estableciendo una importante red anastomótica en la punta lingual. El rafe medio de la lengua separa totalmente, a efectos vasculares, ambos lados de la lengua, a excepción de la punta lingual[72].

El drenaje venoso de la lengua se realiza a través de la vena lingual, que está conformada por la convergencia de las venas profundas, las venas dorsales y las venas raninas. Las venas profundas acompañan a la arteria ranina en número de dos, constituyendo frecuentemente un verdadero plexo alrededor. De ordinario, están poco desarrolladas. Las venas dorsales forman detrás de la "V" lingual un plexo notable que camina entre la mucosa y los músculos subyacentes. Las venas raninas están situadas a cada lado del frenillo lingual, donde son visibles por transparencia de la mucosa. De la convergencia de estas tres venas se forma la vena lingual, que puede desembocar en la vena yugular interna aisladamente o después de fusionarse con la vena facial, o la vena facial y la tiroidea superior conformando el tronco tirolinguofacial.

Drenaje linfático de la lengua

Se distingue una red linfática mucosa superficial y una red muscular profunda[72]. El plexo linfático mucoso es abundante y cubre como un entramado la mucosa lingual. Los linfáticos musculares profundos forman abundantes plexos ordenados alrededor de los vasos sanguíneos, y comunican con la red mucosa.

Los linfáticos eferentes de la lengua se dividen en 4 grandes grupos colectores: a) los linfáticos de la punta o apicales, b) los linfáticos de los bordes o marginales, c) los linfáticos de la base, y d) los linfáticos centrales.

Los linfáticos apicales, generalmente en número de dos, caminan al lado del frenillo de la lengua, y drenan de manera inconstante en los ganglios submentonianos, y constantemente en los ganglios yuguloomohioideos de ambos lados.

Los colectores laterales drenan en los ganglios submaxilares, yugulodigástricos y yugulocarotídeos homolaterales.

Los troncos centrales descienden a través del septum lingual, pueden pasar a ambos lados del cuello, y terminan unos en los ganglios submaxilares y otros en los ganglios de la cadena yugular interna, principalmente en los yugulocarotídeos, aunque también drenan en los yugulodigástricos y en los yuguloomohioideos.

Los troncos posteriores o de la base lingual llevan el drenaje de la lengua orofaríngea hacia los ganglios yugulodigástricos y a los ganglios laterales faríngeos de ambos lados del cuello.

Es importante reseñar que la linfa de la mitad de la lengua puede ir a los ganglios del lado opuesto por cuatro vías según Rouviere: 1) por mediación de la red mucosa, 2) por los linfáticos apicales, 3) por los troncos centrales, y 4) por los troncos posteriores o de la base lingual[74].

Los *grupos ganglionares* del cuello que tienen importancia en relación con la recogida del drenaje linfático de la lengua móvil son los siguientes:

- *Ganglios submentonianos*. En número de 2 a 3 se localizan en el triángulo formado entre los vientres anteriores de los músculos digástricos y el hueso hioides.

- *Ganglios submaxilares*. Se encuentran en el borde inferior de la mandíbula, superficiales a la glándula submaxilar. Pueden dividirse en anteriores o preglandulares, prevasculares y retrovasculares. Según la nomenclatura actual internacionalmente aceptada, constituyen el nivel I cervical junto a los ganglios submentonianos.

- *Ganglios linfáticos de la cadena yugular*. Estos ganglios se subclasifican en función de la altura a la que se encuentren. Así se distinguen:

    - Ganglios subdigástricos o yugulodigástricos. En esta localización existen varios ganglios, al más grande de los cuales se le denomina ganglio principal o ganglio subdigástrico de Küttner. Corresponden al nivel II cervical de la nomenclatura internacional.
    - Ganglios yugulocarotídeos. Se localizan a nivel de la bifurcación de la arteria carótida primitiva, e inferiores al cuerpo del hioides. Corresponden al nivel III cervical.
    - Ganglios supraomohioideos o yuguloomohioideos. Se localizan en el entrecruzamiento del vientre anterior del músculo omohioideo y la vena yugular interna. Vienen a representar el nivel IV cervical de la clasificación de la AJCC.

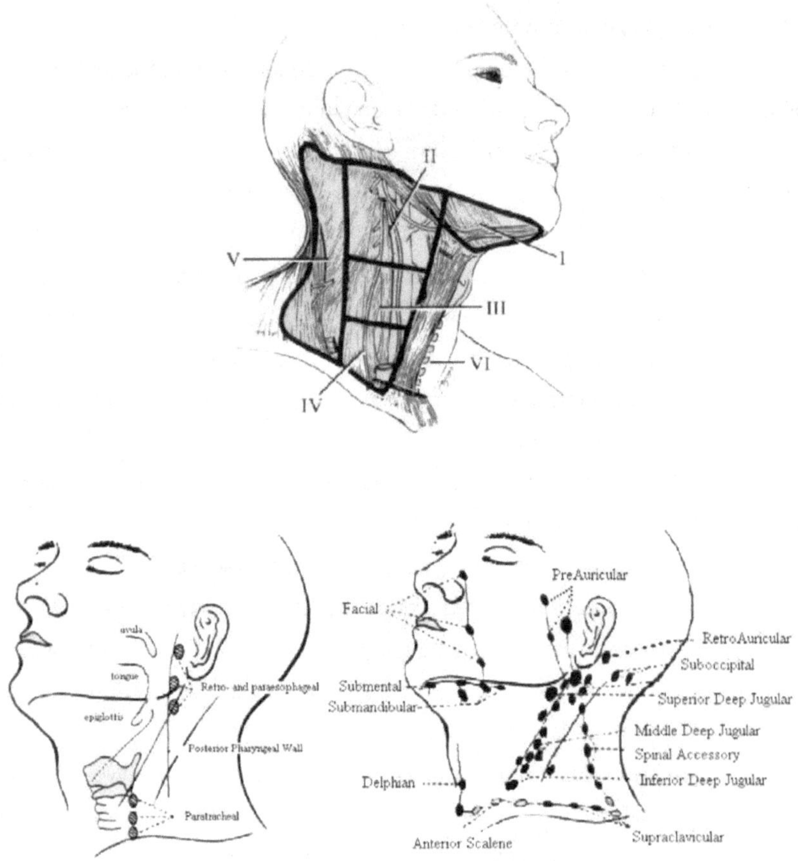

Figura 12. Distribución de los ganglios linfáticos cervicales.

Sentido del gusto

Los cuatro sabores fundamentales son *dulce, salado, ácido* y *amargo.* Los receptores gustativos están localizados fundamentalmente en las papilas gustativas, con la siguiente distribución:

Sabor amargo	Región de la V lingual
Sabor ácido	Regiones laterales
Sabor salado	Punta y bordes laterales
Sabor dulce	Punta lingual

El gusto está mediado por los nervios facial, glosofaríngeo y neumogástrico o vago. La inervación gustativa de los dos tercios anteriores de la lengua procede del nervio cuerda del tímpano, rama del nervio facial (VII par craneal), que llega a la lengua con el nervio lingual, rama del nervio trigémino (V par craneal). El nervio glosofaríngeo (IX par craneal) conduce la información gustativa de la base lingual. La rama interna del nervio laríngeo superior, rama del nervio neumogástrico o vago (X par craneal), lleva aferencias gustativas procedentes de la orofaringe, laringe, epiglotis y esófago.

Papel de la lengua en la deglución

La contribución de la lengua a los mecanismos del habla y de la deglución la convierten de manera incuestionable en la estructura más importante de la cavidad oral.

La musculatura extrínseca de la lengua está conformada por cuatro pares de músculos: hioglosos, estiloglosos, palatoglosos y genioglosos. Estos músculos actúan junto con la musculatura intrínseca para asistir en la deglución. El estilogloso tira de la lengua hacia arriba y atrás, mientras que el hiogloso aplana la lengua a base de traccionarla hacia el hioides, de esta forma propulsando el bolo alimenticio desde la cavidad oral hacia la orofaringe. Los genioglosos, además de servir de inserción a la mandíbula a nivel de los tubérculos geni, traccionan la lengua hacia delante. La funcionalidad de los genioglosos tras una resección lingual con o sin reconstrucción va a determinar en gran medida la función residual global que va a tener esa lengua a partir de entonces.

Este conjunto muscular constituye una masa que contribuye a la propulsión del bolo alimenticio hacia la región faringea.

La saliva también contribuye a este mecanismo. La secrección de las glándulas salivares se recolecta fundamentalmente en el suelo de la boca y se concentra en la línea media anterior. A intervalos regulares, cuando se acumula un volumen suficiente de saliva para estimular el acto reflejo de la deglución, la punta de la lengua bombea el bolo de saliva con un movimiento de inmersión hacia delante en el interior del acúmulo salivar para transferirlo hacia el dorso lingual. A partir de ahí es arrastrado hacia la parte posterior de la lengua que, mediante un movimiento de elevación, lo empuja contra el paladar duro y lo sitúa en una plataforma lingual inclinada hacia atrás para desplazarlo hacia la orofaringe[75-77].

En la masticación de alimentos, la lengua está dirigiendo constantemente la posición del bolo alimenticio en la boca, de forma más marcada con la punta lingual. Una vez formado el bolo alimenticio, y entremezclado con la saliva, la comida es desplazada hacia la orofaringe por un mecanismo idéntico al descrito.

Papel de la lengua en la fonación

La lengua también desempeña un papel primordial en el mecanismo de la articulación y modulación de la palabra, lo que la convierte en un órgano fundamental en la vida de relación.

La parte de la lengua que contribuye de forma más significativa a la fonación es el tercio anterior. La pronunciación adecuada de muchos sonidos se realiza por la presión de la superficie dorsal de la lengua, en las proximidades de la punta, contra la mucosa gingival situada inmediatamente por palatino de la concavidad de los incisivos superiores y el cíngulo de los caninos. El resto de la lengua desempeña un papel menos determinante en el mecanismo del habla.

Los pacientes con resecciones parciales de lengua, como es el caso de las glosectomías subtotales o totales por cáncer de lengua, sufren un menoscabo evidente de la inteligibilidad de su habla, especialmente si no se realiza una reconstrucción funcional adecuada de ese defecto lingual[78,79]. Incluso esas alteraciones fonéticas se han descrito ante lesiones transitorias del nervio lingual[80].

La mucosa lingual

La mucosa oral normal está compuesta de un epitelio escamoso estratificado que cubre un tejido conectivo fibroso denso. En la mayor parte de la cavidad oral es un epitelio no queratinizado. En el dorso de la lengua, al igual que ocurre en la encía, este epitelio es ligeramente queratinizado. No hay apéndices cutáneos, y el epitelio está compuesto de tres capas: germinativa, espinosa y córnea. En ocasiones, si hay hiperqueratosis importante, aparece un estrato granuloso.

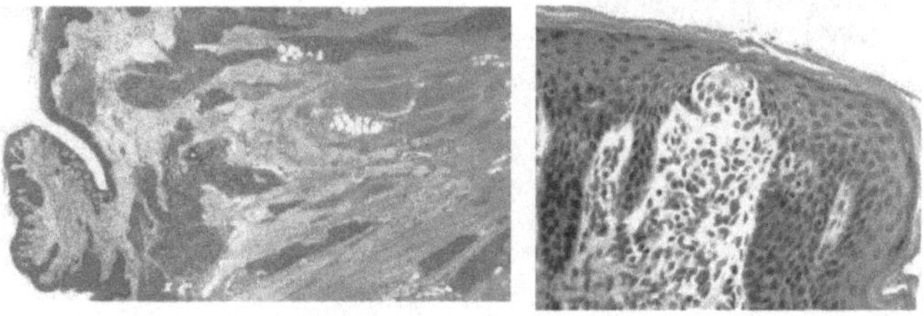

Figura 13. Histología de la mucosa lingual.

En la lengua, alrededor de todo su borde lateral, se objetiva una línea de demarcación que separa el dorso del resto de la lengua. Por debajo de esa línea, en las superficies lateral y ventral, la membrana mucosa es lisa y móvil, con una apariencia y características similares al suelo de boca, mejillas y labios. La superficie dorsal es rugosa por la presencia de papilas. Su membrana mucosa está íntimamente adherida a la musculatura subyacente, con una ausencia virtual de submucosa entre ambas. Se distinguen tres tipos fundamentales de papilas por toda su superficie: filiformes, fungiformes y caliciformes.

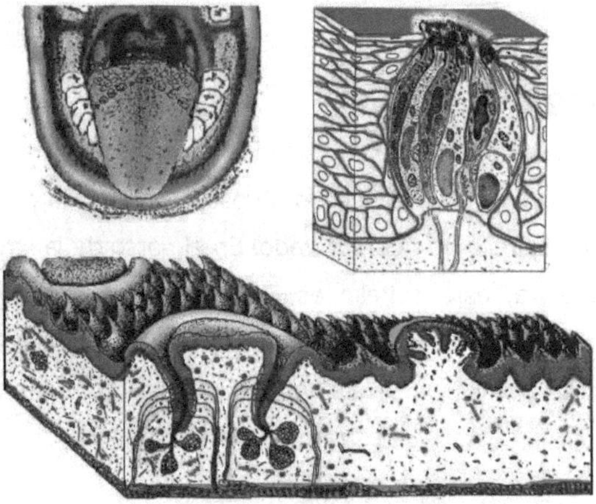

Figura 14. Papilas linguales.

1.2.2. Epidemiología del cáncer de lengua

Los datos de la U.S. Surveillance, Epidemiology, and End Results (SEER) durante los años 1975 a 1998 describen una incidencia del cáncer de lengua oral incluso mayor que la del cáncer de labio, cada uno de ellos representando aproximadamente el 20% del total de cánceres de cavidad oral y orofaringe[15]. Estos datos de la SEER también sugieren un incremento del 5% al 10% entre la población de raza blanca. Por el contrario, entre la población negra se ha encontrado una disminución de la incidencia de un 5% al 14%. Asimismo se ha demostrado un aumento de la incidencia en pacientes de 40 años de edad y más jóvenes. Una vez más, el tabaco y el abuso del alcohol se han mostrado como factores de riesgo significativo para el desarrollo de este cáncer.

El carcinoma epidermoide de lengua es una enfermedad predominantemente de varones. En la década de los 90 se decía que tan sólo un 10% ocurrían en mujeres. Sin embargo, la incidencia relativa en mujeres se está incrementando progresiamente, aparentemente en relación con la progresiva incorporación de la mujer a la adicción a hábitos nocivos como el tabaquismo y alcoholismo. A pesar de ello, persiste como una enfermedad de predominio masculino.

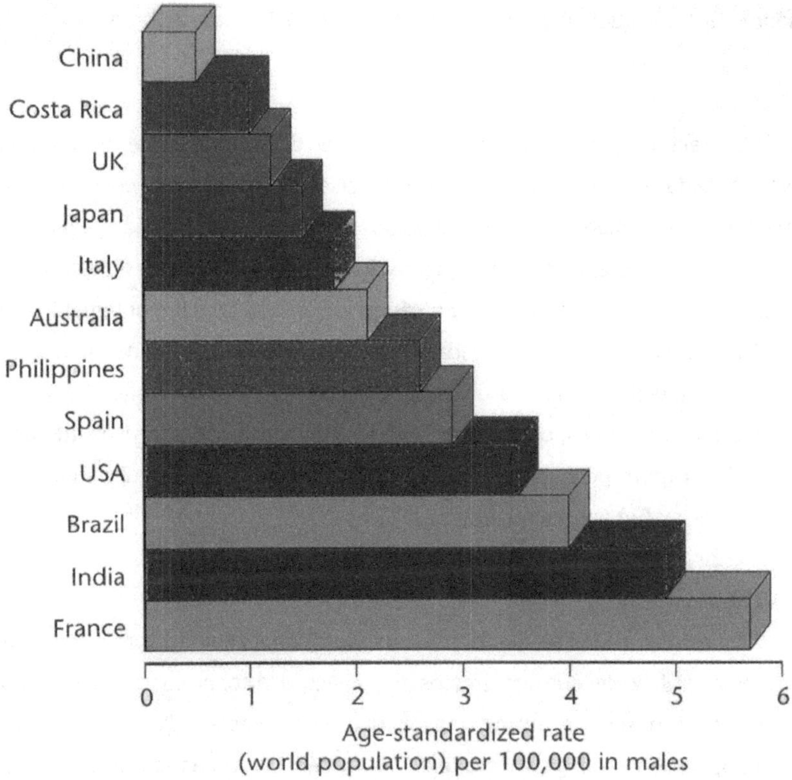

Figura 15. Incidencia del cáncer de lengua en diferentes países. Fuente: Cancer Incidence in 5 Continents Vol. VII, 1997.

1.2.3. Factores etiológicos

La etiología del cáncer oral es desconocida. Se han identificado varios agentes que tienen relación con el desarrollo del cáncer oral, bien por medio de un efecto directo sobre la mucosa o bien haciéndola más sensible a virus oncogénicos u otros agentes carcinógenos. Parece que los factores externos y los internos o intrínsecos se combinan, de manera que magnifican su potencial para provocar un cambio inicial irreversible (*iniciación*) que únicamente da lugar a un tumor cuando se estimula la división celular (*promoción*). Entre los distintos factores etiológicos, de importancia desigual, se encuentran:

1. Tabaco.

La relación entre tabaco y cáncer oral está firmemente establecida. Existe la duda en cuanto al efecto físico del calor (sobre todo en fumadores "candela" que fuman al revés) añadido al efecto químico del tabaco, el principal, ya que es el factor etiológico más importante, también en mascadores de tabaco. De hecho la incidencia de cáncer de lengua es alarmantemente alta en la India, en gran medida asociada al hábito de mascar un tipo de tabaco.

El efecto del tabaco es dosis-dependiente en relación al tiempo y a la cantidad fumada. El riesgo es mayor para los fumadores de cigarrillos que para los de pipa, cigarro puro, o tabaco mascado o esnifado. El riesgo disminuye a la mitad en los ex-fumadores a partir de los tres años.

2. Alcohol.

No existen dudas de que el consumo de alcohol es un factor de riesgo de carcinoma oral, y de que los efectos de tabaco y alcohol consumidos juntos aumentan el riesgo de forma mayor que una simple adición de efectos (cocarcinógeno y sinérgico). No existen evidencias claras de que un tipo concreto de bebidas alcohólicas representen más riesgo que otras.

3. Agentes infecciosos.

- *Cándida*: Este hongo es un hallazgo frecuente en las leucoplasias nodulares, que presentan una tasa de degeneración maligna mayor que otras leucoplasias, posiblemente asociado a la capacidad de la Cándida de producir carcinógenos químicos.

- *Treponema Pallidum*: En la era preantibiótica se consideraba la sífilis como un importante factor predisponente para la leucoplasia y el cáncer oral. De hecho, en publicaciones del pasado se decía que el cáncer de dorso lingual presentaba una relación etiológica estrecha con la presencia de sífilis[81], pero en la actualidad dicha asociación es inusual. Actualmente se considera que la única relación existente es entre la glositis atrófica de la sífilis terciaria y el carcinoma de lengua, quizás debido a la mayor sensibilidad del epitelio atrófico a los agentes carcinogenéticos.

- *Virus del papiloma humano (VPH)*: No existe una relación causal entre el VPH y el cáncer oral similar a la existente con el cáncer de cuello de útero, pero se ha demostrado la presencia de ADN viral en el cáncer oral, aunque también en lesiones benignas y en la mucosa oral sana.

- *Virus del herpes simple (VHS)*: Existen evidencias de que el VHS podría actuar en conjunción con otros factores. Se encuentran títulos elevados frente a este virus en los pacientes con carcinoma oral respecto a la población general.

- *Virus de la inmunodeficiencia humana (HIV)*: Existe un estudio que afirma que la prevalencia del cáncer oral es mayor en pacientes con SIDA, independiente y no asociado a la presencia de leucoplasia vellosa, pero existe la sospecha de que se trata de una asociación casual[82]. Los pacientes con SIDA presentan mayor tendencia a desarrollar linfomas no Hodgkin y sarcomas de Kaposi, éste último con notable tendencia a afectar a la mucosa palatina.

4. Deficiencias nutricionales.

- *Disfagia sideropénica (síndrome de Plummer-Vinson o de Patterson-Kelly)*: Es una condición precancerosa que afecta fundamentalmente a mujeres nórdicas que presentan disfagia y anemia ferropénica, y que puede asociarse a atrofia del epitelio oral, predisponiendo a desarrollar carcinomas orales. El mecanismo es similar al de la glositis sifilítica: aumento de la sensibilidad de la mucosa atrófica a los agentes carcinogenéticos. El tratamiento sustitutivo con hierro mejora la anemia ferropénica y la disfagia, pero se desconoce si disminuye el riesgo de degeneración maligna.

- *Déficit de vitamina A*: Se han descrito niveles bajos de vitamina A en pacientes con cáncer oral, pero se desconoce si es un factor causal o una consecuencia del cáncer. Existe un único estudio que afirma que la ingesta adecuada de frutas frescas puede actuar como un factor protector frente al desarrollo del cáncer oral[83].

5. Factores dentales.

La *mala higiene dental* y los *traumatismos crónicos* sobre la mucosa de origen dentario se han citado durante muchos años como factores implicados en la etiología del cáncer oral, aunque la evidencia de esta asociación se basa fundamentalmente en la experiencia clínica más que en estudios randomizados.

6. Luz solar.

Los rayos ultravioletas solares están claramente implicados en el desarrollo de cáncer de labio. Su asociación etiológica con el cáncer de lengua es obviamente insignificante.

Lesiones precancerosas

Se considera *lesión precancerosa* aquella lesión benigna con alteraciones morfológicas, que tiene un riesgo mayor de lo normal (>5%) de transformación maligna. Este concepto es independiente de las características clínicas e histológicas. Supone reversibilidad y no implica el desarrollo de una neoplasia.

La OMS define *condición precancerosa* como un estado general (enfermedad o hábito) asociado significativamente con un riesgo elevado de desarrollar cáncer. No implica alteraciones clínicas.

Actualmente se consideran lesiones premalignas aquellas alteraciones de la mucosa oral que tienen un potencial intrínseco de malignización demostrado. Entre ellas se encuentran:

- Leucoplasia o leucoplaquia.
- Eritroplasia de Queyrat.
- Candidiasis hipertrófica crónica.

Otro grupo de condiciones de la mucosa oral, aunque no son en sí mismas premalignas, están asociadas a una incidencia superior de cáncer oral en las personas que las presentan:

- Fibrosis submucosa oral.
- Glositis sifilítica.
- Disfagia sideropénica (síndrome de Plummer-Vinson o de Patterson-Kelly).
- Epidermolisis bullosa distrófica.
- Xeroderma pigmentosum.

Existe un grupo de condiciones orales en las que persiste la duda acerca del tipo de relación con el cáncer oral, causal o casual:

- Liquen plano oral.
- Lupus eritematoso discoide.
- Disqueratosis congénita.

Existe un grupo de condiciones de la mucosa oral consideradas erróneamente en el pasado como lesiones premalignas, en las que actualmente se descarta una relación causal con el cáncer oral:

- Estomatitis nicotínica.
- Línea alba de mordida de la mucosa oral (morsicatio buccorum).
- Leucoedema.
- Nevus blanco esponjoso.

1.2.4. Clínica

Con mucha frecuencia, el cáncer de lengua es asintomático. La musculatura intrínseca de la lengua propicia escasa restricción al crecimiento del tumor. Por ello, demasiados tumores de lengua crecen considerablemente antes de empezar a producir sintomatología. La infiltración local del suelo de boca, base de lengua y pilares amigdalinos es muy común ya en ese momento.

El cáncer de lengua se presenta frecuentemente como una masa indolora o una lesión ulcerativa que no cicatriza posteriormente a un traumatismo menor. Con el desarrollo progresivo de la enfermedad, muchos pacientes experimentan dolor local, otalgia refleja ipsilateral, y molestias de diversa consideración a nivel de los maxilares.

La principal localización de estos tumores de lengua se registra en la unión del tercio medio y el tercio posterior del borde lateral de la lengua oral. Aproximadamente el 30% de estos pacientes ya presentan metástasis linfáticas cervicales homolaterales. Cuando la tumoración se localiza en la región medial de la lengua, las metástasis linfáticas ya suelen ser cervicales bilaterales. La primera estación para esas metástasis linfáticas cervicales suele encontrarse en los niveles I a III, especialmente en los ganglios superiores de la cadena yugular (nivel II). Es rara la presencia de skip metástasis en niveles IV y V[84], aunque se han descrito en la literatura con una incidencia mayor en la lengua que en otras localizaciones primarias del tumor[85]. En la literatura se encuentran artículos de revisión que registran aproximadamente un 5% de carcinomas epidermoides de lengua con metástasis en niveles III-IV cervicales sin afectación de niveles I-II[86].

Los carcinomas de la lengua oral son frecuentemente bien diferenciados. En general se diagnostican más precozmente que los de base de lengua, que producen escasa sintomatología en estadíos iniciales y son más difíciles de explorar. Su pronóstico suele ser más sombrío, puesto que, además, a menudo son pobremente diferenciados y se presentan en un estadío más tardío.

Cuando el tumor es diagnosticado en estadíos precoces pueden permanecer visibles estigmas del estado precursor, aunque con frecuencia ya han sido engullidos por la masa tumoral. La línea de unión entre la mucosa lisa de la cara ventral de la lengua y la mucosa rugosa y papilada del dorso lengua es una de las localizaciones intraorales donde la leucoplasia tiende a ser verrucosa, y en esa línea la verrucosidad suele incrementarse a medida que exploramos áreas más posteriores. Cuando el carcinoma de células escamosas se localiza a ese nivel, la línea de leucoplasia suele verse alargada anteriormente desde la zona ulcerativa. En las raras situaciones de premalignidad multifocal extendida, la distribución en parches de áreas de mucosa atrófica mezclada con áreas de eritroleucoplasia es muy característica, y esta apariencia presagia una infiltración tumoral extensiva y difusa una vez que el tumor se manifiesta.

Con mayor frecuencia la mucosa presenta un aspecto normal excepto en el foco tumoral. La extensión de este foco es variable. Unas veces es un área pequeña; otras es una zona de mayor extensión, incluso pudiendo sugerir que el proceso degenerativo neoplásico ha podido acontecer sobre un campo de mucosa. El estudio histológico de estos casos revela con frecuencia la existencia de un área de displasia bastante extensa alrededor del foco tumoral. En muchas ocasiones ese campo de mucosa premaligna es considerablemente más extenso que la sospecha del clínico en una primera exploración.

La musculatura lingual proporciona un volumen considerable de tejido blando uniforme sobre el que se extiende el tumor, prácticamente sin oponer resistencia alguna. La infiltración tumoral tiende a dispersarse de forma radiada desde el foco inicial, aunque la morfología macroscópica del tumor se ve influenciada por el tipo clínico (ulcerativo o proliferativo) y la superficie de extensión.

Aunque este patrón de infiltración tumoral sea frecuentemente de forma centrífuga, esa infiltración tiende a desplazarse en sentido posterior en la mayoría de las ocasiones, generalmente con una extensión submucosa más allá de las primeras expectativas. El cirujano debe ser consciente de ello para conseguir un margen de radicalidad quirúrgica. Cuando esta extensión posterior de la tumoración involucra la región de la base de la lengua y la musculatura extrínseca, la limitación de la motilidad lingual es indefectible. Esta fijación lingual también es frecuente cuando la tumoración infiltra el suelo de boca.

La infiltración tumoral de la musculatura lingual provoca una restricción de la funcionalidad de la misma, por lo tanto reduciendo la movilidad lingual. El área de tejido infiltrado se comporta como un bloque inmóvil de tejido en el seno de la lengua, permitiendo exclusivamente su movilidad por la actuación de las fibras musculares no invadidas por tumor. En fases avanzadas de infiltración la fijación de la lengua es total.

Este efecto de fijación lingual resulta más llamativo cuando la tumoración asienta en el dorso lingual, en su zona central. En estos casos se genera una masa central de tejido inmóvil rodeada por musculatura normal, produciendo un efecto de levantamiento de los bordes laterales y punta lingual.

El patrón más frecuente de infiltración es de un lado a otro de la lengua. De esta forma, la musculatura lingual contralateral permanece funcional hasta estadíos avanzados de la enfermedad. Este es uno de los factores que contribuyen a que la lengua a menudo conserve su capacidad de propulsión de forma sorprendente durante un periodo de tiempo considerable, a pesar de presencia de tumoraciones bastante grandes.

Cuando el tumor se localiza en la porción posterior de la lengua, la progresión laterocaudal hacia el suelo de la boca provoca la infiltración precoz del músculo pterigoideo interno en su zona de inserción mandibular. Este tipo de infiltración provoca un efecto de fijación lingual en estadíos más precoces, con tumoraciones más pequeñas, además de la correspondiente limitación de la apertura mandibular – trismus-. Es también uno de los factores por los que clásicamente se consideraba la resección parcial mandibular como elemento casi obligatorio de la cirugía para conseguir una resección radical del carcinoma de lengua. A partir de los trabajos de Marchetta et al[87] se considera que si existe invasión del periostio mandibular, ésta acontece por invasión directa del tumor. Incluso en tumores grandes, mayores de 5 cm de diámetro, no existía invasión perióstica si se encontraba tejido microscópicamente normal entre la tumoración y la mandíbula. Posteriores estudios demostraron que el periostio actúa a modo de barrera para la invasión tumoral, de modo que si no existe invasión del mismo no es necesaria la resección mandibular para conseguir una radicalidad en la exéresis tumoral.

En el tercio posterior de la lengua, los tumores tienden a diagnosticarse en estadíos más avanzados debido a su menor accesibilidad a la visión y detección por parte del paciente. De hecho, en no pocas ocasiones se detectan estas tumoraciones en el curso de una exploración que se inicia tras la palpación de una adenopatía cervical sospechosa de metástasis linfática.

Se considera de forma regular que los tumores localizados en el tercio posterior tienen peor diferenciación histológica que los de los dos tercios anteriores de la lengua. Esto ha sido considerado como uno de los factores que contribuyen a su peor pronóstico. Otros factores que sin duda contribuyen a ese pronóstico más sombrío son la inaccesibilidad de esa región anatómica, la mayor demora en el diagnóstico, y su incapacidad tradicional para tratar esos tumores quirúrgicamente, de forma que se confiaba excesivamente en el tratamiento radioterápico como terapia curativa.

Por otro lado, comparativamente con la región anterior, los tumores posteriores de la lengua se desarrollan en la proximidad de estructuras anatómicas importantes como son las amígdalas, el paladar blando y la orofaringe. En particular, la proximidad anatómica entre la base de la lengua y la epiglotis y el hueso hioides no resulta accesible a la palpación digital del clínico explorador. Estas regiones son infiltradas incluso en estadíos precoces de la tumoración. De esta forma, estos tumores son considerados rápidamente como avanzados, e incluso algunos grupos de trabajo los consideran inoperables aunque se encuentren en fases precoces de crecimiento y sean de tamaño relativamente pequeño.

Tanto en regiones anteriores como posteriores de la lengua, la ausencia relativa de sintomatología resulta especialmente remarcable. Lo máximo que refieren un gran número de pacientes en su primera visita es un cierto disconfort, y muchos incluso ni siquiera esto hasta que la ulceración se encuentra desarrollada y sufre irritación por el roce de dientes prominentes o mellados.

En la base de la lengua es más frecuente que el paciente refiera molestias vagas a la deglución. Curiosamente este variable disconfort en el mecanismo deglutorio es bien tolerado hasta grados muy remarcables, cuando el tamaño tumoral ya es considerable.

El dolor es una sintomatología que suele aparecer de forma tardía. Puede estar localizado en el área tumoral, o ser referido, normalmente hacia la región auricular (otalgia refleja).

En resumen, el cuadro del cáncer de lengua suele ser silente, comenzando en muchos casos con una lesión leucopásica de larga evolución. La lesión pasa por las fases de induración, crecimiento vegetante, ulceración y sangrado. A medida que la lesión progresa se puede instaurar un dolor fijo, constante e intenso, irradiado a hemicara y oído homolateral. Puede acompañarse de sialorrea, disfagia y disartria.

Diseminación metastásica

La lengua tiene la reputación de ser un órgano que desarrolla metástasis a los ganglios cervicales de forma precoz y muy frecuente. En la práctica, sin embargo, la presencia de adenopatías metastásicas acontece en casos de tumores primarios bien establecidos, generalmente de cierto tiempo de evolución. De todas formas, nos encontramos excepciones con presencia de metástasis precoces y tardías, siendo las primeras desgraciadamente más frecuentes que las segundas.

Como la mayor parte de los carcinomas epidermoides de lengua asientan en sus bordes laterales, el patrón característico de metástasis es ipsilateral, contralateral o bilateral. Los canales de drenaje linfático de la lengua se dirigen hacia los dos lados del cuello, por lo que no es infrecuente encontrar diseminación tumoral cervical bilateral. Lo que realmente interesa desde el punto de vista quirúrgico es determinar si esas vías linfáticas son funcionalmente activas. La diseminación linfática de los carcinomas epidermoides se produce de forma embólica, por lo que el patrón de drenaje linfático es el que determina el patrón metastásico. La experiencia clínica demuestra que, en los casos típicos, sólo los canales de drenaje linfático homolateral son funcionantes. Las metástasis contralaterales del carcinoma epidermoide de lengua son extremadamente raras. La secuencia habitual de acontecimientos es que las metástasis cervicales contralaterales aparecen clínicamente cuando el drenaje linfático ipsilateral se encuentra bloqueado por la enfermedad neoplásica, por la cirugía ablativa cervical, o por la fibrosis originada por la radioterapia.

La secuencia de acontecimientos que conlleva el desarrollo de metástasis cervicales contralaterales tiene también implicaciones en el comportamiento tumoral y su manejo terapéutico. La aparición de adenopatías cervicales contralaterales generalmente es posterior al tratamiento de la lesión primaria y los ganglios linfáticos cervicales ipsilaterales, ya sea mediante cirugía o con radioterapia. La subsecuente aparición de diseminación cervical contralateral puede significar una de dos cosas: el tumor metastásico ya estaba presente en esos ganglios desde el principio, al menos microscópicamente, o bien que la diseminación metastásica ocurrió durante o posteriormente al tratamiento inicial. Si esta segunda hipótesis es cierta, el clínico debe asumir que existe persistencia de tumor residual en la lesión primaria lingual. Por ello algunos autores consideran que la aparición de metástasis cervicales contralaterales eleva el índice de sospecha de persistencia tumoral o falta de radicalidad en la exéresis de la lesión primaria lingual.

La localización del cáncer en la lengua, bien sea anterior o posterior, determina en gran medida qué ganglios cervicales van a ser más frecuentemente infiltrados. Es rara la afectación de ganglios submentales en el cáncer de lengua, aunque los vaciamientos cervicales que se practican incluyen el nivel I.

Los tumores del borde lateral de lengua suelen metastatizar en los ganglios submandibulares o directamente en los ganglios de la cadena yugular, es decir, niveles II y III cervicales. La afectación inicial de los ganglios de la cadena yugular alta es lo que tradicionalmente se refiere como ganglio yugulodigástrico. Menos frecuente es la afectación específica de ganglios de cadena yugular baja, los ganglios yugulo-omohioideos. Cuando existe afectación ganglionar contralateral, tanto si es inicial como si es tardía, el patrón de distribución tumoral es similar.

En los raros casos de tumores de línea media de lengua, las metástasis linfáticas pueden naturalmente aparecer en ambos lados del cuello, aunque es sorprendente lo frecuente que es la presencia unilateral de las mismas.

1.2.5. Diagnóstico

Ya nos hemos referido sobradamente en capítulos anteriores del presente trabajo a los aspectos diagnósticos del cáncer de cavidad oral. Evidentemente, todas esas consideraciones son válidas para el carcinoma epidermoide de lengua. En este apartado, simplemente recalcar una vez más la importancia del diagnóstico precoz para el pronóstico del enfermo, y la obligatoriedad de realizar una biopsia incisional para confirmar histológicamente el diagnóstico. Esa muestra tisular tiene que ser obtenida de la periferia de la lesión, o de zonas centrales de la lesión asegurándose de que contenga tejido viable.

En el caso de carcinomas altamente queratinizados y carcinomas verrucosos, con frecuencia, ocurre que una biopsia superficial puede no proporcionar un volumen adecuado de tejido representativo de la superficie de la lesión, y se puede obtener un falso negativo ante un carcinoma invasivo. Por tanto, ante situaciones clínicas en las que se objetiva abundante componente queratínico en la superficie de una lesión exofítica, la biopsia debe ser obtenida de la zona invasiva adyacente o de la profundidad de la lesión, más que de la región superficial. Si el resultado de la biopsia no muestra carcinoma ante una lesión clínicamente sospechosa de malignidad, se recomienda tomar una nueva biopsia hasta confirmar el diagnóstico histológico.

Histológicamente, el carcinoma epidermoide de lengua se origina a partir de las células de la capa basal o del estrato espinoso. Generalmente mantiene contacto con la mucosa y muestra un crecimiento tumoral en forma de hojas o nidos tumorales con presencia de células disqueratósicas, y con conservación de formación de queratina y de los puentes de unión. Las células son grandes, con núcleos vesiculares, abundante citoplasma y puentes intercelulares. Es característica los globos de queratinización, formación de perlas córneas. La diferenciación del tumor es hacia la queratinización, y deben clasificarse los tumores en bien diferenciados, moderadamente diferenciados o pobremente diferenciados. De forma alternativa pueden clasificarse siguiendo los estadíos histológicos de Broders en 4 grados:

- Grado I: menos de 25% de células indiferenciadas.
- Grado II: menos de 50% de células indiferenciadas.
- Grado III: menos de 75% de células indiferenciadas.
- Grado IV: más de 75% de células indiferenciadas.

Cuanto más indiferenciados, producirán menos queratina y serán más malignos, con más mitosis atípicas y ausencia de puentes intercelulares.

En la submucosa se observa intenso infiltrado linfocitario y aumento de la vascularización.

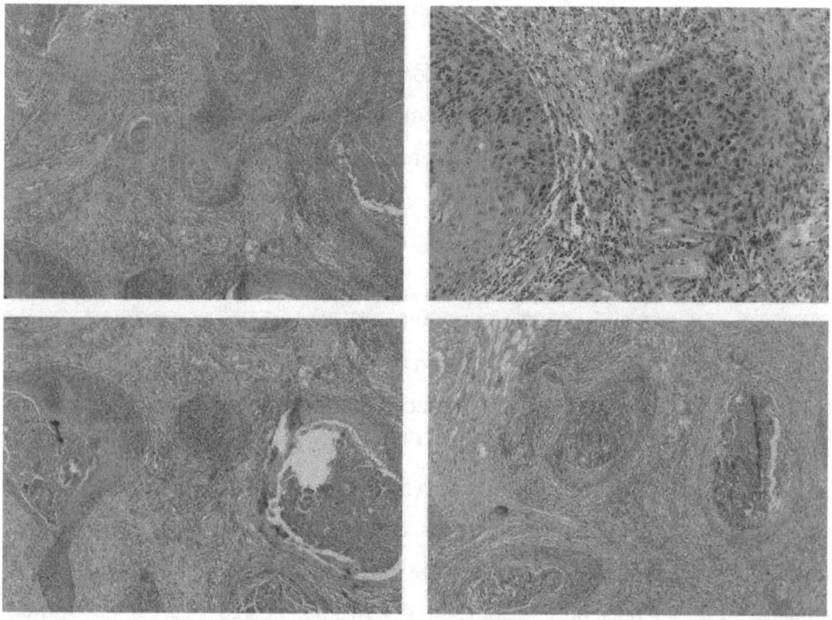

Figura 16. Fotos histológicas de nidos de carcinoma epidermoide infiltrante, formados por células de aspecto Malphigiano, con atipia y con necrosis en el centro de los nidos.

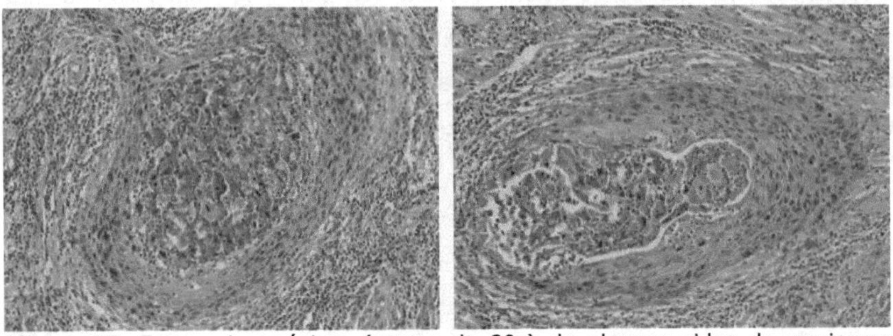

Figura 17. Fotos microscópicas (campo de 20x) de algunos nidos de carcinoma infiltrante.

1.2.6. Tratamiento

Tanto la resección quirúrgica como la radioterapia, ya sea de forma individualizada o una combinación complementaria de ambas, son terapias aplicables con fines curativos en el carcinoma epidermoide de lengua. En la actualidad, el papel terapéutico de la quimioterapia permanece incierto y es fruto de numerosas investigaciones.

Los tumores pequeños y superficiales son igualmente curables con cirugía y con radioterapia. Por ello, su aplicación como terapia única es el tratamiento de elección ante tumores en estadíos precoces (I y II). Los estudios multicéntricos con series amplias parecen demostrar resultados ligeramente mejores en estos estadíos precoces con cirugía que con radioterapia[2]. Cuando se estudian los objetivos finales del tratamiento, como supervivencia libre de enfermedad, y se obtienen resultados comparables con ambas modalidades terapéuticas, la decisión dependerá de otros factores como complicaciones, conveniencia del paciente, aceptación del mismo, costes o secuelas a largo plazo con cada tratamiento.

Los pacientes con cáncer de lengua en estadíos avanzados requieren claramente un tratamiento combinado de cirugía y radioterapia complementaria. La radioterapia en combinación con la cirugía puede ser utilizada tanto preoperatoriamente como postoperatoriamente. Existen indudables ventajas y desventajas en cada caso, que ya han sido consideradas en capítulos anteriores de este trabajo.

1.2.7. Pronóstico

En apartados anteriores se han descrito los aspectos generales que inciden en mayor o menor medida en el pronóstico de los pacientes oncológicos de cabeza y cuello, y que podríamos distribuir en tres grandes apartados: factores pronósticos relacionados con el enfermo, factores relacionados con la neoplasia, y factores que influyen en la respuesta terapéutica.

Estos factores son absolutamente válidos como factores pronósticos en el carcinoma epidermoide de lengua. Sin embargo, en la lengua existen una serie de elementos específicos que condicionan el pronóstico de la enfermedad. Algunos vienen determinados por las particularidades anatómicas de la lengua, y otros por las características clínicas del proceso oncológico en esta localización.

Factores pronósticos específicos del cáncer de lengua

- *Escasa sintomatología de la enfermedad*: Con frecuencia el carcinoma epidermoide de lengua es asintomático, y se presenta como una masa indolora o con ulceración que no cura tras un trauma menor. A medida que va avanzando la enfermedad aparece dolor. Muchas veces ni siquiera ese dolor es localizado en la lengua, sino que con frecuencia es un dolor reflejo predominantemente a nivel del oído ipsilateral (otalgia refleja). Este dato condiciona que muchos pacientes tarden demasiado tiempo en consultar con el especialista en Cirugía Oral y Maxilofacial. De esta forma, la enfermedad está muy avanzada en el momento del diagnóstico, incluso con presencia de metástasis ganglionares a nivel cervical. Como hemos comentado previamente, el diagnóstico tardío y la presencia de adenopatías cervicales positivas ensombrece el pronóstico de la enfermedad.

- La musculatura intrínseca de la lengua proporciona *escasa restricción al crecimiento tumoral*. De esta manera, los cánceres de lengua pueden crecer mucho antes de producir sintomatología y ser diagnosticados.

- La *infiltración local* del suelo de la boca, base de lengua y otras regiones anatómicas de la orofaringe como los pilares amigdalinos es muy frecuente en los tumores primarios de lengua móvil.

- Muchos cánceres de lengua asientan en el *borde lateral de la lengua*, predominantemente en la unión del tercio medio y posterior del mismo. Aproximadamente un 30% de estos pacientes se presentan con metástasis cervicales ipsilaterales. Cuando el tumor asienta en la línea media es frecuente la presencia de adenopatías cervicales bilaterales.

- Existe una *alta incidencia de metástasis cervicales ocultas en el carcinoma epidemoide de lengua*, incluso de forma independiente al tamaño de la lesión primaria. Se ha descrito que aproximadamente un 28% a 29% de tumores T1, 43% a 47% de T2, y 56% a 77% de T3 tienen adenopatías cervicales positivas cuando se realiza un vaciamiento cervical funcional[88,89]. Por el contrario, otros autores consideran que la localización particular del cáncer en la lengua no representa un factor predictivo específico del desarrollo de metástasis cervicales[90].

- Algunos estudios resaltan la importancia pronóstica de la expresión del gen $p21^{WAF1/CIP1}$, particularmente en combinación con otros parámetros de apoptosis celular como son la acumulación de p53 o la expresión de Bax y Bcl-2[91]. El gen $p21^{WAF1/CIP1}$ induce la expresión de la proteina $p21^{WAF1/CIP1}$, que inhibe la actividad del complejo kinasa ciclin-dependiente, que bloquea la progresión del ciclo celular a nivel de la transicción de las fases G1-S. En el cáncer de lengua, la expresión de $p21^{WAF1/CIP1}$ ha demostrado correlacionarse inversamente con la clasificación T y el estadío clínico, pero no con la clasificación N, la diferenciación tumoral y el índice apoptoico.

Resultados terapéuticos

La causa más común de muerte en pacientes con cáncer de lengua es la recidiva locoregional[92]. El porcentaje de supervivencia a los 3 años para pacientes con cáncer de lengua inferior a 4 cm es de 70% a 80%. Los pacientes con tumores mayores tienen una supervivencia a los 3 años de tan solo 40% a 50%. Aproximadamente un 30% de pacientes desarrollan segundos tumores primarios. La presencia de adenopatías metastásicas reduce el porcentaje de supervivencia al 15% a 30%. La localización más frecuente de metástasis a distancia es en pulmón[93].

Algunos estudios sugieren que el cáncer de lengua en pacientes menores de 40 años, por motivos todavía parcialmente desconocidos, tiene un comportamiento más agresivo que en pacientes mayores, y requiere por tanto un abordaje terapéutico más agresivo[94]. Se ha calculado un porcentaje de supervivencia de aproximadamente 33%, y que un 57% de estos pacientes desarrollan recidiva locoregional. Otros autores han comparado la supervivencia del carcinoma de lengua a los 2 años de seguimiento en pacientes más jóvenes de 30 años, 45%, y en pacientes mayores de 30 años, 65%[8,95]. Por el contrario, otros estudios revelan que no existe diferencia significativa en los porcentajes de supervivencia en pacientes jóvenes con cáncer de lengua[96,97]. De hecho, varios autores han demostrado mejores resultados en la supervivencia en pacientes jóvenes, probablemente relacionados con una menor comorbilidad y, por tanto, una mayor capacidad para tolerar regímenes terapéuticos agresivos[12,98,99].

1.3. CARCINOMA EPIDERMOIDE

El carcinoma de células escamosas representa más del 90% de las neoplasias malignas de la cavidad oral. (Figura 6)

1.3.1. Biología molecular de los carcinomas epidermoides de cabeza y cuello

Los tumores de cabeza y cuello constituyen una de las neoplasias malignas más frecuentes en nuestro medio, de modo que muchos registros los sitúan en el segundo lugar de incidencia, tan sólo superados por las neoplasias pulmonares. Su frecuencia puede verse acentuada en los próximos años, ya que el tabaco es el principal factor etiológico conocido y, lejos de disminuir su consumo, las mujeres se han incorporado al mismo, al menos en España. El intenso estudio del que han sido objeto estas neoplasias responde no sólo a su elevada incidencia, sino al hecho de asentar en una encrucijada anatómica importante en las funciones digestivas, de fonación y de relación, además de su papel estético. Sin embargo, a pesar de múltiples estudios, las curvas de supervivencia apenas se han modificado en los últimos años, y pocos pacientes se han beneficiado de nuevas modalidades de tratamiento.

Los principales avances acontecidos en el campo de la oncolgía de cabeza y cuello han venido de la mano de un conocimiento más profundo de la biología molecular de estos tumores, algo que ha abierto puertas en el estudio de factores pronósticos y en el planteamiento de posibilidades futuras de tratamiento. Los factores pronósticos son los que tienen una importancia más inmediata, sobre todo ahora, cuando el interés por los mismos está creciendo.

Algunos parámetros relacionados con la biología molecular de los carcinomas de cabeza y cuello ofrecen información relevante sobre su comportamiento clínico y pueden ayudar a identificar a los enfermos con mayores posibilidades de recidivar, de padecer metástasis o de tener tumores resistentes a las diferentes opciones terapéuticas.

En la biología molecular de los tumores de cabeza y cuello, los principales conocimientos están centrados en cuatro grandes apartados: alteraciones genéticas, defectos en diversas proteínas, papel de las células "normales" que rodean a las células neoplásicas, y otros factores diversos.

Alteraciones genéticas

1. Citometría

Durante los últimos años, la citometría de flujo se ha incorporado al estudio de todas las neoplasias. Básicamente, ofrece información sobre la ploidía y sobre la tasa de división celular, factores directamente relacionados con la velocidad de crecimiento del tumor. En general, un tumor es más agresivo y tiene peor pronóstico cuanto mayor proporción de células aneuploides tiene y cuanto mayor es su tasa de proliferación. Este segundo parámetro, determinado por la proporción de células en fase S del ciclo celular, parece relacionarse mejor que la ploidía con la respuesta al tratamiento y con la supervivencia: éstos son más desfavorables a medida que crece dicha proporción.

Actualmente se está prestando atención a otros datos obtenidos mediante observación directa de las células neoplásicas, concretamente, la medición del volumen nuclear. Esta medida se relaciona con la supervivencia libre de enfermedad y con la probabilidad de recaída (un volumen grande es desfavorable)[100]. Sin embargo, todavía se están perfeccionando las técnicas para determinar el volumen nuclear de un modo estándar y fácilmente reproducible.

Todas estas técnicas presentan un problema común: estudian parámetros que se van a modificar o no dependiendo del tratamiento aplicado. La radioterapia y la quimioterapia sí pueden cambiar el fenotipo de las células tratadas, no así la cirugía. De todos modos, tampoco se sabe con exactitud si esta distinción tiene importancia o no.

2. HLA.

La presencia del antígeno de histocompatibilidad B14 aumenta la probabilidad de padecer un carcinoma de cabeza y cuello. Por el contrario, los antígenos DR3 y DR4 ejercen un papel protector; son los primeros HLA conocidos cuya presencia supone un factor favorable[100].

3. Mutaciones de oncogenes.

El papel de los oncogenes en el desarrollo de neoplasias de cabeza y cuello es motivo de numerosas investigaciones. Se han encontrado datos sugestivos en relación con algunos oncogenes:

- *RAS*: Se han encontrado mutaciones de este oncogen en varias lesiones benignas, tales como queratoacantomas, y en carcinomas verrucosos de cabeza y cuello, en pacientes de la India. Esto es menos frecuente en países occidentales, quizá porque no se han estudiado lesiones tan tempranas. También puede deberse a que las lesiones avanzadas pierden la mutación *ras*. Este hecho se ha visto en lesiones celulares de ratón, en donde las mutaciones del oncogen *ras* recurren en casi todos los papilomas premalignos, pero se ven con poca frecuencia en carcinomas más avanzados. No hay estudios concluyentes publicados que asocien las mutaciones del oncogen *ras* con el pronóstico[101].

- *MYC*: El gen c-myc (celular myc) está amplificado en un 24% de los pacientes con carcinoma de cabeza y cuello. Se ha visto que los niveles elevados de mRNA y proteína se correlacionan con la supervivencia. No se vieron diferencias entre los grupos de pacientes tratados y no tratados o con recurrencias, y tampoco se encontró correlación con el estadío tumoral.

Todavía está sin resolver si una cantidad elevada de proteína de c-myc es la causa o el resultado del cáncer, dado que la mayor cantidad de esta proteína se encuentra en las células en proliferación. A no ser que se pueda demostrar una alteración específica en el ADN, esta proteína puede ser sólo indicadora de un marcado turnover celular, que es una característica de los tumores más agresivos. Sin embargo, esto no va en contra de su potencial como indicador pronóstico.

- *C-ERB B1*: Este gen codifica el receptor del factor de crecimiento epidérmico (EGFR), que es una glicoproteina de superficie celular. Este receptor es estimulado por un polipéptido, el factor de crecimiento epidérmico (EGF), que favorece el crecimiento y la proliferación de las células epidérmicas e inhibe la diferenciación de los queratinocitos. El número de receptores disminuye en las células diferenciadas, mientras que las células con gran número de receptores tienen menos capacidad para entrar en una vía final de diferenciación. En algunos estudios se relaciona la sobreexpresión del receptor con irritantes tales como el tabaco, y con pérdida de diferenciación; por ejemplo, la pérdida de expresión de los antígenos de grupos sanguíneos A, B y H se ve en carcinomas de cabeza y cuello, junto con la sobreexpresión del EGFR.

En pacientes con carcinoma de cabeza y cuello se ve con frecuencia la sobreexpresión del EGFR. Por ejemplo, se ha visto la expresión de este receptor en la mucosa oral y en tumores de glándulas salivares. En la laringe se encuentra sobreexpresión en el epitelio neoplásico pero no en el epitelio normal o con displasia leve o moderada.

La expresión de EGFR parece tener influencia en el comportamiento de tumores de vejiga, esófago, pulmón, mama y estómago. Sin embargo, en los tumores de cabeza y cuello parecen existir discrepancias. Autores como Parttridge y cols[102] estudiaron la expresión del EGFR en papiloma oral y en cáncer de cavidad oral. Encontraron diferencias en la cantidad de receptor entre el epitelio neoplásico y la mucosa normal, pero no encontraron relación entre la expresión del receptor y el comportamiento tumoral. Sólo Miyaguchi y cols encontraron relación entre este receptor y peor pronóstico en pacientes con carcinoma de laringe[103].

Sin embargo, el método utilizado para determinar la expresión del EGFR es importante ya que hay receptores de alta y baja afinidad, y no todos los métodos de determinación son lo suficientemente cuantitativos[104].

Otro factor de crecimiento, el factor de crecimiento transformante alfa (TGF-α), utiliza el mismo receptor que el EGF, aparece en muchas líneas celulares, incluyendo los queratinocitos, y también en distintos tumores. Este factor estimula también la proliferación celular, y algunos estudios lo relacionan con el pronóstico de los tumores de cabeza y cuello.

- *PRAD-1*: Este oncogen está en el cromosoma 11, y forma parte de un gen más amplio que contiene los oncogenes BCL1, INT2 y HST1. Estos genes son importantes en la regulación del ciclo celular. Todos estos oncogenes están amplificados en pacientes con carcinomas de cabeza y cuello, pero sólo PRAD-1 se expresa en el nivel proteico.

Se ha observado que en algunas neoplasias de cabeza y cuello están ampliados genes situados en la región 11q13. El oncogén INT-2 está relacionado con la producción de un factor de crecimiento que interviene en la angiogénesis. Es bien conocido que, en el proceso de metastatización, las células tumorales tienen que asegurar su viabilidad mediante la secreción de sustancias que promueven el crecimiento de vasos sanguíneos. Estos vasos son los encargados de transportar los nutrientes necesarios para que el tumor crezca con éxito. Autores como Somers et al encuentran que la amplificación del oncogen INT2 se correlaciona con la recurrencia tumoral, pero no con el estadío o el grado histológico[105]. Merrit et al demuestran que la amplificación del oncogen INT2 se ve con bastante frecuencia (en un 52% de los tumores de cabeza y cuello), pero a causa del escaso número de pacientes y del corto seguimiento, no se ha visto correlación con el estadío y con el pronóstico[106].

La frecuente identificación de alteraciones en el cromosoma 11q13 en pacientes con carcinomas de cabeza y cuello ha sido confirmada por varios estudios. En este cromosoma, además de los genes INT2, BCL1, HST y PRAD-1, que están amplificados en pacientes con carcinoma de cabeza y cuello, está el gen glutation S-transferasa (CST-g), con importante significado biológico, encargado de la síntesis de glutation transferasa. La CST-g es importante para detoxificar toxinas celulares, es decir, ayuda a la célula a eliminar sustancias tóxicas, entre ellas el cisplatino, uno de los quimioterápicos más utilizados en tratamiento de neoplasias de cabeza y cuello. Cuando el gen se encuentra amplificado, la célula se torna resistente al tratamiento con este fármaco, y así determina que el paciente tenga menor respuesta a este fármaco[100,107].

Virus

Las células tumorales de pacientes con carcinoma nasofaríngeo contienen el *virus de Epstein-Barr (VEB)* en más de un 90% de los casos. En esta enfermedad se ven títulos elevados de anticuerpos IgA e IgG, frente al antígeno de la cápside viral (VCA) y frente al antígeno temprano (EA), así como frente a la DNA-asa específica del VEB. Estos títulos elevados de anticuerpos pueden servir para el diagnóstico precoz en aquellas zonas con una alta incidencia de este tumor[108]. Además, la presencia del virus de Epstein-Barr se sabe que tiene valor pronóstico; puede actuar por inducción de mutaciones llevando a la formación de oncogenes, o alterando los genes supresores. Paralelamente puede disminuir la capacidad del sistema inmune para reconocer el tumor.

El *virus del papiloma humano (VPH)* está relacionado con el carcinoma escamoso de cavidad oral. Los tipos 16 y 18 pueden contribuir "in vivo" a la transformación maligna de los queratinocitos. El genoma del virus forma pequeños círculos de DNA, pero no está integrado en el genoma celular y puede diluirse después de una rápida división celular.

Los virus 16 y 18 producen dos proteínas, E6 y E7, que son necesarias para aumentar la capacidad proliferativa de los queratinocitos y, por tanto, pueden favorecer el desarrollo del tumor. Estas proteínas E6 y E7 se unen a las proteínas de los genes de supresión tumoral p53 y RB, respectivamente, degradando el gen p53. La capacidad de E7 de unirse a RB-1 se correlaciona con la capacidad del virus de promover el desarrollo tumoral de forma experimental; se puede perder la función del gen supresor.

El papel del VPH en el cáncer de cavidad oral no está totalmente clarificado, ya que las personas normales pueden tener este virus en la mucosa oral sin desarrollar el tumor, y no todos los pacientes con cáncer oral lo tienen.

No se han encontrado diferencias clínicas ni pronósticas significativas entre pacientes con cáncer oral con el VPH o sin él. Además, la presencia de este virus no se ha conseguido relacionar con el estadío T o N, la progresión local, frecuencia de metástasis o pronóstico del paciente[109,110].

Defectos en proteínas

1. Proteína p53.

La proteína p53 está sintetizada por un oncogén recesivo situado en el cromosoma 17. El término "recesivo" indica que la proteína normal protege contra la aparición de tumores. La proteína p53 normal está involucrada en el control del ciclo celular, la reparación y síntesis del ADN, la diferenciación celular, la plasticidad del genoma y la muerte celular programada (apoptosis). Todas estas funciones no se desempeñan simultáneamente, sino que dependen de la interacción o la modificación concreta que la proteína sufra en diversas circunstancias. La función que más interesa en el campo de la oncogénesis es la de reparación y síntesis del ADN, que parece que ejerce un control para evitar la aparición de mutaciones.

En algunos tumores el gen de esta proteína ha desaparecido, pero lo más frecuente es que mute, de modo que la proteína se sobreexpresa (superproducción) o dura más de lo habitual. Hay un elevado número de mutaciones detectadas, cada una de las cuales puede afectar el funcionamiento de la proteína de una manera particular. En la mayoría de las células tumorales, la p53 está inactivada por mutación, mientras que en otras su función está bloqueada por otras vías. Sea cual sea el mecanismo, la proteína transformada no desempeña su papel habitual y ello incrementa la mutabilidad de la célula[111].

Las alteraciones en este gen son extremadamente frecuentes y se han observado hasta en un 50% de todos los tumores humanos. En algunos casos, como los carcinomas de mama, el trastorno posee un valor pronóstico adverso. Sin embargo, en los carcinomas de cabeza y cuello no parece tener relación con las variables pronósticas (estadío, diferenciación, grado de infiltración, posibilidad de recidiva). Aproximadamente el 70% de los carcinomas de cabeza y cuello presentan alguna mutación de la proteína y ésta aparece sólo en los tumores de fumadores [69,104,112,113]. Se postula que el benzopireno, un carcinógeno contenido en el tabaco, produce una mutación de guanina a citosina en el gen. De este modo, se trataría de una alteración precoz en la carcinogénesis de estas neoplasias y, si bien carece de significado pronóstico, tendría interés para el diagnóstico precoz.

Restaurar la función de la proteína p53 en las células tumorales es el sueño de muchos investigadores. Parece que la molécula activa de la p53 puede salvar vidas en ratas con cáncer metastásico agresivo. Hace nueve años, los estudios bioquímicos de la proteína p53 mostraron que su actividad in vitro como proteína de enlace al ADN podía estimularse al añadirle pequeños péptidos derivados del terminal C de la propia proteína. A pesar de que el mecanismo exacto sigue siendo debatido, la capacidad de los péptidos para activar algunas de las proteínas p53 mutantes del tipo hallado en tumores humanos animó a los investigadores a elaborar una forma de probar los péptidos in vivo. Para ello tuvieron que superar tres principales obstáculos: la fácil degradación de los péptidos por proteínas ubicuas, la baja tolerancia celular de los péptidos y la escasa potencia de los activadores péptidos. La superación de estos tres obstáculos ha sido costosa, y en la práctica requiere considerable gasto. Según David Lane, del Departamento de Cirugía y Oncología Molecular de la Universidad de Dundee (Reino Unido), "tal vez el mayor efecto de este estudio será su establecimiento como estrategia. Si el trabajo se reproduce, la reactivación de la proteína p53 mutante se aceptará como una perspectiva que puede curar cánceres metastáticos. Tal progreso favorecerá mayores inversiones necesarias para apoyar los ensayos clínicos."

Además de su involucración en el desarrollo de tumores, se ha encontrado relación entre la proteína p53 y el envejecimiento: su inhibición facilita el desarrollo cancerígeno, en tanto que su hiperactividad puede acelerar el proceso de envejecimiento.

2. Receptor del factor de crecimiento epidérmico.

El receptor de esta sustancia (EGFR) está producido por un oncogen (por un protooncogen, si hablamos de células normales). Se ha prestado bastante atención al mismo porque el EGFR controla, en parte, el crecimiento de las células epidérmicas y, por ello, la mutación de su receptor podría dar lugar a un crecimiento incontrolado de los epitelios. Es más, la expresión del EGFR está aumentada en la mayoría de los tumores de cabeza y cuello[104]. Sin embargo, los estudios al respecto no han ofrecido resultados concluyentes y no parece que esta alteración se relacione con la extensión de la enfermedad (un dato de la capacidad de invasión) ni con la supervivencia global.

3. Citocromo p450.

El citocromo p450 es un sistema enzimático encargado de la metabolización de diversas sustancias tóxicas, entre ellas algunos carcinógenos. Está compuesto por un buen número de enzimas, que varían de un tejido a otro, e incluso de un individuo a otro para un mismo tejido. Se ha estudiado el posible papel que las variaciones en estas enzimas pueden jugar en la predisposición de un individuo al cáncer. Hasta ahora, los resultados no han sido convincentes, pero una enzima relacionada con el citocromo p450, la aril-hidroxilasa, parece ser defectuosa en los pacientes con tumores del área de cabeza y cuello, lo cual supondría un factor de riesgo para el desarrollo de enfermedad oncológica a este nivel[100].

4. Proteínas del estroma celular.

Cada vez se presta mayor atención al tejido sobre el que asienta el tumor, y que puede verse afectado por éste y, al mismo tiempo, contribuir a su crecimiento o destrucción. Existe una serie de sustancias involucradas en la adhesión celular, y producidas por los fibroblastos y las células endoteliales. Entre ellas destacan las adherinas, dependientes del calcio, aunque también se han estudiado otras independientes del calcio, como las integrinas y selectinas. Cuando su producción disminuye, las células tumorales encuentran camino libre para invadir los tejidos cercanos y, así, se ha comprobado que los tumores pobres en adherina son más indiferenciados y producen metástasis ganglionares con más frecuencia que los que no presentan este defecto[114].

Papel de las células "normales" del estroma tumoral

En los últimos años hemos asistido a un interés creciente por el estudio del estroma tumoral, en el que, además de células neoplásicas, existen otras células que pueden interaccionar con las primeras. Se trata de integrantes del sistema inmunológico, como los eosinófilos y los linfocitos.

1. Eosinófilos.

En las muestras histológicas de carcinomas de cabeza y cuello se observa un número variable de eosinófilos que rodean a las células tumorales. Su significado se puede interpretar de dos modos opuestos: quizá intervengan favoreciendo el crecimiento neoplásico, o quizá supongan una reacción del sistema inmune para rechazar y destruir tal crecimiento. Actualmente predomina esta segunda interpretación, de modo que se considera un dato de pronóstico favorable la presencia de numerosos eosinófilos en la pieza, y viceversa[100,115].

2. Linfocitos.

Al hablar de linfocitos nos referimos principalmente a los "asesinos" o células NK. Tengamos en cuenta que el sistema de vigilancia inmunológica antitumoral se basa en dos pilares: el reconocimiento por los macrófagos de antígenos tumorales relacionados con el sistema HLA y la actividad de los NK. Las neoplasias indiferenciadas o pobremente diferenciadas no suelen mostrar antígenos HLA, con lo que, si ademas fallan los NK, el sistema inmune queda sin opciones para enfrentarse al crecimiento del tumor. Está bien establecido que los pacientes con carcinomas de cabeza y cuello presentan un defecto inmunitario relacionado con los NK. Su función se encuentra disminuída en los ganglios, tanto si están infiltrados por la enfermedad como si no, de modo que no responden a las citoquinas que los suelen activar (interleuquina 2, factor alfa de necrosis tumoral, interferón gamma). Se supone que las células tumorales producen algún tipo de sustancia inhibidora de la formación de dichas citoquinas; entre tales inhibidores pueden figurar las prostaglandinas y el factor de crecimiento de transformación beta. De cualquier modo, cuando la actividad de los linfocitos NK está disminuída, y en particular en tumores pobremente diferenciados, la supervivencia libre de enfermedad es más corta y la aparición de metástasis más probable[115].

Otros factores

Se ha estudiado la posible implicación pronóstica de algunas sustancias que pueden utilizarse como marcadores sanguíneos de un tumor: CEA, CA 19-9, antígeno asociado a células escamosas (SCC) y timidín-quinasa[116,117]. La timidín-quinasa es una enzima implicada en la síntesis de ADN y que, por ello, refleja la tasa de proliferación celular. Sin embargo, ninguno de estos posibles marcadores posee relación con el estadío clínico ni con la respuesta al tratamiento. En un estudio de Fontana et al[117], la timidín-quinasa, junto con la velocidad de sedimentación, resultó un factor pronóstico, pero sus valores en sangre son difíciles de interpretar, ya que se elevan cuando hay un déficit de vitamina B_{12} (frecuente en los alcohólicos, que suponen una proporción importante de los pacientes oncológicos de cabeza y cuello).

1.3.2. Histología

El carcinoma epidermoide puede existir en diversas formas, como carcinoma verrucoso, convencional y de células espinosas. Cada uno de ellos tiene características clínico-patológicas propias, con grados variables de malignidad, y variable respuesta a diferentes tratamientos.

A pesar de que la terminología aceptada en los últimos años es la de carcinoma escamoso o epidermoide, se encuentran descripciones en las que se denomina epitelioma espinocelular, epitelioma de células escamosas, y epitelioma de globos córneos.

La microscopía óptica demuestra una serie de lesiones que pueden no ser muy homogéneas; por tanto, cabe la posibilidad de agrupamiento según la clasificación en grados realizada por Broders, o también la de carcinoma bien, moderadamente o poco diferenciado, o carcinoma indiferenciado. En otros casos, la definición celular es menos característica, pudiendo encontrarse zonas de transición con aspecto mesenquimatoso, carcinoma transicional y carcinoma linfoepiteliomatoso. Básicamente, se objetiva un acúmulo homogéneo de células epiteliales con un pequeño número de globos córneos, así como abundancia de células queratinizadas. El citoplasma suele estar poco diferenciado, por lo que existe una mayor apetencia por la hematoxilina. Los núcleos son relativamente mayores de lo normal e hipercrómicos, y se pueden observar unos nucleolos también mayores de lo normal. Desde luego, la presencia de mitosis anormal es constante.

La capa basal del epitelio está rota, apareciendo acúmulos de células epiteliales dentro de la submucosa. El tejido conjuntivo aparece casi siempre infiltrado por acúmulos de células plasmáticas, linfocitos y, en menor cantidad, neutrófilos.

La microscopía electrónica muestra la desaparición de la lámina basal que separa las células epiteliales del tejido conectivo.

Los procesos pseudopódicos citoplasmáticos suelen estar ausentes, mientras que se observan microfilamentos citoplasmáticos en zonas periféricas. También se observan cuerpos lisosomales anchos y numerosos, lo mismo que el aumento de mitocondrias, que son de tamaño menor del normal. Se observan con frecuencia diferentes grupos de vesículas en el aparato de Golgi, mientras que los centriolos y los microtúbulos son difíciles de encontrar, lo mismo que sucede con partículas de glucógeno y de restos lipoides. El núcleo celular es discretamente mayor de lo normal y de aspecto ovoide, y la cromatina aparece dispersa, aunque existan zonas pequeñas de acúmulos de cromatina condensada. También se ve una gran cantidad de gránulos intercromatínicos y pericromatínicos.

Carcinoma verrucoso

Descrito por Lauren Ackerman[118] en 1948 constituye una variante clínico-patológica del carcinoma epidermoide, de menor agresividad que éste. Es una entidad poco frecuente, cuyas diferencias en las características morfológicas y en la evolución clínica con el carcinoma escamoso permiten considerarlo como una entidad independiente.

Clínicamente se caracteriza por una tumoración blanquecina exofítica de lento crecimiento, con aspecto verrugoso. Se extiende lentamente a zonas vecinas, y su evolución habitual es una lesión localmente invasiva con mínima o ninguna displasia histológica. Biológicamente, la incidencia de metástasis es bajísima, de hecho su capacidad metastásica a distancia debe considerarse excepcional. Incluso tumores grandes, de años de evolución, que tienen la posibilidad de destruir hueso en su crecimiento, presentan escasa tendencia a diseminación metastásica. Además de la cavidad oral y orofaringe, es típica su presencia en la piel, genitales y en la planta de los pies.

El estudio histológico demuestra la presencia de células muy maduras y diferenciadas. Las células epiteliales están queratinizadas, la capa basal no suele estar rota, y la presencia de algún globo córneo es frecuente. Existe una intensa infiltración linfoplasmocitaria de tejido conjuntivo, así como la posibilidad de colonización de micelios entre las papilas periféricas de la tumoración. La conveniencia de realizar biopsia en el borde de la tumoración está aquí todavía más indicada que en otros casos.

La evolución de este tumor, después de su extirpación, es altamente positiva. La cirugía debe ser suficientemente amplia, puesto que la extirpación debe considerarse el tratamiento último de este proceso, y sería imperdonable la recidiva por una extirpación incompleta.

Carcinoma "in situ"

Recibe también la denominación de carcinoma intraepitelial, puesto que afecta exclusivamente al epitelio de la mucosa.

La clínica suele acompañarse de una formación blanquecina, o bien eritematosa, pero siempre pequeña y con zonas de discreta erosión.

El momento clínico del paso de la lesión precancerosa a auténtico cáncer y la identificación del carcinoma in situ durante su silencio clínico plantean dos importantes problemas diagnósticos. Un alto número de estas tumoraciones se diagnostican en zonas de excisión de una lesión de leucoplasia ulcerada.

La anatomía patológica demuestra la posibilidad de encontrar un auténtico nudo neoplásico similar al del carcinoma epidermoide o de células escamosas, aunque sin sobrepasar los límites del epitelio. Por el contrario, hay casos en los que la evidencia de atipias no es tan clara. No obstante, en todos ellos se encuentra una displasia epitelial manifiesta.

La terapéutica consiste en la extirpación quirúrgica con márgenes de seguridad.

1.3.3. Estado actual del tema

Marcadores inmunológicos

Se está realizando un gran esfuerzo para desarrollar marcadores en pacientes con cáncer de cabeza y cuello, que se asocien al pronóstico tumoral.

Antígenos de membrana

El antígeno A9 se localiza en la membrana basal del epitelio escamoso estratificado, y se ve en los distintos tumores epidermoides con más intensidad que en las células normales. Es una estructura compleja que forma parte de la integrina y de los receptores de la matriz extracelular. La expresión de este antígeno aumenta con la progresión tumoral, se relaciona con la recidiva temprana y con la mayor supervivencia, y es por tanto, un marcador de la agresividad tumoral.

Los antígenos ABH de grupos sanguíneos se encuentran en varios tipos de células epiteliales. En tumores de cabeza y cuello se ha visto pérdida de la expresión de estos antígenos. Esto ha sido relacionado por algunos autores con la capacidad de invasión local y metastásica del tumor, con la recidiva temprana y con la menor supervivencia[119].

Algunos autores[114,120] han determinado la expresión de la cadherina E como marcador del potencial metastásico de los tumores de cabeza y cuello. Los estudios "in vitro"han demostrado que la pérdida de esta molécula de adhesión intercelular lleva a la desaparición de las características de las células epiteliales, llevando a las células a una apariencia de fibroblastos con una mayor capacidad para invadir tejidos adyacentes. En un estudio de Schipper et al[114] se ha determinado la expresión de la cadherina E en 32 carcinomas de cabeza y cuello. Se vio la relación de la cadherina E con el grado de diferenciación; los niveles más elevados se ven en pacientes con tumores bien diferenciados. A medida que el tumor se va haciendo más indiferenciado, va disminuyendo la cantidad de esta molécula, y va incrementándose el potencial mestatásico del tumor.

Inmunocomplejos circulantes

En pacientes con cáncer de cabeza y cuello se han detectado niveles elevados de inmunocomplejos circulantes.

Algunos autores como Denaro et al miden los inmunocomplejos circulantes y ven su relación con el comportamiento tumoral; suelen disminuir después de la intervención quirúrgica en la mayoría de los pacientes, permaneciendo elevados en aquellos que van a desarrollar una recurrencia de la enfermedad[121]. Schantz et al determinan los niveles séricos de macromoléculas unidas a C1q (C1qBM), encontrando niveles elevados en pacientes con carcinoma de cabeza y cuello. Aquellos pacientes que no responden a la quimioterapia de inducción tienen niveles significativamente superiores en comparación con aquellos que responden[122].

Marcadores serológicos

Aunque el antígeno carcinoembrionario (CEA) está elevado con frecuencia en tumores del tracto aerodigestivo superior, y algunos autores encuentran correlación entre los niveles de CEA y el estadío de la enfermedad, la sensibilidad de este marcador es baja. Algunos estudios muestran tan solo una sensibilidad del 30% en pacientes con tumores cérvicofaciales en estadíos III y IV[123].

La determinación de LASA (lípido asociado al ácido siálico) en pacientes con carcinomas de cabeza y cuello ha demostrado su relación con la masa tumoral, y se correlaciona significativamente con el estadío de la lesión primaria, existencia de metástasis a distancia y el estadío global. Puede tener valor a largo plazo en el seguimiento de aquellos pacientes con riesgo de recurrencia[123].

El antígeno de células escamosas (SCC-Ag) está elevado en un 40% de pacientes con cáncer de cabeza y cuello avanzado y no tratado. Los pacientes con metástasis a distancia suelen tener valores más elevados que aquellos sin metástasis. Con la excepción de la enfermedad en estadío M1, el SCC-Ag no parece ser superior al CEA. Además, aunque la especificidad del SCC-Ag es mayor que la del LASA, tiene menos sensibilidad[123].

Los niveles de LDH están elevados en pacientes con enfermedad locorregional extensa y con enfermedad metastásica. Por tanto, aunque no son específicos, pueden tener valor para sugerir la existencia de metástasis a distancia[123].

1.4. ANGIOGENESIS

1.4.1. Introducción

Un paso crucial para el progresivo crecimiento tumoral y el desarrollo de metástasis es la inducción de vascularización, proceso conocido como *angiogénesis*[124-126]. Una masa tumoral que es menor de 0.5 mm de diámetro puede recibir oxígeno y nutrientes por difusión, pero cualquier incremento de la masa tumoral más allá de los 0.5 mm requiere la proliferación y morfogénesis de células endoteliales vasculares[126,127], para aporte vascular, y como tal de nutrientes, que permita a las células tumorales perpetuar sus procesos de proliferación, multiplicación, migración, e invasión de estructuras adyacentes.

El proceso de la angiogénesis consiste en una serie de pasos secuenciales e interdependientes. Se inicia con la degradación local de la membrana basal de los capilares vecinos, que se continúa con la invasión del estroma periférico por las células endoteliales subyacentes en la dirección del estímulo angiogénico. La migración de células endoteliales se acompaña de la proliferación de nuevas células endoteliales y su organización en una estructura tridimensional que se une a otras estructuras similares para formar una red de nuevos vasos sanguíneos[128].

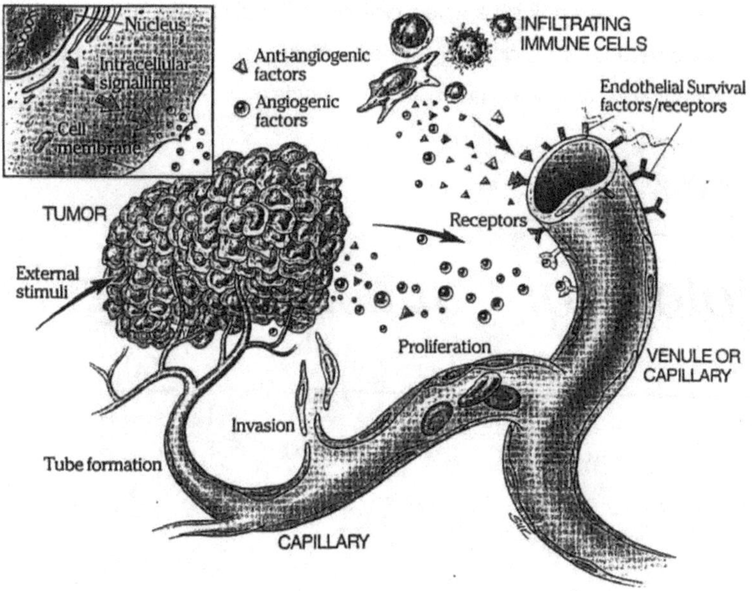

Figura 18. El proceso angiogénico. El proceso de la angiogénesis es una serie de pasos encadenados y secuenciales que se dirigen en última instancia al desarrollo de un neoaporte vascular a la masa tumoral. Diferentes pasos del proceso angiogénico pueden estar aconteciendo al mismo tiempo en diferentes partes de la masa tumoral. Las células tumorales, o las células huésped (células inmunes infiltrantes o tejido normal adyacente), secretan factores de crecimiento angiogénico (angiogenic growth factors), que se unen a receptores específicos en las células endoteliales. Esta interacción ligando-receptor determina en las células endoteliales procesos de proliferación, migración, invasión y, eventualmente, formación de estructuras tubulares del tipo de capilares. Determinados factores también afectan a la supervivencia de las células endoteliales ante condiciones adversas, como ocurre en el caso de tumores. El proceso proangiogénico está regulado por la actividad de moléculas con acción antiangiogénica, de forma similar a lo que ocurre en cualquier mecanismo homeostático. Cuando la actividad de las moléculas proangiogénicas supera la actividad de las moléculas antiangiogénicas se produce la formación de nuevos vasos sanguíneos. Los factores proangiogénicos se pueden expresar constitutivamente, pero su expresión se puede ver incrementada por ciertos estímulos, como la hipoxia, un pH ácido, citokinas, factores de crecimiento, el tamaño tumoral, oncogenes activados, mecanismos de transducción de señales, o pérdida de la función de los genes supresores tumorales.

Pero el proceso angiogénico es un mecanismo que no sólo ocurre en situaciones patológicas como el crecimiento tumoral, sino que también es un proceso fisiológico en tejidos normales. La formación de nuevos vasos sanguíneos acontece en los cambios cíclicos del endometrio uterino, en los procesos inflamatorios y de cicatización de heridas, o en situaciones patológicas como la retinopatía diabética o la artritis reumatoide.

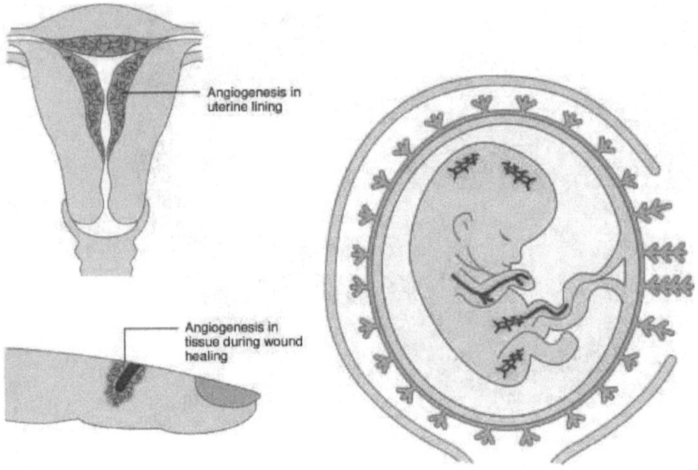

Figura 19. Diferentes procesos fisiológicos en que se ven implicados mecaismos angiogénicos.

De hecho la angiogénesis tiene lugar de forma reglada durante el desarrollo embrionario, y también está implicada en procesos como la cicatrización tisular y en procesos relacionados con funciones reproductoras en el adulto.

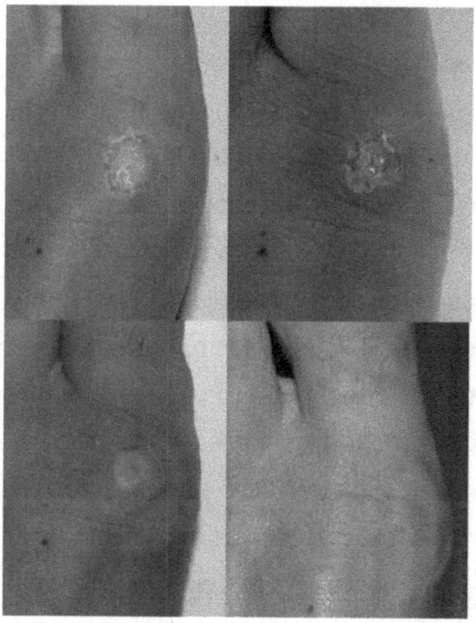

Figura 20. Proceso de cicatrización de una herida con pérdida de sustancia. Imágenes de la fase de cicatrización a las 24 horas (superior izquierda), 3 días (superior derecha), 7 días (inferior izquierda), y 1 mes (inferior derecha).

Además está implicada en el establecimiento y progresión de diversas situaciones fisiopatológicas no neoplásicas. Así, desempeña un papel clave en la patogénesis de la retinopatía diabética y la fibroplastia retrolental, o en enfermedades inflamatorias crónicas, como la artritis reumatoide.

Esto ha dado lugar al desarrollo de diferentes líneas de investigación asociadas directa o indirectamente al fenómeno de la angiogénesis. Incluso muchas de ellas han desembocado en ensayos clínicos en diferentes fases, y han conducido a aplicaciones terapéuticas diversas en la práctica clínica cotidiana. De hecho, existen numerosos fármacos ya comercializados con propiedades antiangiogénicas que permiten tratamientos de diversas enfermedades. Así, fármacos antiangiogénicos como el pegaptanib y el ranibizumab han demostrado su eficacia en enfermedades oftálmicas como la degeneración macular asociada a la edad[129,130]. En Oncología se han empezado a emplear recientemente fármacos con actividad antiangiogénica como erlotinib o docetaxel.

1.4.2. Evolución histórica

El término "angiogénesis" fue acuñado en 1935 para describir la formación de nuevos vasos sanguíneos en la placenta[131]. La implantación de una cámara transparente en la oreja de un conejo hizo posible la observación del fenómeno de la angiogénesis en la cicatrización de una herida[132-134]. En experimentos posteriores, se insertaron tumores en cámara anterior del ojo de ratones y se observó la presencia de vasos sanguíneos tumorales[135-137]. Durante dos décadas se asistió a una enorme controversia sobre si los tumores recibían nutrición procedente de vasos preexistentes o de neovasos. Entre los que defendían la hipótesis de la neovascularización, algunos sugerían que las mismas células tumorales en fase proliferativa eran las que inducían la formación de nuevos capilares sanguíneos[138-140]. Otros autores pensaban que la neovascularización de los tumores era simplemente una reacción inflamatoria. Incluso algunos llegaban a considerar que los tumores podían desarrollar sus propios canales vasculares tapizados por propias células tumorales. De todas formas, existían mínimos indicios científicos que sugirieran que el crecimiento tumoral era dependiente de un crecimiento vascular.

La angiogénesis comprende una serie de procesos regulados en los que participan fundamentalmente las células endoteliales. Después de su activación por los estímulos proangiogénicos, las células son capaces de degradar la matriz extracelular, migrar hacia los tejidos circundantes, proliferar y ensamblarse para formar nuevos vasos sanguíneos, que posteriormente experimentarán procesos de remodelación y estabilización mediante el reclutamiento de células perivasculares. Estos mecanismos también acontecen en los tejidos peritumorales, creando de esta forma las condiciones adecuadas para la proliferación y diseminación tumoral.

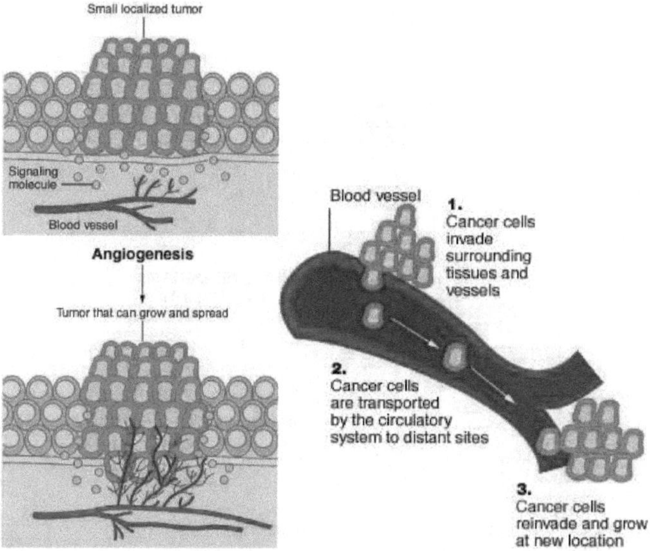

Figura 21. Procesos angiogénicos en los tejidos peritumorales que favorecen el crecimiento de la masa tumoral (imagen izquierda). Diseminación tumoral a traves de vasos sanguíneos (imagen derecha).

Hipótesis de que los tumores son angiogénesis-dependientes

En estudios experimentales iniciados en 1963 por Folkman et al se encontró que tumores implantados en órganos perfundidos aislados dejaban de crecer más alla de unos pocos milímetros de diámetro[139-141]. Sin embargo, si esos tumores se implantaban en un ratón, crecían rápidamente más allá de 1 cm^3, e incluso mataban al huésped. En los ratones, los tumores se vascularizaban, mientras que en órganos aislados no. Estas observaciones resultaron escasamente relevantes en un principio, hasta que se descubrió que el endotelio de los capilares sanguíneos en esos órganos sufría una degeneración gradual por la perfusión continua[142,143]. Estos órganos aislados y perfundidos proporcionaban las condiciones adecuadas para un fracaso en el proceso de neovascularización que limitaba el crecimiento tumoral.

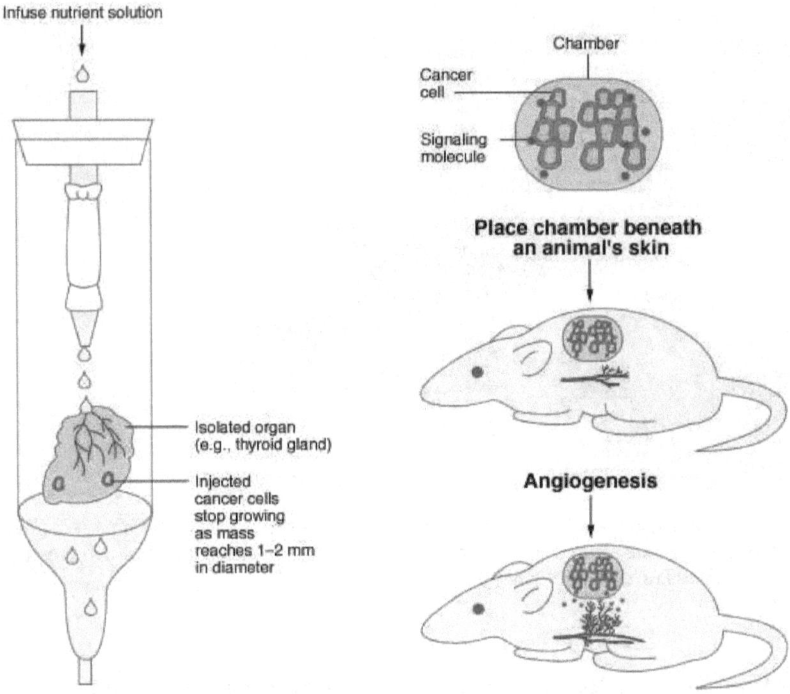

Figura 22. Estudios experimentales de Folkman que encontraron que tumores implantados en órganos perfundidos aislados dejaban de crecer más alla de unos pocos milímetros de diámetro (imagen izquierda). Sin embargo, si esos tumores se implantaban en un ratón, crecían rápidamente más allá de 1 cm^3, e incluso mataban al huésped.

En base a estos estudios se formuló la hipótesis de que "los tumores sólidos son angiogénesis-dependientes", y que los mecanismos de "antiangiogénesis" podrían desempeñar un papel terapéutico potencialmente importante[142,143]. En terminología simple, esta hipótesis se podría resumir en: "Una vez que el tumor se ha desarrollado, cada incremento de la población celular tumoral debe ir precedido por la formación de nuevos capilares sanguíneos que nutran ese tumor".

Posteriormente esta idea fue moldeándose merced a nuevos estudios experimentales. Gimbrone et al[144] separaron células tumorales del lecho vascular para evitar su neovascularización. Esos tumores dejaron de crecer a un pequeño tamaño de tan solo 1 a 2 mm^3, pero conseguían un crecimiento rápido cuando recibían aporte vascular. Incluso se obtuvieron modelos in vitro en los que existía un estado prevascular, dando lugar a lo que se consideró como "tumores durmientes" [145]. El estudio histológico de éstos, con especial énfasis en la tinción de los capilares, reforzó nuevamente la idea de que el crecimiento tumoral está asociado a la proliferación capilar[146,147]. Más aún, se observó que las células tumorales rodeaban a los capilares sanguíneos a modo de cilindro con un radio de 150 a 200 μm, equivalente a la distancia de difusión del oxígeno. Los fenómenos de síntesis de DNA iban disminuyendo a medida que las células tumorales se alejaban del capilar sanguíneo.

De hecho, se observó que tumores suspendidos en cámara anterior del globo ocular, en condiciones avasculares, no crecían. Por el contrario, esas mismas implantaciones tumorales en el iris ocular, con capacidad de desarrollar neovasos, experimentaban crecimiento y progresión tumoral[145].

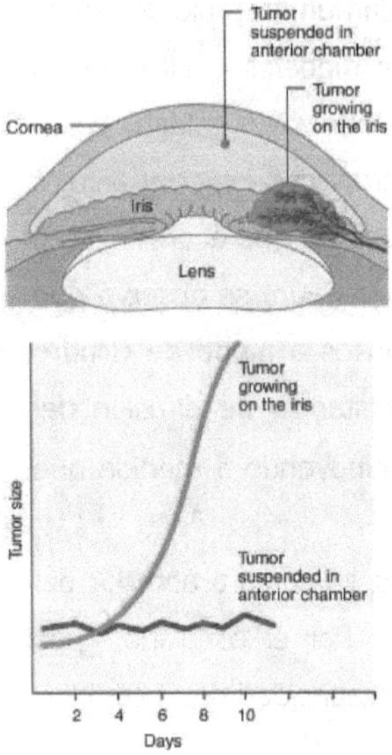

Figura 23. Estudios experimentales que demostraron la ausencia de proliferación tumoral en áreas con mínima capacidad neoangiogénica, en comparación con la rápida proliferación tumoral en tejidos con capacidad de formación neovascular.

Aislamiento de un factor angiogénico en los tumores

Dos estudios experimentales de 1968 demostraron que los tumores podían inducir la génesis de nuevos capilares sanguíneos a pesar de la separación de las células tumorales del lecho vascular del huésped[148,149]. Con ello se establecía la presunción de evidencia de que existía la liberación y difusión de un factor angiogénico derivado del tumor. Sin embargo, no se podía excluir una explicación alternativa: la degradación de un factor inhibidor de la angiogénesis por el propio tumor.

La primera publicación sobre el aislamiento de un factor angiogénico producido por un tumor fue a principios de la década de los 70 [150,151], y a partir de un medio condicionado de células transformadas en 1976 [152]. Posteriomente aparecieron otras publicaciones sobre factores angiogénicos derivados de células tumorales[153-155]. Sin embargo, el avance que supuso la aparición de estas nuevas moléculas se vio obstaculizado por la ausencia de bioensayos adecuados, así como por el escaso conocimiento que se tenía sobre las diferentes fases del proceso angiogénico.

Desarrollo de nuevos métodos para el estudio de la angiogénesis

El mecanismo de la angiogénesis ha sido considerado clásicamente como un fenómeno inaccesible a las técnicas experimentales convencionales. Cuatro nuevos métodos para su estudio fueron desarrollados en la década de los 70s:

- El desarrollo de un microbolsillo corneal permitió la medida linear de capilares individuales a medida que éstos crecían hacia un tumor o hacia una sustancia angiogénica implantada en la córnea de un conejo[156], de un ratón[157] o de una rata.
- Se desarrollaron polímeros biocompatibles para la liberación continuada de factores angiogénicos in vivo[158].
- La membrana corioalantoica del embrión de pollo se usó para establecer la actividad angiogénica de fracciones parcialmente purificadas de la masa tumoral[152,159].
- Se cultivaron células endoteliales vasculares a partir de la aorta[160], de estructuras venosas[161] y de capilares[162], y se utilizaron para la obtención de factores de crecimiento celular endotelial.

Los componentes de la angiogénesis

Los métodos descritos se comenzaron a emplear para profundizar en los conocimientos sobre los acontecimientos secuenciales que tienen lugar en la proliferación de capilares in vivo. Así se descubrió que los neocapilares se originan principalmente a partir de brotes de vénulas próximas[163]. La degradación local de la membrana basal de la pared de esas vénulas provoca una migración de células endoteliales guiadas por un estímulo angiogénico determinado. Estas células endoteliales se alinean entre ellas para configurar un brote vascular sólido. En su interior se producen cambios en la configuración estructural que determinan la creación de una luz tubular[163]. La proliferación de nuevas células endoteliales incrementa la longitud del brote inicial. Dos brotes ahuecados se unen en sus extremos para formar un loop, a través del cual comienza a fluir la sangre. Los pericitos se posicionan a lo largo del loop inicial, y configuran nuevos brotes que continúan el proceso angiogénico. El conocimiento de los pasos en la proliferación capilar llevó al desarrollo de bioensayos in vitro, basados fundamentalmente en tres de estos componentes del proceso angiogénico: la degradación enzimática de la membrana basal[164], la migración de las células endoteliales[165,166], y la proliferación de las células endoteliales[160,162].

1.4.3. Angiogénesis neoplásica

"Una masa tumoral que es menor de 0.5 mm de diámetro puede recibir oxígeno y nutrientes por difusión, pero cualquier incremento de la masa tumoral más allá de los 0.5 mm requiere la proliferación y morfogénesis de células endoteliales vasculares". Estas palabras de Folkman constituyen la base de lo que se denomina angiogénesis neoplásica, un fenómeno determinante no solamente en el crecimiento de la masa tumoral sino también en el desarrollo de metástasis.

En los últimos años, los avances en el conocimiento de los mecanismos angiogénicos tumorales han sido muy importantes. Sin embargo, su aplicación clínica real para determinar el pronóstico del cáncer y el desarrollo de terapéuticas antiangiogénicas tumorales han sido muy escasos.

El establecimiento de fenómenos de angiogénesis conlleva una alteración en el equilibrio entre moléculas proangiogénicas y antiangiogénicas[124-126,128,167]. Estas moléculas pueden mediar múltiples pasos en el proceso de la angiogénesis, y también pueden condicionar la función de diversas estirpes celulares no involucradas en angiogiogénesis.

Un *factor angiogénico* es un factor que selectivamente altera las características de las células endoteliales y estructuras perivasculares asociadas (pericitos, células musculares lisas de las paredes vasculares, etc), pero no afecta la función de otros tipos celulares. En la figura 24 se describen los principales factores con actividad proangiogénica descritos hasta la actualidad.

Some Naturally Occurring Activators of Angiogenesis

Proteins
- Acidic fibroblast growth factor
- Angiogenin
- Basic fibroblast growth factor (bFGF)
- Epidermal growth factor
- Granulocyte colony-stimulating factor
- Hepatocyte growth factor
- Interleukin 8
- Placental growth factor
- Platelet-derived endothelial growth factor
- Scatter factor
- Transforming growth factor alpha
- Tumor necrosis factor alpha
- Vascular endothelial growth factor (VEGF)

Small Molecules
- Adenosine
- 1-Butyryl glycerol
- Nicotinamide
- Prostaglandins E1 and E2

Figura 24. Principales factores proangiogénicos descritos.

El *factor de crecimiento vascular endotelial – factor de permeabilidad vascular (VEGF / VPF)* se detectó inicialmente como un factor secretado por células en un medio de cultivo tisular o en líquido ascítico in vivo[168]. El factor fue identificado como una proteina ligada a heparina de peso molecular de 34 a 42 kilodaltons (kD), y fue denominada *VPF* (Vascular Permeability Factor). Posteriormente se demostró que ese factor VPF también estimula la división celular endotelial[169]. Al mismo tiempo, y de forma independiente, diferentes grupos aislaron una proteína que tenía actividad mitogénica selectiva en cultivos de células endoteliales, y la denominaron *VEGF* (Vascular Endothelial Growth Factor)[170,171]. En base al análisis de aminoácidos y la secuencia de DNA complementario, posteriormente se descubrió que el VEGF y el VPF son la misma proteína[172], y el término con el que se le designa más comúnmente es VEGF, es decir, *factor de crecimiento vascular endotelial.*

El factor de crecimiento vascular endotelial (VEGF) es una glicoproteína ligada a heparina homodimérica que existe en al menos cuatro isoformas debido al empalme alternativo del RNA mensajero (mRNA) primario transcrito. Estas isoformas son designadas como $VEGF_{121}$, $VEGF_{165}$, $VEGF_{189}$, y $VEGF_{205}$, de acuerdo al número de aminoácidos que contiene cada proteína[172]. La permeabilidad vascular inducida por el VEGF es 50.000 veces la inducida por la histamina, que se toma como medida estándar para cuantificar la inducción de permeabilidad[173]. Esta inducción de permeabilidad por VEGF permite la difusión de proteínas al tejido intersticial, donde migran las células endoteliales.

Los receptores para el VEGF se expresan casi exclusivamente en las células endoteliales. En raras ocasiones se ha demostrado la expresión de varios receptores de VEGF en células de origen neural, células de sarcoma de Kaposi, células hematopoyéticas precursoras, y en otras raras estirpes de células tumorales[174,175]. Se han podido identificar tres receptors de VEGF / VPF. El *receptor fms-like tirosina kinasa* (Flt-1) y el *receptor hepático fetal kinasa 1/ kinasa con dominio insertado* (Flk-1/KDR) son recptores de alta afinidad para el VEGF, con un dominio extracelular que contiene siete dominios inmunoglobulina-like y un dominio intracelular tirosina kinasa[170]. El Flk-1 tiene un 85% de homología con el homólogo humano, KDR. Ambos Flk-1 y Flk-1/KDR han demostrado ser importantes reguladores para la vasculogénesis y la angiogénesis fisiológica[176]. Sin embargo, la interacción del VEGF / VPF con el Flk-1/KDR se considera la interacción más importante para la angiogénesis tumoral, al ser esencial para la inducción del espectro completo de funciones del VEGF / VPF[170]. De hecho, numerosos compuestos y moléculas desarrolladas para bloquear las actividades del VEGF / VPF mediadas por Flk-1/KDR han demostrado tener actividad antiangiogénica en modelos animales[176]. Más recientemente, el *receptor VEGFR-3* (Flt-4) se ha mostrado como un receptor para el VEGF-C, probablemente el más involucrado en la angiogénesis linfática[176].

Al menos se conocen cuatro nuevos miembros de la familia VEGF. El factor VEGF previamente mencionado se describe posteriormente como *VEGF-*

A. El *VEGF-B* tiene un papel importante probablemente en la vasculogénesis, pero puede también desempeñar otras funciones tales como activación de enzimas invasivos en las células endoteliales[176,177]. El *VEGF-C* se asocia frecuentemente con la angiogénesis linfática. Sin embargo, más recientemente se ha asociado su expresión con la angiogénesis tumoral a varios niveles[178-181]. El VEGF-C se une preferentemente al receptor VEGFR-3. Existen incluso estudios que relacionan su expresión con metástasis linfáticas[182]. El papel del *VEGF-D* está por ahora menos definido. Esta proteína puede ligarse a receptores VEGFR-2 y VEGFR-3, y parece que puede inducir angiogénesis in vivo[183,184]. Muy poco se conoce en el momento actual del *VEGF-E*, excepto que se une al receptor VEGFR-2 y que puede inducir mitosis de células endoteliales y, por tanto, fenómeno de angiogénesis[185,186].

Recientemente se ha publicado un estudio del Centro de Investigación Biológica del Massachsetts General Hospital (Boston, USA)[187], realizado en ratones transgénicos y normales a los que se les indujeron tumores cutáneos malignos, y que determina el papel de la proteína VEGF-A como promotora del desarrollo de vasos linfáticos que distribuyen las células tumorales hacia los ganglios linfáticos que sirven como vía de metástasis tumoral al inducir la formación de nuevos vasos linfáticos entre los ganglios, incluso después de que se haya desarrollado un tumor secundario. Este hallazgo constituye una vuelta de tuerca a la hipótesis que postula que los distintos tipos de tumores metastatizan preferentemente en los órganos que son especialmente óptimos para ellos, y que la proteina VEGF-A desempeñaría un papel crucial en el proceso de selección y preparación del camino para la metastatización del tumor.

Otra familia de moléculas específicas de las células endoteliales es la familia de las *angiopoyetinas (Ang)*. Hasta el momento sus miembros son designados como angiopoyetinas 1 a 4. Las proteínas cuyas funciones son más caracterizadas son Ang-1 y Ang-2. Ambas proteínas se ligan a receptores tirosina-kinasa Tie-2 en las células endoteliales. Ang-1 actúa como agonista y se considera involucrada en la diferenciación y estabilización de las células endoteliales[188]. Por el contrario, la Ang-2 se liga a receptors Tie-2 y bloquea la unión de la Ang-1 a dichos receptores. Este bloqueo produce desestabilización de las células endoteliales y regresión vascular[189,190]. Aunque en las células endoteliales también se han identificado receptores Tie-1, su estructura y su función permanecen como una incógnita por desvelar.

Numerosas moléculas angiogénicas inespecíficas afectan no sólo al crecimiento de células endoteliales, sino también al crecimiento de otras estirpes celulares. Entre estos factores están el *factor de crecimiento fibroblástico* (FGF), ácido y básico, el *factor de crecimiento transformante* α (TGF-α), el *factor de crecimiento epidérmico* (EGF), el *factor de crecimiento derivado de plaquetas* (PDGF), el *factor de crecimiento de células endoteliales derivado de plaquetas* (PD-ECGF), la *angiogenina,* y las quimioquinas CXC *interleukina-8* (IL-8), *proteína inflamatoria de macrófagos 1* (MIP), *factor plaquetario 4* (PF-4), y el *oncogén relacionado con el crecimiento* α (GRO-α)[191]. También se ha demostrado que el *factor de crecimiento transformante β* (TGF-β) activa la progresión tumoral de algunos cánceres en fases avanzadas[192].

El proceso de la angiogénesis se caracteriza por ser un proceso complejo y dinámico. De hecho, el desarrollo de una neovascularización es un conjunto de procesos sucesivos encadenados que eventualmente conlleva la formación de nuevos vasos sanguíneos. Varios estudios han demostrado que diferentes operaciones en el proceso global de la angiogénesis pueden ser regulados por diferentes factores angiogénicos[193]. Por ejemplo, el factor de crecimiento fibroblástico básico (bFGF) es el inductor de mitosis de células endoteliales más potente, seguido por el VEGF y el PD-ECGF. Los factores VEGF y bFGF son también los factores de supervivencia de células endoteliales más potentes. Sin embargo, el bFGF es el factor angiogénico más asociado con la estimulación de la actividad de enzimas degradativos. El factor de crecimiento hepatocítico estimula la motilidad de las células endoteliales más que ningún otro factor estudiado. El reconocimiento más reciente de la Ang-1 y la Ang-2 y su papel en la estabilización de células endoteliales sugiere que estas moléculas también son fundamentales en la supervivencia de las células endoteliales[190].

Angiogénesis mediada por células linfoides

El proceso de angiogénesis es fundamental en el mecanismo de homeostasis, y su regulación por células linfoides como linfocitos T, macrófagos y células mastoides es bien conocida[194-196]. Una reacción inflamatoria local mediada por linfocitos T y macrófagos con frecuencia se encuentra asociada con melanoma cutáneo invasivo, y una reacción inflamatoria intensa con frecuencia se asocia a mayor riesgo de desarrollar metástasis. Ello sugiere que fenómenos de angiogénesis inducidos por procesos inflamatorios pueden contribuir a la progresión del melanoma y al desarrollo de metástasis[196].

Los mecanismos inmunológicos involucrados en los procesos fisiológicos de angiogénesis son activados de manera encadenada durante la cicatrización de heridas[195]. Se ha demostrado que la utilización sistémica de determinados quimioterápicos produce un retardo del proceso fisiológico de la cicatrización, posiblemente a través de una disminución de la respuesta inmunológica. El papel que en ello tiene la inhibición de la angiogénesis no está claro actualmente[197]. Gutman et al[196], en 1994, observaron que el crecimiento de melanoma B16 estaba retardado en ratones inmunosuprimidos. Otros estudios encontraron un retardo similar en el crecimiento tumoral en ratones tratados con quimioterápicos[197]. Estos hallazgos científicos parecen soportar el concepto de que el desarrollo tumoral puede obtener ventaja de determinados mecanismos homeostáticos.

Takahashi et al[198] han demostrado el papel de células infiltrantes en la angiogénesis del cáncer de colon en humanos. En su trabajo encuentran una gran expresión de factor de crecimiento endotelial derivado de plaquetas (Pd-ECGF) en células infiltrantes, principalmente macrófagos y linfocitos, a pesar de que encuentran escasa expresión del PD-ECGF en las células epiteliales tumorales. La intensidad de la tinción para PD-ECGF en las células infiltrantes se correlacionaba con el contaje de vasos, lo que sugiere la implicación de estas células en la angiogénesis del cáncer de colon en humanos.

Desde hace años se considera que los macrófagos son importantes células efectoras en los mecanismos de angiogénesis[194,195]. Pueden estimular el crecimiento de nuevos capilares a través de varios mecanismos. En primer lugar, producen factores que activan directamente las funciones asociadas a la angiogénesis de las células endoteliales. Estudios *in vitro* han demostrados que los macrófagos producen más de 20 moléculas que influyen la proliferación, migración y diferenciación *in vitro* de las células endoteliales[194] y que son potencialmente angiogénicas *in vivo.* Un segundo mecanismo por el que los macrofagos pueden modular la angiogénesis es mediante la modificación de la matriz extracelular. La composición de esta matiz extracelular se ve influenciada por la morfología de las células endoteliales, y se ha visto que pueden influir profundamente en el crecimiento de nuevos capilares[199]. Los macrófagos influyen en la composición de la matriz extracelular a través de la producción directa de determinados componentes o a través de la producción de proteasas, que a su vez alteran la composición y estructura de la matriz extracelular[195]. Un tercer mecanismo es mediante la producción de sustancias supresoras de la angiogénesis. Los macrófagos han demostrado expresar el inhibidor de la angiogénesis trombospondin-1 (TSP-1) al estar bajo la acción quimiopreventiva del ácido retinoico[199-201].

Regulación de la expresión de factores angiogénicos en tumores

Las células tumorales expresan factores angiogénicos, o pueden responder a estímulos externos. El estímulo externo más potente de expresión de factores angiogénicos es la hipoxia[202-204]. La situación de hipoxia es una consecuencia de un tejido que está pobremente prefundido, y por tanto simula idealmente la respuesta apropiada a la situación de las células intentando sobrevivir. La hipoxia incrementa típicamente la expresión de factores angiogénicos mediante la señal inductora de la puesta en marcha de los mecanismos en cascada que terminan en la transcripción de VEGF y la estabilización del mRNA transcrito. También estimula la expresión de otros factores angiogénicos como la angiogenina, el PD-ECGF y la interleukina-8 [205-207]. Otros factores microambientales que incrementan la respuesta angiogénica incluyen varias citoquinas y factores de crecimiento. Las citoquinas, factor de crecimiento de insulina-1, factor de crecimiento de insulina-2, factor de crecimiento epidérmico, factor de crecimiento hepatocítico, interleukina-1, y factor de crecimiento derivado de plaquetas, han demostrado ser activadores de la expresividad del VEGF[208-210]. Por lo tanto, la terapia antiangiogénica puede regular la inhibición de mecanismos anteriores en la cascada sobre los que actúan factores angiogénicos, más que actuar directamente sobre las moléculas[211]. Incluso otras proteínas producidas por genes supresores de tumores como el Von Hippel – Lindau, o el gen supresor p53, también se ha demostrado que actúan como reguladores de la angiogénesis[204,212-217].

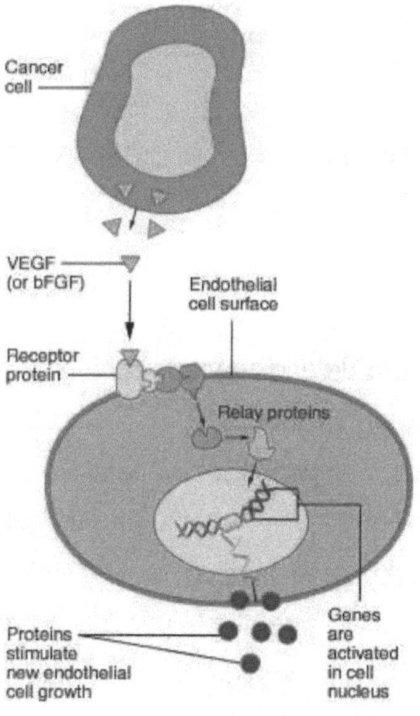

Figura 25. Angiogénesis neoplásica a través de factores proangiogénicos.

Inhibidores endógenos de la angiogénesis

En la actualidad tenemos conocimiento de un gran número de proteínas endógenas que se comportan como inhibidores de la angiogénesis[218]. Entre ellas se encuentran el trombospondín-1 (TSP-1)[219,220]; los interferones IFN-α, -β

y -γ [221,222]; el fragmento de prolactina de 16 kilodaltons[223]; la angiostatina[224]; la endostatina[225]; el inhibidor de VEGF[226]; la vasostatina[227]; el METH-1 y METH-2 [228]; y productos de liberación del factor plaquetario-4 [229] o de la antitrombina III[230], entre muchos otros. Algunos de ellos son fragmentos internos de varias proteínas que normalmente carecen de actividad antiangiogénica alguna[231]; por ejemplo, el componente activo de la angiostatina comprende uno o más fragmentos del plasminógeno[224], y la endostatina es un fragmento de colágeno tipo XVIII[225].

Angiogenesis Inhibitors

Proteins
- Angiostatin
- Endostatin
- Interferons
- Platelet factor 4
- Prolactin 16Kd fragment
- Thrombospondin
- TIMP-1 (tissue inhibitor of metalloproteinase-1)
- TIMP-2 (tissue inhibitor of metalloproteinase-2)
- TIMP-3 (tissue inhibitor of metalloproteinase-3)

Figura 26. Factores endógenos inhibidores de angiogénesis.

En la actualidad se considera que el proceso de angiogénesis tumoral se desencadena como resultado de un desequilibrio en el balance entre moléculas estimuladoras e inhibidoras[167] (concepto de "switch angiogénico"). Cuando esta ratio es baja, la angiogénesis tumoral está bloqueada o disminuída; por el contrario, cuando esta ratio es alta, el interruptor angiogénico se enciende. Resulta muy importante el hallazgo de Dameron et al[219] de que la pérdida de la función de un tipo del gen supresor p53 resulta en una pérdida de la expresión de TSP. Este hallazgo no sólo establece una posible asociación entre las bases genéticas del cáncer y la angiogénesis tumoral. Además abre un nuevo campo de investigación sobre los inhibidores endógenos de la angiogénesis. En la actualidad está ampliamente reconocido que los oncogenes, como las mutaciones *ras* o *src*, pueden contribuir también a la angiogénesis mediante la estimulación de la producción de moléculas proangiogénicas como el VEGF[232-234]. Estos efectos han sido progresivamente descubiertos en el campo de los oncogenes y los genes supresores tumorales, desde el empleo predominante de cultivos de células tumorales puras para estudiar las alteraciones funcionales de la genética que inducen el desarrollo tumoral.

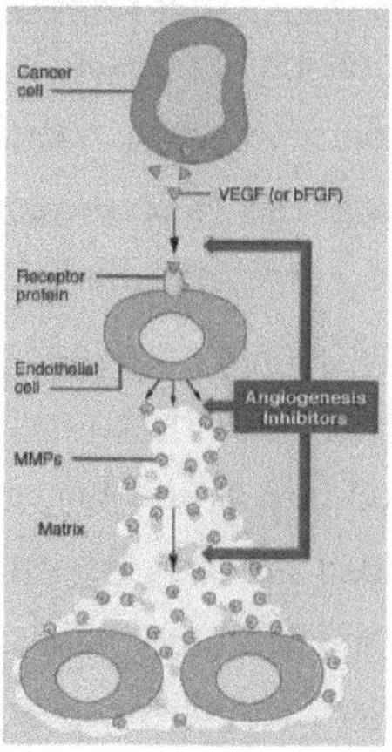

Figura 27. Diferentes mecanismos de actuación de los factores antiangiogénicos.

Utilidad clínica de la angiogénesis

Valor pronóstico de la angiogénesis tumoral

En términos generales, las neoplasias benignas se encuentran escasamente vascularizadas y demuestran una tendencia al crecimiento lento, mientras que las neoplasias malignas están ricamente vascularizadas y suelen ser de crecimiento rápido. El incremento de vascularización también incrementa la posibilidad de que las células tumorales se incorporen al torrente circulatorio y den lugar a metástasis a distancia. Las tinciones inmunohistoquímicas en muestras de cáncer de mama con anticuerpos contra el factor VIII, una proteína expresada predominantemente en la superficie de las células endoteliales, han permitido determinar la densidad de la microvasculatura[235]. El número de microvasos en un campo microscópico obtenido de las áreas más vascularizadas de la muestra histológica (hot spots) se correlaciona directamente con metástasis e inversamente con supervivencia.

Estudios más recientes han determinado que el incremento en la densidad de microvasos en áreas de mayor neovascularización es un indicador pronóstico significativo e independiente en cáncer de mama en estadíos precoces[235-242]. En otras neoplasias también se ha encontrado justificación científica que soporte la hipótesis de que el índice de angiogénesis es un factor pronóstico de gran utilidad. En la década de los 90 se han publicado estudios relevantes en neoplasias de próstata[243], melanoma[244], carcinoma ovárico[245], carcinoma gástrico[246,247], o en colon[248], entre otros. Sin embargo, la consideración de que el índice angiogénico puede contribuir a identificar pacientes con metástasis ocultas, o con elevada probabilidad de diseminación sistémica de la enfermedad, no se considera real hasta el momento por varias razones[249]. En primer lugar los tumores humanos son heterogéneos y constituidos por subpoblaciones celulares con propiedades diferentes[250-252]. La expresión heterogénea de esta actividad angiogénica se ha demostrado científicamente en varios cánceres humanos, como el renal[253] o el de colon[254]. En segundo lugar, el desarrollo de metástasis tumorales es un proceso secuencial y selectivo que consiste en una serie de pasos encadenados pero independientes unos de otros[250,251,255]. Para desarrollar metástasis clínicamente relevantes, las células tumorales deben completar todos los pasos secuenciales de esta "*cascada metastásica*". Por ejemplo, las células tumorales capaces de inducir procesos intensos de angiogénesis pero incapaces de sobrevivir en torrente circulatorio o de proliferar en órganos distantes no producirán metástasis[250,251,255]. Por lo tanto, al igual que ocurre con otros pasos de la cascada metastásica, el desarrollo de procesos de angiogénesis es necesario, pero no suficiente, para la patogénesis de metástasis tumorales (figura 18). En tercer lugar, aunque no todos los tumores con gran actividad angiogénica desarollan metástasis, la inhibición de la angiogénesis previene el crecimiento y proliferación de células tumorales, tanto a nivel de la localización primaria como en los focos metastásicos, y por lo tanto puede prevenir el desarrollo de metástasis clínicamente significativas[224,225,231,255].

Para estudiar la angiogénesis en tejidos tumorales mediante la tecnología actual es necesario obtener tejido suficiente para examen histológico del mismo. El criterio estándar para este examen histológico de piezas tumorales consiste en destacar el endotelio tumoral mediante anticuerpos que diferencien las células endoteliales de otras estirpes celulares del tumor[256]. El primer anticuerpo utilizado fue el factor VIII-RA (FVIII-RA), y éste es todavía el anticuerpo utilizado en muchos de los estudios publicados. Otros anticuerpos específicos de las células endoteliales que se han utilizado en estudios de angiogénesis tumoral son el CD31/PECAM, el CD34, CD36, TEC-11, y el ulex europaeus (UEA). En la actualidad, los anticuerpos más utilizados son FVIII-RA, CD31 y CD34. Una vez completada la preparación de la muestra histológica, es necesario cuantificar el grado de angiogénesis existente en la masa tumoral. Por ejemplo, el investigador puede elegir las cinco áreas más vascularizadas de la masa tumoral mediante un scanning de la misma a pocos aumentos, y entonces realizar el contaje vascular en dichas áreas a mayor magnificación del campo microscópico. En determinados tumores, como ocurre en los de estirpe epitelial del aparato digestivo, es necesario precisar la localización del área de contaje, puesto que puede ser próxima a los márgenes invasores del tumor, lo que alteraría significativamente el resultado con respecto, por ejemplo, a áreas distantes de los bordes del tumor[246,248]. El número de vasos sanguíneos en muestras tumorales individualizadas se puede cuantificar bien mediante el contaje de vasos en un campo microscópico de gran aumento o bien mediante la media del contaje de vasos en varios campos microscópicos.

En este sentido, además de la controversia que despierta el método de contaje vascular, se añaden discrepancias sobre la clasificación de esa actividad vascular. Una opción es clasificar el grado de vasculatura en una escala de 0 a 3, siendo el grado 3 el más vascularizado. Esta clasificación tiene el inconveniente de ser un método subjetivo, y por lo tanto sujeto a problemas de reproductibilidad. Otro método de clasificar el nivel de angiogénesis sería destacar los vasos mediante su marcaje con anticuerpos específicos de células endoteliales, y con la ayuda de las técnicas de imagen digital determinar las áreas del tumor constituídas por mayor cantidad de células teñidas. Un tercer método sería determinar el número de ramificaciones de los vasos del interior del tumor. Finalmente un método frecuentemente empleado es el método de Chalkley-Grid[257]. En esta metodología, una muestra macroscópicamente marcada con barras superpuestas se utiliza para visualizar un campo de gran aumento del tumor teñido con un anticuerpo específico de células endoteliales. Se procede a contar las áreas donde las células endoteliales se entrecruzan con las barras, y la suma total de esas cuantificaciones constituye el denominado índice de Chalkley.

El reconocimiento de que un tumor con elevado índice angiogénico se puede asociar a una mayor capacidad metastásica sugiere que estos pacientes son los que más se pueden beneficiar potencialmente de una terapia adyuvante. En un estudio que evaluaba el valor pronóstico de la angiogénesis en neoplasias pulmonares en estadíos avanzados y resecados mediante cirugía se encontró que la respuesta a terapia adyuvante mejoraba la supervivencia global de esos pacientes con un elevado índice angiogénico, pero no en pacientes con actividad angiogénica reducida[258]. Sin embargo, la observación de que pacientes con tumores altamente angiogénicos se benefician de terapias adyuvantes no es universal. En estudios de neoplasias de mama con afectación ganglionar tratados mediante quimioterapia adyuvante o terapia hormonal se comprobó que aquellos tumores con alta densidad de microvasos presentaban un pronóstico peor que aquellos pacientes cuyos tumores tenían baja densidad microvascular, independientemente de las terapias adyuvantes empleadas[259,260]. De hecho, un reciente estudio de Gasparini et al[261] sugería que pacientes con una expresión reducida de VEGF presentaban consecuencias más favorables secundarias a terapia adyuvante.

Los tumores con un elevado índice angiogénico pueden representar una variante biológicamente más agresiva de la enfermedad, contra la que las terapias adyuvantes convencionales no son efectivas. Probablemente en estos pacientes estaría indicada una terapia antiangiogénica.

Introducción a las estrategias antiangiogénicas

Los agentes antiangiogénicos utilizados en la práctica clínica actual se pueden clasificar en una gran variedad de familias amplias basándonos en la actividad biológica de los compuestos utilizados.

La primera clase de compuestos, los *inhibidores de metaloproteinasas,* bloquean la degradación de la membrana basal. La mayoría de los estudios realizados hasta la fecha sobre estos agentes son estudios en fase I, en que se ha valorado que su mayor toxicidad viene determinada por dolor articular y músculo-esquelético debido a defectos en la remodelación del colágeno.

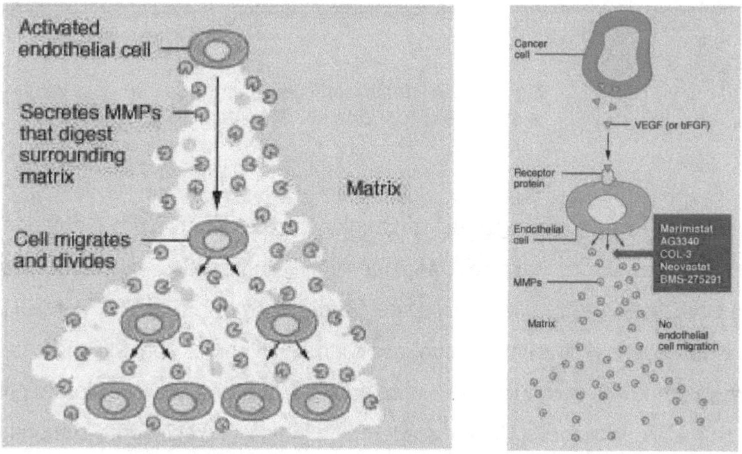

Figura 28. Las metaloproteinasas (MMP) son proteinas secretadas por células endoteliales que destruyen la matriz extracelular y favorecen la migración celular (imagen izquierda). Los inhibidores de MMPs bloquean este proceso, y por tanto la progresión de células tumorales (imagen derecha).

Un segundo tipo de agentes antiangiogénicos es el constituido por la familia de los *inhibidores de la función de las células endoteliales.* Entre ellos se incluye el TNP-470, la talidomida, la escualamina, el combretastatin A-4 prodrug, y la endostatina. Los efectos biológicos de estas drogas son incluso menos conocidos que los del primer grupo de agentes, y muchos de los estudios sobre ellas corresponden a ensayos clínicos en fases I y II.

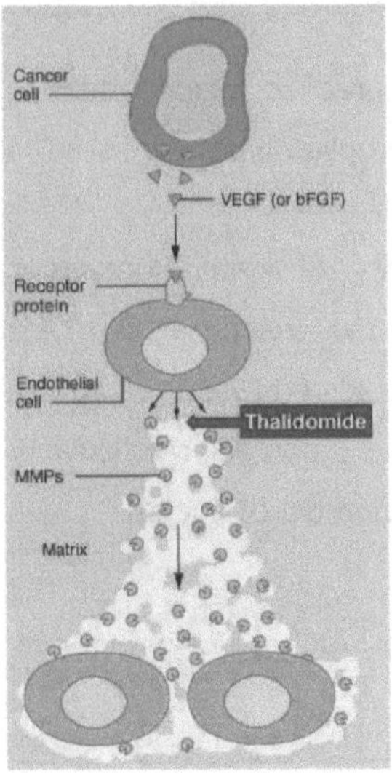

Figura 29. Inhibición de la función de las células endoteliales producida por la talidomida.

Un tercer grupo de agentes antiangiogénicos tienen como objetivo específico uno o varios factores angiogénicos. Entre ellos se citan los *inhibidores tirosina-kinasa de receptores de factores como VEGF, bFGF y PDGF*. Además existen ensayos clínicos con anticuerpos dirigidos específicamente contra esos receptores o contra los mismos factores. En ensayos preclínicos en modelos animales, la mayoría de estos agentes inhibían el crecimiento tumoral, pero muy pocos causaban regresión tumoral. Esto sugeriría que las terapias antiangiogénicas no serían apropiadas para conseguir regresión tumoral, principal objetivo de cualquier tratamiento quimioterápico citotóxico. Por lo tanto sería preciso redefinir los objetivos terapéuticos para valorar los resultados de determinadas terapias biológicas.

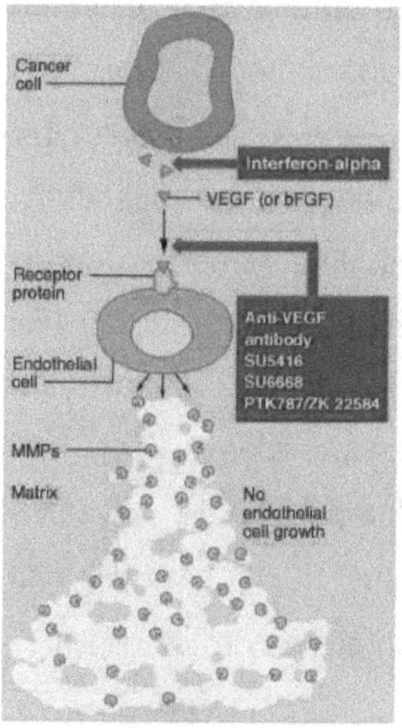

Figura 30. Inhibidores de los mecanismos inducidos por factores angiogénicos.

Debido al reciente descubrimiento de que la supervivencia de las células endoteliales es fundamental para el desarrollo de una trama de neovasos, se está comenzando a introducir nuevas drogas en ensayos clínicos que tienen como diana los factores de supervivencia de estas células endoteliales. Entre ellas se incluyen *antagonistas de elementos estructurales presentes en la superficie de las células endoteliales.* Al mismo tiempo, se ha descubierto que el VEGF es también un factor de supervivencia de las células endoteliales. Por lo tanto, cualquier terapia con efecto anti-VEGF atentaría igualmente contra la supervivencia de células endoteliales.

Actividad antiangiogénica del interferon

La familia del interferón (IFN) está constituída por tres grandes glicoproteínas que muestran diferente especificidad: el IFN-α derivado de leucocitos, el IFN-β derivado de fibroblastos, y el IFN-γ producido por células inmunes. Aunque el IFN-α y el IFN-β comparten un receptor común, el receptor IFN tipo I, e inducen un patrón similar de respuesta celular, determinadas reacciones celulares sólo pueden ser estimuladas por el IFN-β, probablemente debido a la fosforilación de una proteína asociada al receptor que únicamente responde al IFN-β [262]. Además de la clásicamente conocida actividad antiviral, la familia de IFNs regulan múltiples actividades biológicas. Entre ellas cabría citar el crecimiento celular[263], diferenciación[264], expresión de oncogenes[265], inmunidad de huésped[266], y oncogenicidad[267-269]. Los IFNs también pueden inhibir una serie de pasos en el proceso de la angiogénesis (Figura 30). El IFN tiene propiedades antiproliferativas, especialmente de las células tumorales, un efecto que ha sido demostrado igualmente en células endoteliales *in vitro*[270,271]. El IFN-α puede inhibir la proliferación endotelial inducida por FGF[272], y el IFN-γ también puede inhibir la proliferación endotelial[273]. El IFN-α y el IFN-γ han demostrado actividad citostática sobre las células endoteliales de los capilares humanos[274] y de los microvasos de la dermis humana[275].

Las terapias sistémicas mediante IFN recombinante producen efectos antiangiogénicos en tumores vasculares, incluido el hemangioma infantil[222,276,277], el sarcoma de Kaposi[278], el tumor mandibular de células gigantes[279], o el carcinoma vesical[280]. Asímismo se ha documentado que estos tumores son secretores de bFGF, a menudo a niveles detectables en la orina o el suero de los pacientes[281,282]. El IFN-α y el IFN-β, pero no el IFN-γ, reducen la expresión del mRNA y de la proteina del bFGF en las células carcinomatosas humanas[221]. Incluso se ha demostrado que la administración sistémica de IFN-α humano disminuye la expresión *in vivo* del bFGF, disminuye la densidad de vasos sanguíneos e inhibe el crecimiento tumoral de carcinoma vesical humano implantado ortotópicamente en ratones[283].

1.4.4. Terapia antiangiogénica

La comprensión de que la angiogénesis es esencial para el crecimiento y el desarrollo de metástasis ha llevado a la puesta en marcha de un gran esfuerzo investigador en busca de descubrir compuestos efectivos con actividad antiangiogénica. Sin embargo, los fenómenos de angiogénesis no sólo acontecen en procesos patológicos sino que también participan en la homeostasis. De esta forma, fenómenos fisiológicos de angiogénesis ocurren en reproducción, cicatrización de heridas, o menstruación. Por lo tanto es preciso un adecuado balance entre la limitación de la angiogénesis para controlar el crecimiento tumoral y la producción de toxicidad en el huésped.

Además del problema de toxicidad potencial, la terapia antiangiogénica debe mantenerse crónicamente en este tipo de enfermedades. Dado que su objetivo último es reducir la proliferación de nuevos vasos sanguíneos, es necesario redefinir patrones que categoricen el éxito o fracaso de estas terapias. Por ejemplo, se considera que una respuesta adecuada al tratamiento quimioterápico estándar es la remisión del tamaño tumoral en un 50% en un determinado tiempo. Sin embargo, la terapia antiangiogénica es capaz de producir estabilización de la enfermedad, es decir, cronificación del tumor, no remisión tumoral, lo que siguiendo los criterios de éxito terapéutico mencionados sería considerado como un fracaso terapéutico. Por lo tanto, para evaluar la efectividad de la terapia antiangiogénica, tanto en el laboratorio como en la clínica, es preciso rediseñar nuevos criterios para considerar los resultados.

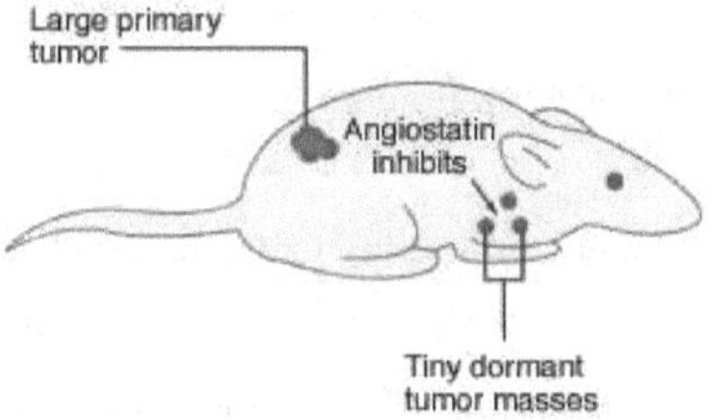

Figura 31. Cronificación del tumor ("masas tumorales durmientes") mediante terapia antiangiogénica.

Dado que, como hemos dicho, la terapia antiangiogénica cronifica el tumor y no lo reduce, es probable que estas drogas precisen ser utilizadas de forma mantenida. Por tanto, deben ser de fácil administración (por ejemplo, vía oral) y tener efectos secundarios a largo plazo. Se debe asimismo considerar que la evaluación de sus efectos será valorada a más largo plazo que los de la quimioterapia, puesto que la estabilización de la enfermedad no puede ser evaluada a corto plazo.

A pesar de todo esto, existen algunos trabajos en la literatura que reportan una remisión tumoral completa en modelos experimentales de terapia antiangiogénica[225,284]. Sin embargo, la gran mayoría de estudios demuestran que la terapia antiangiogénica se limita a inhibir el crecimiento tumoral[285,286], pero no a producir directamente una regresión en el tamaño tumoral.

Está claro que los endotelios de diferentes órganos son fenotípicamente diferentes[287] y que las terapias efectivas en una localización pueden ser inefectivas en otras. Además, otra diferenciación proviene de que el crecimiento y los patrones de metástasis son dependientes del sitio de inyección de células tumorales[288]. Por lo tanto, el modelo más idóneo para evaluar la terapia antiangiogénica sería un modelo ortotópico en el que el tumor estuviera creciendo en el ambiente apropiado del huésped. Incluso, a la hora de diseñar estudios experimentales o de interpretar la literatura, es fundamental determinar si la terapia antiangiogénica está siendo utilizada como (1) un agente quimiopreventivo (liberado previa o simultáneamente a la inoculación tumoral), (2) una terapia adyuvante (utilizado cuando el tumor es de tamaño relativamente reducido, como ocurriría al poco tiempo de la inoculación tumoral), o (3) una modalidad terapéutica (aplicada a animales con tumores establecidos).

A la hora de evaluar la respuesta a terapia antiangiogénica, se precisa definir los objetivos específicos previamente al inicio del estudio. Lógicamente, la medición de masa o tamaño tumoral será determinado al principio y al final del estudio. Como método sencillo de valorar la actividad terapéutica, se pueden tomar biopsias de zonas accesibles del tumor para estudio inmunohistoquímico y contaje de vasos, proliferación de células tumorales e índices de apoptosis, y proliferación de células endoteliales e índice de apoptosis. De mayor utilidad global sería realizar estudios de supervivencia oncológica para determinar la efectividad de la terapia antiangiogénica.

Datos preliminares de estudios preclínicos existentes hasta el momento sugieren que la eficacia de un fármaco citotóxico convencional se ve incrementada con la asociación de un inhibidor de la angiogénesis[289]. De hecho, varios ensayos clínicos sobre antiangiogénicos actualmente en curso han sido diseñados para comparar los efectos de un agente citotóxico aislado con los efectos del mismo agente combinado con un inhibidor de angiogénesis. En concreto, el trastuzumab (Herceptin®) ha demostrado esperanzadores resultados en mejorar los efectos terapéuticos de los quimioterápicos en una proporción considerable de pacientes con estadíos avanzados de cáncer de mama[290].

En otros estudios en fase preclínica se ha observado que estrategias dirigidas a reducir la vascularización pueden producir regresión tumoral aguda. Por ejemplo, ciertos agentes con afinidad por la tubulina de las paredes vasculares, como el combretastatin A-4, pueden producir este efecto[291-293], al igual que anticuerpos que desarrollan mecanismos que desencadenan en una respuesta de trombosis intravascular[294]. Estas drogas actúan destruyendo células endoteliales de vasos de reciente formación produciendo un colapso vascular que da lugar a la destrucción de una cantidad mucho mayor de células tumorales. Lógicamente, en este caso el problema radica en desarrollar agentes capaces de producir este efecto sin desarrollar efectos tóxicos secundarios, que incluso podrían ser amenazantes para la vida. En este sentido, se está abriendo una potencial vía investigadora basada en los conocimientos del genoma para discernir marcadores moleculares específicos de las células endoteliales activadas de los vasos tumorales recientemente formados.

En el momento actual, el principal factor limitante en el desarrollo de nuevos agentes antiangiogénicos lo constituye esta ausencia de especificidad por las células vasculares tumorales. Ello determina un elevado potencial de aparición de toxicidad asociada con terapia crónica antiangiogénica, especialmente relacionada con alteraciones en el crecimiento y regeneración tisular, o en la regulación de mecanismos fisiológicos imprescindibles como la cascada de la coagulación.

Independientemente de todo ello, conviene recordar que un elemento terapéutico esencial en el tratamiento del cáncer, incluído el de cabeza y cuello, es el efecto de las radiaciones ionizantes, cuyos mecanismos de actuación también se basan, entre otras, en propiedades antiangiogénicas per sé[295-297]. Incluso, existen evidencias de que la modulación de receptores asociados al proceso angiogénico modifica la repuesta tumoral ante la radioterapia[298-300]. De todas formas, los mecanismos de actuación permanecen controvertidos, puesto que también existen publicaciones que refieren efectos adversos en forma de intensificación de la regeneración angiogénica durante la radioterapia en el tratamiento de carcinoma epidermoide de cabeza y cuello asociado con fracaso terapéutico[301].

Terapia antiangiogénica como componente de otros regímenes terapéuticos antineoplásicos

Ya hemos comentado previamente que la combinación de una o varias drogas con actividad antiangiogénica y agentes citotóxicos convencionales puede mejorar significativamente la eficacia antitumoral del citotóxico[289]. Y también que estos efectos potenciadores de terapias combinadas se han observado igualmente para la asociación de agentes antiangiogénicos con radioterapia[296-300,302].

Una aproximación más racional, aunque futurista, al tratamiento de pacientes neoplásicos sería determinar las alteraciones moleculares que conducen a los múltiples procesos involucrados en el crecimiento tumoral. La angiogénesis es simplemente un componente de dicho proceso de desarrollo tumoral y de metástasis, y es preciso estudiar la sobreexpresión de otros genes involucrados en la protección de la apoptosis, la proliferación celular o la invasión tisular. Con el fulgurante desarrollo de la tecnología génica puede ser posible en el futuro determinar la huella genética individual de un tumor, y así desarrollar terapias específicamente dirigidas a combatir su fenotipo molecular. La terapia antiangiogénica debe ser un componente de la terapia biológica frente al cáncer, desarrollada en combinación con factores anti-crecimiento o con agentes inductores de la apoptosis de células tumorales y de células endoteliales de la vascularización tumoral.

Terapia génica y antiangiogénica

Numerosos estudios genéticos relacionan la sobreexpresión o la supresión de determinadas secuencias génicas con la aparición, proliferación y desarrollo tumoral. La *inestabilidad genética* se considera un marcador definitorio de las células cancerosas. Una de las principales líneas de trabajo en terapia oncológica se basa en actuación sobre esa inestabilidad genética del cáncer.

Está demostrado que estas alteraciones genéticas constituyen el principal mecanismo de resistencia adquirida a la acción de agentes antineoplásicos. Los inhibidores de la angiogénesis son drogas anticáncer de reciente aparición, y son considerados como potencialmente capaces de minimizar o retrasar significativamente el desarrollo de resistencia adquirida a drogas antineoplásicas. Este mecanismo parece debido a que actúan contra las células endoteliales normales del huésped – y por tanto, genéticamente estables-, que determinan el crecimiento vascular tumoral. Esta es una de las observaciones que permiten considerar que la asociación de una droga con actividad antiangiogénica favorece significativamente la respuesta tumoral ante determinadas estrategias terapéuticas.

El gen supresor de tumores *p53* está inactivado en la mayoría de los cánceres humanos[303]. Las mutaciones genéticas como ésta, detectadas comúnmente a nivel citológico tumoral, pueden hacer a las células menos susceptibles a la apoptosis inducida por mecanismos de estrés celular como hipoxia[304]. De hecho, está demostrado que las células tumorales con deficiente expresividad del gen supresor de tumores *p53* muestran un potencial reducido de experimentar apoptosis bajo condiciones hipóxicas, una circunstancia que puede reducir su dependencia del aporte vascular, y de esta manera minimizar su capacidad de respuesta a terapia antiangiogénica. Yu et al[217], en una publicación de 2002, realizaron un estudio experimental en ratones portadores de tumores colorrectales humanos que habían alcanzado un tamaño de 100 mm^3. Los investigadores trataban esos ratones con una combinación de quimioterapia con vinblastina a baja dosis (0.5 mg/kg) y DC101, un anticuerpo dirigido contra el receptor 2 del factor de crecimiento vascular endotelial (VEGFR-2). Aunque el crecimiento tumoral resultaba inhibido por esta estrategia terapéutica, encontraron una diferencia dramática de respuesta en función del status del *p53*. En controles a los 42 días de tratamiento, el volumen de tumores $p53^{-/-}$ se había incrementado 7 veces, mientras que en tumores $p53^{+/+}$ sólo se había incrementado 2 veces. Resultados similares obtuvieron con el empleo únicamente del DC101 como estrategia terapéutica, de donde se deduce que los resultados no son dependientes de la quimioterapia con vinblastina.

Los tumores $p53^{-/-}$ respondían más lentamente a la terapia con vinblastina y DC101.

Además Yu et al demostraron que las células cancerosas que habían perdido su función *p53* ($p53^{-/-}$) sobrevivían mejor a esta estrategia terapéutica. La proporción de células $p53^{+/+}$ se veía drásticamente reducida durante la terapia antiangiogénica..

En esa misma publicación, Yu et al estudian también la distribución de células $p53^{+/+}$ y $p53^{-/-}$ en relación con la vascularización de un tumor heterogéneo. Si las células $p53^{+/+}$ son más sensibles a la muerte inducida por hipoxia, esas células deberían ser predominantes en regiones tumorales perivasculares ricas en oxígeno y otros nutrientes. Mediante estudios de inmunofluorescencia los autores demostraron que la mayor proporción de células $p53^{+/+}$ de un tumor heterogéneo se localizan efectivamente adyacentes a áreas de mayor perfusión vascular, y son selectivamente destruídas en regiones alejadas de vasos tumorales. Esta observación resulta consistente con la hipótesis de que las células $p53^{+/+}$ son más susceptibles de experimentar apoptosis inducida por hipoxia. Por tanto, la frecuencia de apoptosis en áreas hipóxicas de tumores *p53*$^{+/+}$ es mayor que en áreas hipóxicas de tumores *p53*$^{-/-}$.

Todos estos estudios demuestran que la información genética de una célula tumoral constituye un determinante importante de la respuesta a la terapia antiangiogénica. Las mutaciones en la expresividad del *p53* representan tan solo un ejemplo de alteraciones genéticas asociadas a dependencia vascular o sensibilidad a la hipoxia de las células tumorales. Otras alteraciones oncogenéticas, por ejemplo en relación con oncogenes *ras, src* o HER-2, también pueden modificar la respuesta celular ante situaciones de hipoxia y, por tanto, la capacidad de supervivencia tumoral ante situaciones de estrés[305-307].

De todo ello se deduce que la investigación genética puede aportar nuevos impulsos a los conocimientos en angiogénesis y en terapia antiangiogénica. En este sentido existen estudios en fase clínica sobre estrategias terapéuticas basadas en combinación de una o varias drogas con actividad antiangiogénica con agentes inhibidores de la señal transductora mediada por oncogenes[306-308], citoxinas inductoras de hipoxia celular[309], o con agentes destructores de los vasos sanguíneos tumorales ya existentes[310]. Así, en los últimos años hemos asistido a la comercialización de nuevas herramientas farmacogenéticas contra el cáncer. Los dos pioneros, el imatinib (Glivec®) y el trastuzumab (Herceptin®), son moléculas que respectivamente actúan contra la tirosin-quinasa y frente al dominio extracelular del receptor de superficie HER2 (receptor del factor de crecimiento epidérmico humano). En cabeza y cuello destacan el erlotinib (Tarceva®)[311] y el cetuximab (Erbitux®)[312], que actúan frente al receptor EGFR.

En la práctica clínica, todas estas líneas investigadoras pueden derivar en un cambio de actitud ante los procesos oncológicos. No sólo son estudios interesantes de cara a conocer los mecanismos de progresión del cáncer, sino también a determinar cómo combatirlo. Por ejemplo, estos estudios de terapia antiangiogénica sóla o asociada a otras estrategias terapéuticas nos están aportando datos relevantes sobre respuesta tumoral a armas terapéuticas clásicas como son la quimioterapia y la radioterapia.

1.4.5. Angiogénesis y cáncer oral

En la actualidad está bien establecido que la progresión del crecimiento tumoral más allá de un determinado límite, de 3 a 5 mm^3, requiere el reclutamiento de nuevos vasos sanguíneos[313-316]. Por tanto, el tamaño tumoral y su progresión, incluyendo su potencial metastásico, dependen en gran medida de que el tejido tumoral pueda estimular una respuesta angiogénica en el huésped. El tamaño crítico del tumor está limitado por la difusión de nutrientes y la actividad metabólica mediante productos que permitan el crecimiento de la masa tumoral. La imposibilidad de desarrollar adecuados mecanismos de neovascularización conduciría irremediablemente a la necrosis de la masa tumoral[317-319].

Los pacientes con carcinomas escamosos de cabeza y cuello se presentan con frecuencia con masas de varios centímetros de diámetro. Estos tumores deben ser capaces de desarrollar una respuesta angiogénica para alcanzar estas dimensiones[320].

La angiogénesis es un proceso que viene determinado por la interacción entre células endoteliales, elementos de la matriz de tejido conectivo, y factores solubles[321,322]. El desarrollo de nuevos vasos se desencadena mediante la liberación de polipéptidos que funcionan como señales de crecimiento autocrinas y paracrinas entre las células tumorales y los tejidos vecinos[124,194,317,323], y que pueden ser inhibidas por varias sustancias con capacidad angiostática[324-326]. En la biología de estos tumores, el papel del óxido nítrico (NO) y su interacción con la vascularización tumoral ha sido motivo de gran atención e investigación en los últimos años[327,328].

En los tumores sólidos se ha sugerido que un alto grado de vascularización proporcionaría mejor accesibilidad al sistema circulatorio. De esta forma se facilitaría la diseminación sistémica de células tumorales procedentes de la lesión primaria. Esta hipótesis se ha corroborado en recientes estudios sobre la actividad angiogénica en cáncer de mama que muestran que, en estadíos precoces del tumor, la intensidad de la neovascularización tumoral constituye un importante factor predictivo de la supervivencia global y libre de enfermedad[329]. La relación existente entre incidencia de metástasis y densidad de neoformación de microvasos ha sido demostrada en otros tipos de tumores, tales como melanoma cutáneo, cáncer pulmonar no de células pequeñas, cáncer de testículo, cáncer de próstata y cáncer de cabeza y cuello[243,330-334].

Los cánceres de cabeza y cuello han demostrado capacidad de inducir una respuesta angiogénica en modelos experimentales[335]. En su trabajo, publicado en 1993, Petruzelli et al[335] realizan un estudio comparativo entre el potencial angiogénico de tumores de cabeza y cuello y tejidos no neoplásicos de control. Para ello utilizan 80 muestras tumorales confirmadas histológicamente de 10 pacientes que inyectan en la membrana corioalantoica de embriones de pollo. De ellos sobrevivieron 44 embriones (55%) y fueron evaluados histológicamente en el día 17 después de la inducción tumoral. Se encontró invasión tumoral del mesodermo de la membrana corioalantoica en 30 de los 44 embriones supervivientes (68%). Previamente se realizó una cuantificación de la respuesta angiogénica por observadores "ciegos". En los casos con invasión tumoral se objetivó una respuesta angiogénica significativamente mayor (p=.01) que en los controles sin tumor. Los autores concluyeron que los carcinomas escamosos de cabeza y cuello pueden inducir respuesta angiogénica in vivo, presumiblemente secundaria a la producción de un factor angiogénico no identificado.

A pesar de éste y otros estudios, la relación existente entre angiogénesis tumoral y metástasis y supervivencia oncológica en el área de cabeza y cuello no está totalmente definida[336]. Algunos estudios sobre tumores en distintas localizaciones de esta área y diferentes estadíos tumorales han demostrado una correlación entre incremento de densidad de microvasos y desarrollo de metástasis[334]. Penfold et al[337] encontraron correlación entre contaje de microvasos tumorales y metástasis linfáticas (p<0.001). Dray et al[338] limitaron su estudio a tumores en estadíos T1-T3 N0 M0, sin considerar localización de lesión primaria, y no encontraron correlación con supervivencia, metástasis ni aparición de recidivas.

Lentsch et al[339] han publicado recientemente un estudio sobre densidad de microvasos en carcinomas escamosos de cabeza y cuello, cuantificada mediante CD 31 y estableciendo correlación con el estadío tumoral. En dicho estudio, encuentran relación estadísticamente significativa ($p<.01$) entre densidad microvascular y tamaño tumoral (T), de forma que el contaje vascular es mayor en estadíos avanzados (T3 y T4) que en estadío precoces (T1 y T2). También encuentran una tendencia estadística, sin significación, hacia incremento de densidad microvascular en relación con estadío N. Los autores concluyeron que existe una fuerte correlación entre densidad de microvasos en hot-spots de tumores primarios y tamaño tumoral (T), y lo interpretan como que la angiogénesis tumoral desempeña un papel importante en la progresión tumoral.

Zatterstrom et al[340] examinaron un grupo de pacientes tratados primariamente con radioterapia y encontraron correlación positiva entre densidad de microvasos y respuesta terapéutica.

El tratamiento de los tumores de cabeza y cuello involucra a una serie de estructuras que desempeñan un papel crucial en varias funciones vitales. De esta forma, el precio de una potencial curación puede ser una considerable morbilidad. Las consecuencias clínicas de estas mutilaciones, ya sea quirúrgicas o promovidas por la radioterapia, muchas veces son impredecibles. Por tanto es fundamental el reconocimiento de factores pronósticos que puedan servir de guía para realizar un adecuado e individual análisis de la relación beneficio-coste que se asocia a la planificación terapéutica en cada caso.

En la literatura médica existen escasos estudios sobre la influencia de la angiogénesis en localizaciones específicas de tumores de cavidad oral, e incluso los resultados obtenidos han sido contradictorios[341,342]. Esto podría ser debido a la gran variedad en vascularización existente entre las diferentes localizaciones anatómicas de la cavidad oral[343]. Por ello algunos autores han realizado estudios previos sobre la densidad de microvasos en tumores en estadíos iniciales de cavidad oral, en los que se encontró una gran vascularidad, aunque sin correlación significativa con el comportamiento tumoral[344]. Algunos estudios[345] apuntan una mayor vascularidad en la periferia del tumor en fases iniciales de desarrollo tumoral. A medida que el tumor continúa creciendo, se produciría un mayor incremento de la vascularización intratumoral y neoformación vascular en correlación con progresión del cáncer oral.

Desde el punto de vista de la aplicación clínica, la producción de factores angiogénicos por los carcinomas escamosos de cabeza y cuello parece desempeñar un papel fundamental en el crecimiento progresivo y desarrollo de metástasis de estos tumores[346-348]. La identificación de estos factores y el conocimiento preciso de sus mecanismos de actuación puede permitir en un futuro próximo el desarrollo de nuevas estrategias terapéuticas que utilicen antagonistas de dichos factores. En la actualidad existen varias líneas de investigación que han demostrado capacidad inhibitoria de la angiogénesis inducida por tumores de cabeza y cuello, tanto en estudios experimentales como in vivo[349-354]. Dentro de esta terapia molecular, algunos de estos estudios van más allá y no consideran mecanismos antiangiogénicos, sino que incluso ya hablan de moléculas antiangiogénicas específicas que participan en diferentes estrategias terapéuticas[353,355-362]. La escasa experiencia clínica que tenemos nos condiciona una actitud expectante y una cautela ante estas posibilidades terapéuticas, pero existen suficientes estigmas para pensar que el futuro de estas líneas de investigación es esplendoroso.

1.4.6. Valor pronóstico de la angiogénesis en cáncer oral

Estudios recientes han demostrado que la angiogénesis o neovascularización inducida por tumores es un marcador pronóstico en cáncer de mama, de pulmón y de próstata[235,243,260,329,338].

Previamente hemos comentado que también existen estudios que correlacionan el grado de neoangiogénesis con la agresividad de carcinomas escamosos de cabeza y cuello. En concreto existen varios estudios de mediados de la década de los 90 que investigan la correlación estadística entre agresividad de cáncer de cabeza y cuello y angiogénesis[338,340-344,363]. En 1999, Herlyn[364] establece que las células endoteliales asociadas a neovascularización tumoral proliferan 20 a 2000 veces más rápidamente que las células endoteliales de tejido normal.

Sin embargo, algunos de estos estudios sobre cánceres de cavidad oral han obtenido resultados contradictorios[365]. Williams et al[341] evaluaron tumores T1-T3 de cavidad oral y encontraron correlación entre densidad de microvasos y desarrollo de metástasis y recurrencia tumoral. Li et al[366] encontraron que el contaje de microvasos en carcinonas epidermoides orales está relacionado con el tamaño (T), diferenciación tumoral y estadío de invasión. Kyzas et al[367] encontraron correlación entre expresión inmunohistoquímica de VEGF cuantificada con anticuerpo CD-34 y potencial invasor tumoral marginal y recurrencia local en carcinoma epidermoide de labio.

Por el contrario, Leedy et al[342], en tumores T1 y T2 de lengua, no encontraron correlación significativa del grado de angiogénesis respecto al desarrollo de metástasis cervicales, ni al grado histológico de diferenciación ni al índice mitótico de las células tumorales. Dray et al[338] tampoco encontraron correlación estadística entre recuento de microvasos y enfermedad metastásica, recurrencia local o supervivencia de tumores de cabeza y cuello. Gleich et al[344], en 1996, encontraron gran densidad vascular en tumores T1 de cavidad oral, pero no correlación con desarrollo de metástasis, recurrencia tumoral ni supervivencia global. Estos mismos autores, en una publicación posterior de 1997 sobre 31 carcinomas escamosos más avanzados (T2-T4) de suelo de boca y cara pélvica lingual[343], tampoco encontraron correlación entre grado de angiogénesis y desarrollo de metástasis y/o recurrencia tumoral, ni con supervivencia global. En estos dos estudios encontraron que los tumores más precoces T1 de cavidad oral presentaban mayor densidad de microvasos que tumores en estadíos más avanzados T2-T4.

Ascani et al[368] no encontraron correlación estadística entre densidad de microvasos cuantificada con anticuerpo monoclonal anti-CD34 y parámetros clínico-patológicos como edad, sexo, localización tumoral y tamaño (T). Sin embargo encuentran significación estadística con respecto a grado histológico ($p=0.0331$) y entre pacientes N positivos y negativos ($p<0.0001$.)

Entre las posibles razones que interpretaron para explicar que la densidad de microvasos no era un factor predictivo de desarrollo de metástasis y/o recurrencia tumoral ni de supervivencia tumoral, consideraron las siguientes:

- La región de cabeza y cuello está enormemente vascularizada. Por tanto, los tumores de esta área deben ser menos dependientes de neovascularización.
- Las alteraciones genéticas en tumores de cabeza y cuello pueden permitir su crecimiento en un medio anóxico, haciendo estos tumores menos dependientes de neoformación de vasos sanguíneos. Esto estaría en consonancia con el estudio de Graeber et al[304] que demostraron en animales de experimentación que las mutaciones del p53 pueden permitir crecimiento tumoral en áreas hipóxicas.
- Al evaluar la densidad de microvasos en tumores grandes resulta imposible evaluar todo el tumor. Deben existir áreas altamente angiogénicas que pasan desapercibidas pero que pueden condicionar el desarrollo de metástasis o recurrencia tumoral.
- La densidad de microvasos puede no ser un método adecuado de determinar el potencial de angiogénesis. Las tinciones que estos autores emplearon (FVIIIAg y CD31) no pueden distinguir entre vasos neoformados y vasos preformados. A

pesar de ello, estas mismas tinciones han demostrado alta correlación en tumores de otras localizaciones.

- Los pacientes de estos estudios fueron tratados mediante cirugía y radioterapia complementaria. La excisión quirúrgica del tumor puede limitar la importancia de la angiogénesis en la supervivencia tumoral. De todas formas, la angiogénesis puede ser un factor predictivo de respuesta a la radioterapia.

En relación con este último punto, Zätterström et al[340] encontraron correlación entre el grado de vascularización de carcinomas escamosos de cabeza y cuello con respuesta a radioterapia y sus consecuencias clínicas. En su muestra de pacientes incluyeron tumores de cabeza y cuello tratados con radioterapia preoperatoria o curativa. La proporción de pacientes con remisión completa fue significativamente mayor en pacientes con tumores con alto grado de vascularización (83%) que en los casos con menor grado de vascularización (46%). El análisis de supervivencia en relación a densidad de microvasos evidenció que los pacientes con tumores muy vascularizados presentaban una clara tendencia hacia mayor supervivencia que los pacientes con tumores poco vascularizados. Ello prueba una vez más que los tejidos adecuadamente oxigenados responden mejor a la radioterapia, y que la oxigenación de las células depende directamente de la densidad de vasos sanguíneos.

En los últimos estudios publicados, probablemente debido a la progresiva mejoría en cuanto a identificación de factores pro- y anti-angiogénicos, parece existir una mayor correlación entre actividad angiogénica y pronóstico de carcinoma escamoso de cavidad oral, incluido su potencial de desarrollar metástasis linfáticas cervicales[369].

En pacientes orientales con carcinoma escamoso de cavidad oral asociado al consumo de betel, Wong et al[370] encontraron que tanto la máxima densidad microvascular como la inmunoreactividad al VEGF estaban estadísticamente asociadas con el desarrollo de metástasis linfáticas cervicales. También encontraron relación marginalmente significativa entre la densidad de microvasos y la supervivencia global. Estos datos sugieren que tanto la densidad microvascular como la inmunoreactividad al VEGF pueden ser factores muy útiles para predecir la progresión tumoral del carcinoma escamoso de cavidad oral asociado al consumo de betel. Incluso este estudio concluye que la terapia antiangiogénica puede desempeñar un papel fundamental en reducir el desarrollo de metástasis regionales.

En la literatura reciente, también se encuentran estudios específicos sobre la influencia de la angiogénesis en la biología tumoral y el pronóstico del cáncer de lengua[342,343,351,371-377]. Sin embargo, la cuantificación de neovasos en esos trabajos se ha estudiado con anticuerpos diversos, lo que condiciona la interpretación de resultados y su aplicación clínica. En cáncer de lengua exclusivamente, no hemos encontrado ningún estudio que determinara la densidad microvascular mediante tinción con reactivo anti-CD105 y anti-CD31.

1.5. ENDOGLINA

1.5.1. Descripción

La endoglina, también denominada CD105, es una glicoproteina homodimérica de membrana que se expresa en grandes cantidades en las células endoteliales vasculares humanas. Inicialmente también se describió en proeritroblastos de la médula ósea, en monocitos activados y en linfoblastos de leucemia infantil[378]. Más recientemente, la endoglina se ha descrito como un componente del sistema receptor del factor de crecimiento transformante beta (TGF-β) puesto que se puede unir al factor TGF-β1 con gran afinidad[379]. Por lo tanto, constituye un importante regulador de la proliferación y de la diferenciación de las células endoteliales vasculares humanas.

El CD105 es una glicoproteina homodimérica de membrana celular de aproximadamente 180 kDa, compuesta por subunidades con enlaces disulfuro de 95 kDa. Su expresión se estimula por el TGF-β1, uno de los factores de crecimiento implicados en la angiogénesis tumoral y en la regulación de la matriz extracelular[380]. El TGF-β1 se considera uno de los factores con capacidad inhibitoria más potentes que se conocen.

La secuencia primaria de cDNA aislada de células endoteliales humanas indicó que el CD105 es una proteina integral de membrana tipo I de 633 aminoácidos, con un dominio intramural de 25 aminoácidos, y un tallo intracitoplásmico de 47 aminoácidos[381]. La presencia de un tripéptido arginina-glicina-aspartato (RGD) en su dominio extracelular sugiere que el CD105 tiene una función de ligando para integrinas y/o otros receptores RGD[381,382].

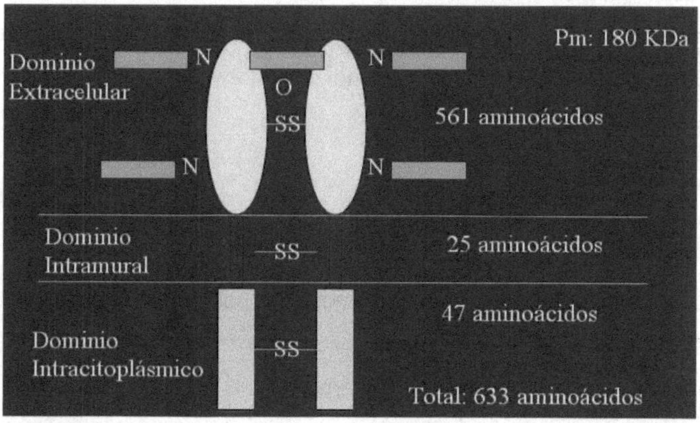

Figura 32. Estructura de la endoglina (CD105)

Las dos isoformas conocidas de la endoglina, L y S, difieren entre sí en la composición de aminoácidos de su dominio citoplasmático[381,383]. Ambas isoformas están fosforiladas, lo que sugiere su papel en modulación de señales moleculares y/o asociación citoplásmica con otras proteínas[384]. La L-CD105, la variante más larga con un tallo citoplasmático de 47 residuos aminoácidos, se expresa predominantemente en las células endoteliales, y comparte regiones de secuencia idénticas con betaglican, un componente del complejo del receptor TGF-β que se expresa débilmente o está ausente en las células endoteliales[379].

En el ser humano, el gen CD105 está localizado en el cromosoma 9q34→qter [378]. La región promotora del gen CD105 ya ha sido clonada y caracterizada[380,385,386], y ha demostrado inducibilidad en la presencia del TGF-β1 [380]. El promotor de CD105 tiene una afinidad mayor por las células endoteliales que por otras estirpes celulares como las epiteliales[385]. Esta marcada especificidad tisular de la transcripción del CD105 está probablemente regulada por distintos mecanismos que actúan en la región 5' del promotor[385].

El importante papel que esta glicoproteína de membrana desempeña en la angiogénesis tumoral puede tener una significación considerable en la proliferación de los tumores de la economía orgánica, en su capacidad de diseminación locoregional o sistémica, en el pronóstico tumoral, o en nuevas vías terapéuticas. Por ejemplo, su eliminación mediante terapia génica podría constituirse en los próximos años como una nueva arma terapéutica para el tratamiento de pacientes con cáncer.

1.5.2. Origen

La endoglina fue descrita por primera vez por Haruta y Seon en 1986 [387], quienes la identificaron como una glicoproteína de superficie en células inmaduras de leucemia. Fue identificada por un Mab llamado SNG. Inicialmente el antígeno (Ag) se denominó GP160, y se asoció a transformación-proliferación celular.

Posteriormente, en 1988, Gougos y Letarte cambian la denominación de esta glicoproteina por la de *endoglina*[381,388].

Durante el V International Workshop on Human Leukocyte Differentiation Antigens, se asignó a la endoglina el cluster de diferenciación (CD) número 105.

1.5.3. Conocimientos actuales

Las mutaciones en el gen CD105 están asociadas con la telangiectasia hemorrágica hereditaria tipo I (HHT1), una alteración vascular hereditaria autosómica dominante que se caracteriza por malformaciones arteriovenosas de predominio en pulmón y cerebro, y sangrados frecuentes – telangiectasias mucocutáneas, epistaxis, hemorragias gastrointestinales- [389-392]. La sintomatología clínica de la enfermedad es heterogénea entre diferentes familias, e incluso entre diferentes miembros de la misma familia. Los estudios experimentales en ratones carentes de CD105 sugieren que la haploinsuficiencia de CD105, combinada con los efectos de los genes reguladores de la expresión del TGF-β1, pueden condicionar la severidad de la telangiectasia[392,393].

El CD-105 es un componente del complejo del receptor del TGF-β [379], una citoquina pleiotrópica que modula la angiogénesis mediante la regulación de diferentes funciones celulares, entre las que se incluyen proliferación, diferenciación y migración celular. También participa en otras funciones como síntesis de la matriz extracelular y hematopoyesis[394,395]. Es importante resaltar que tan solo el uno por ciento de las moléculas de endoglina detectadas en las células endoteliales se unen al receptor TGF-β, y que recientes estudios han demostrado que la endoglina se une a diferentes componentes de la superfamilia del TGF-β, incluídas la activina-A, la BMP-7 y la BMP-2 [396]. Específicamente se une al TGF-β1 y β3 con gran afinidad, gracias a su asociación complementaria con el receptor TGF-β tipo II[379,396,397]. El papel exacto de la endoglina en la actividad del TGF-β no es totalmente conocido. Sin embargo, sabemos que la sobreexpresión de endoglina modula diversas respuestas celulares del TGF-β [398,399].

Resulta interesante que la unión del TGF-β al CD105 reduce los niveles de fosforilación del CD105 [384]. La sobreexpresión de la endoglina antagoniza diversas respuestas celulares al TGF-β1, mientras que su expresión reducida potencia respuestas celulares al TGF-β1 [397-400]. En este sentido, la inhibición de la expresión de CD105 en las células endoteliales de la vena umbilical humana incrementa la capacidad del TGF-β1 para suprimir su crecimiento, migración y capacidad de formación de tubos capilares[399]. Recientemente se ha demostrado que la endoglina afecta la respuesta celular al TGF-β al interactuar sobre su dominio extracelular y citoplásmico en los receptores tipo I y II [401].

Entre las moléculas de superficie expresadas en las células endoteliales, la endoglina (CD105) se está convirtiendo en una de las principales "dianas" vasculares en los estudios sobre terapia antiangiogénica del cáncer. El CD105 o endoglina es una glicoproteína de membrana celular que se encuentra principalmente expresada en las células endoteliales, y está sobreexpresada en el endotelio vascular asociado a tumores, donde funciona como un componente accesorio del complejo del receptor del factor de crecimiento transformante β (TGF-β), y está involucrada en el desarrollo y maduración de vasos sanguíneos.

La teoría aceptada de que los tumores malignos dependen del mecanismo angiogénico para crecer y desarrollar metástasis[402] ha estimulado inusitado interés en la investigación de las potenciales implicaciones clínicas de la inhibición de la angiogénesis asociada a tumores[403-405]. Como hemos visto previamente, el objetivo de estas nuevas estrategias terapéuticas consiste en inducir regresión tumoral e inhibir la diseminación metastásica mediante el bloqueo de las necesidades nutritivas y el intercambio de oxígeno de las células tumorales. Las ventajas de las terapias oncológicas antiangiogénicas se basan en su capacidad para superar los problemas asociados a otras terapias oncológicas convencionales: aplicabilidad a neoplasias de diferentes estirpes histológicas, resistencia a fármacos, toxicidad y limitada especificidad por las dianas celulares[403,405].

Además de las estrategias dirigidas a inhibir la actividad de los agentes proangiogénicos o tratamientos a base de inhibidores específicos de la angiogénesis, un curioso abordaje terapéutico se basa en atacar de forma selectiva las células endoteliales proliferantes en el interior de la masa tumoral. Sin embargo, no se han identificado marcadores específicos de las células endoteliales proliferativas ni moléculas capaces de discriminar entre células endoteliales de vasos sanguíneos de tejidos normales y neoplásicos. De todas formas, el hecho de que las células endoteliales de los vasos sanguíneos tumorales proliferen más rápidamente que las de los vasos normales[406] determina que las moléculas sobreexpresadas en la superficie de las células endoteliales en fase de proliferación activa constituyan dianas muy útiles sobre las que actuar.

Expresión tumoral del CD105

El CD105 se encuentra principalmente presente en líneas celulares del sistema vascular y de los tejidos conectivos (Tabla 1). De hecho, el CD105 está fuertemente expresado en sincitiotrofoblastos de placenta terminal[382,407] y en células endoteliales vasculares[388,407-409].

Histotipo	Referencias
Monocitos activados	Rokhlin et al[410], 1995; Lastres et al[398], 1996
Capa basal de túbulos seminíferos	Burrows et al[408], 1995
Células de médula ósea	Gougos and Letarte[388], 1998
Macrófagos diferenciados	Lastres et al[382], 1992; O'Connell et al[411], 1992
Células B inmaduras	Rokhlin et al[410], 1995
Corazón embrionario	Qu et al[412], 1998
Células endoteliales	Gougos and Letarte[388], 1998; Wang et al[407], 1993; Burrows et al[408], 1995; Altomonte et al[413], 1996; Miller et al[409], 1999
Intersticio extracelular	Gougos and Letarte[388], 1998
Precursores eritorideos	Rokhlin et al[410], 1995
Fibroblastos	Gougos and Letarte[388], 1998
Céluas dendríticas foliculares	Burrows et al[408], 1995
Matriz mesangial glomerular	Gougos and Letarte[388], 1998
Células mesenquimales cardiacas	Qu et al[412], 1998
Melanocitos	Altomonte et al[413], 1996
Pulpa roja esplénica	Gougos and Letarte[388], 1998
Células estromales	Rokhlin et al[410], 1995; Robledo et al[414], 1996
Componentes estromales de próstata	Burrows et al[408], 1995
Red de CD34 circulante	Pierelli et al[415], 2000
Sincitiotrofoblastos	Lastres et al[382], 1992; Wang et al[407], 1993
Células musculares lisas vasculares	Adam et al[416], 1998

Tabla 1. Distribución in vivo de CD105 en tejidos normales. (Tomada de [417])

La expresión del CD105 está básicamente restringida a las células endoteliales de los vasos sanguíneos en las que se detectan altos niveles de proteínas[388,407,417]. Incluso el CD105 está débilmente expresado en células progenitoras hematopoyéticas[382,410,411,414,418], fibroblastos[388,414], células estromales[410] y células vasculares de las fibras musculares lisas[416], macrófagos[382], y células mesangiales[419]. También se ha demostrado una estimulación de la expresión de CD105 durante la tabicación cardiaca y formación valvular[412].

El CD105 está ausente o escasamente expresado en células endoteliales linfáticas aisladas de la piel humana[420]. Sin embargo, se detectan altos niveles de CD105 en endotelio de microvasos humanos, donde se encuentra asociado con betaglicano, un componente adicional del complejo del receptor del TGF-β [421].

En tumores sólidos malignos, el CD105 se encuentra expresado de forma casi exclusiva en células endoteliales tanto de vasos peritumorales como intratumorales, así como en componentes del estroma tumoral[407,408,417]. Incluso algunas células pequeñas y probablemente inmaduras de vasos tumorales son teñidas por anticuerpos monoclonales anti-CD105, como se ha demostrado en cánceres de próstata y de mama[422,423]. Aunque con baja frecuencia, el CD105 también se ha encontrado expresado en meningiomas[417], sarcomas de diferentes estirpes[417], en ovario[424,425]. (Tabla 2 y Figura 33)

Histotipo tumoral	**Expresion (positive/tested)**	
	vascular	**celular**
Angiosarcoma	2/2	1/2
Astrocytoma	9/9	0/9
Colorectal carcinoma	6/6	0/6
Endometrial carcinoma	3/3	0/3
Fibrosarcoma	2/2	1/2
Gastric carcinoma	6/6	0/6
Leiosarcoma	3/3	1/3
Liver carcinoma	4/4	0/4
Mammary carcinoma	30/30	0/30
Meningioma	2/2	1/2
Neurofibrosarcoma	3/3	0/3
Non-small cell lung cancer	9/9	0/9
Osteosarcoma	6/6	0/6
Ovarian carcinoma	10/10	0/10
Renal carcinoma	9/9	0/9
Synovial sarcoma	2/2	0/2

Tabla 2. Distribución in vivo del CD105 en tumours sólidos primarios de diferente histotipo. (Tomada de [417])

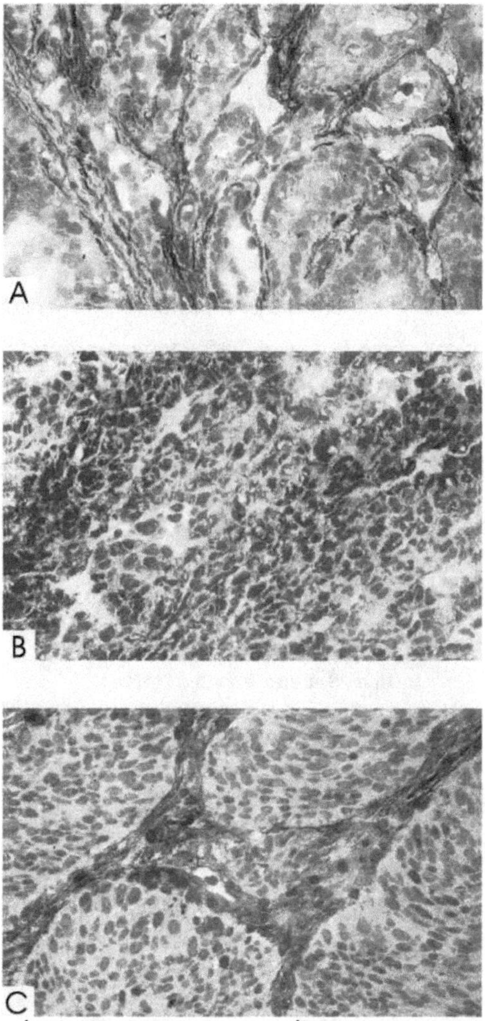

Figura 33. Expresión de CD105 en tumores sólidos detectada mediante anticuerpo antiCD105 mAb MAEND3. (Magnificación x250). El anticuerpo tiñe la fina red capilar de una carcinoma papilar de tiroides (A), los vasos y el citoplasma de células tumorales de un leiomiosarcoma (B), y la red vascular y componente estromal de un carcinoma endometroide de ovario (C). (Tomada de [417])

En el caso del melanoma, el CD105 ha sido detectado hasta en un 25% de casos primarios, y en un 34% de metástasis. En nevus intradérmicos se ha detectado en un 50%. La mayoría de las células metastásicas mostraban un grado variable de expresión del CD105. Además, las células endoteliales de los vasos sanguíneos, aunque no las células musculares lisas, fueron intensamente teñidas en todas las investigaciones con anticuerpos monoclonales anti-CD105 MAEND3 [413]. Con análisis mediante citometría de flujo se ha confirmado una expresión débil y heterogénea de CD105 en un gran número de células cultivadas de melanoma metastásico[413].

En lo concerniente a los tumores hematopoyéticos, el CD105 se expresa en líneas celulares de leucemia pro-B y pre-B[388,410], en neoplasias malignas derivadas de stem-cell como la anemia refractaria con exceso de blastos y en leucemia mieloide crónica con crisis de blastos[426]. En diferentes subtipos de leucemias agudas también se ha detectado CD105, en los subtipos celulares más inmaduros, pero no en los más diferenciados[425]. En un análisis actualizado de estos datos se ha encontrado que, entre las leucemias agudas estudiadas de novo, el CD105 se expresaba en un 47% de leucemias mieloides agudas, un 82% de leucemias linfoblásticas agudas de células B, y en un 7% de células T. (Tabla 3)

Tipo	Subtipo	Positive/Tested[a]
AML		97/207
	AML-M1	23/65
	AML-M2	40/85
	AML-M3	0/43
	AML-M4	22/82
	AML-M5	6/19
	AML-M6	3/6
	AML-M7	3/4
B-ALL		190/239
	Pro-B	14/18
	COMMON	176/208
	B	0/13
T-ALL		3/46
	Pre-T	3/11
	T	0/35

Tabla 3. Expresión de CD105 en leucemias agudas, detectado mediante técnicas de inmunofluorescencia indirecta usando anticuerpo monoclonal antiCD105 MAEND3. (Tomada de [417])

Forma soluble de endoglina (sCD105)

La identificación de una forma soluble de CD105 (sCD105) en suero de pacientes sanos y de pacientes cancerosos[427] y en medios condicionados de células endoteliales y neoplásicas de diferente histotipo, sugiere que la liberación de CD105 es un proceso fisiológico, que acontece ante situaciones normales y patológicas. Incluso la cuantificación de niveles plasmáticos de sCD105 en individuos sanos y en pacientes de cáncer de mama sugiere que los niveles elevados de sCD105 pueden representar un marcador de actividad angiogénica, que podría ser útil para identificar pacientes con cáncer de mama con riesgo de desarrollar metástasis[428]. Las cantidades más altas de sCD105 circulante fueron detectadas en pacientes con cáncer de mama y colorectal con diseminación metastásica, y también en suero de pacientes que no recibieron quimioterapia[429,430]. Estos datos sugieren que la monitorización de los niveles de sCD105 puede identificar signos precoces de metástasis y/o de recidiva tumoral en el seguimiento de pacientes neoplásicos, y que el sCD105 circulante puede constituir un importante marcador de actividad angiogénica[428-430].

Existen evidencias recientes de que en suero y plasma de pacientes con tumores sólidos y tumores hematológicos existen niveles elevados de una forma circulante soluble de CD105[399,430,431]. Estos hallazgos, aunque sean preliminares, parecen indicar que el sCD105 puede desempeñar un papel importante en la progresión del cáncer.

Respecto a las neoplasias hematopoyéticas, se han detectado niveles elevados de sCD105 tanto en leucemia mieloide aguda como en enfermedades mieloproliferativas crónicas[431]. También interesa remarcar que en pacientes con trombocitemia esencial con historia de complicaciones trombóticas se han detectado niveles muy bajos de sCD105, y una correlación inversa entre los niveles de sCD105 y los de TGF-β1 soluble. Por el contrario, en pacientes con trombocitemia esencial sin complicaciones trombóticas se detectaron niveles altos de sCD105 y una correlación directa entre los niveles de sCD105 y los de TGF-β1 soluble. Incluso a pesar del escaso número de pacientes de este estudio, estos hallazgos sugieren que los niveles circulantes de sCD105 pueden afectar la bioactividad y la biodisponibilidad del TGF-β1 soluble en determinados tumores mieloides[431].

En concordancia con estas evidencias, también se han identificado niveles elevados de sCD105 en pacientes con melanoma metastásico, lo que sugiere una potencial correlación entre niveles de sCD105 y progresión de la enfermedad[417].

A pesar de estas evidencias preliminares, todavía se precisan más esfuerzos investigadores sobre las fuentes celulares del sCD105, su mecanismo de liberación plasmática y su potencial función.

Implicaciones funcionales en la angiogénesis, desarrollo vascular y progresión del cáncer

Las evidencias preliminares sugieren la implicación del CD105 en la angiogénesis, y apuntan a la endoglina como un candidato poderoso a ser elemento diana sobre el cual actuar, acorde con su sobreexpresión en células endoteliales proliferantes, tanto en estudios *in vivo* como *in vitro*[408,409,422,425]. A este respecto, los niveles tan altos de expresión de CD105 en determinadas localizaciones como las células endoteliales de la vena umbilical humana, se asocian estrictamente a niveles de proteínas, DNA y RNA correspondientes a estados de activación y proliferación celular[408]. De acuerdo con estos hallazgos, se encontró correlación inversa significativa entre niveles de expresión de CD105 y densidad de células endoteliales de vena umbilical en cultivos celulares[425]. Además, se encontró que tinciones selectivas de anticuerpos monoclonales anti-CD105 son muy intensas en células endoteliales vasculares de tejidos en fases activas de angiogénesis, mientras que se detectó ausencia de tinción o tinción muy débil en vasos sanguíneos de tejidos normales[407-409].

De acuerdo con el concepto de que la angiogénesis es estimulada por situaciones de hipoxia[432] y que el CD105 está sobreexpresado en la neovascularización de los tejidos angiogénicos[408,433], se ha demostrado que los niveles de la proteína de superficie CD105 y sus niveles de transcripción y promoción están moderadamente elevados ante condiciones de hipoxia vía el complejo del factor inducible de hipoxia (HIF)-1, y que esas condiciones de hipoxia y el TGF-β1 actúa de forma cooperativa para inducir la expresión de endoglina a nivel transcripcional[434].

También se ha demostrado que la expresión de endoglina se encuentra incrementada en células endoteliales de vena umbilical humana infectadas con adenovirus recombinantes portadores de una forma activa de activin receptor-like kinasa (ALK)-1 [435]. El ALK-1 es un receptor TGF-β1 cuya haploinsificiencia se asocia con telangiectasia hemorrágica tipo 2. Se ha sugerido que ALK-1 y CD105 pueden cooperar en la regulación de la unión de la superfamilia de ligandos TGF-β, y que ambas moléculas están involucradas en el mantenimiento de la integridad de la pared vascular[435].

De forma similar, el patrón de expresión del CD105 en el desarrollo inicial de ratones está asociado con vasculogénesis y angiogénesis. En la embriogénesis de ratones, la endoglina fue detectada entre el 7.5 y 8.5 días de gestación en las células endoteliales del saco folicular, aorta dorsal y tubo cardiaco primitivo, así como en células endoteliales de todas las estructuras vasculares entre los días 9.5 y 13.5 de gestación[436]. En la embriogénesis humana, el CD105 se encontró exclusivamente expresado en endotelio vascular a las 4-8 semanas de gestación, y transitoriamente sobreexpresado durante la septación cardiaca y formación valvular[412].

Como dato adicional para confirmar el papel funcional del CD105 en la angiogénesis humana, se ha objetivado que el anticuerpo monoclonal anti-CD105 TEC-11 inhibe de forma significativa la proliferación de cultivos de células endoteliales micro y macrovasculares[437].

Diversos estudios han definido el papel del CD105 como un poderoso marcador para cuantificar densidad microvascular intratumoral en tumores sólidos y hematopoyéticos, incluido la mama[438], próstata[423], cuello uterino[439], colorectal[440], y cáncer de pulmón no oat-cell[441], así como en mieloma múltiple[442] y en determinados tipos de leucemia[443]. Incluso, en el cáncer de pulmón no oat-cell se ha demostrado correlación significativa entre niveles elevados de angiopoyetina-2 (un antagonista de la angiopoyetina-1) y densidad microvascular intratumoral, mediante tinción inmunohistoquímica contra CD105. En estos tumores angiopoyetina-2 positivos, la expresión de CD105 y la densidad microvascular intratumoral se encuentran incrementados cuando los niveles de expresión de VEGF son altos[444]. Además, un estudio retrospectivo sobre 237 pacientes de cáncer de pulmón no oat-cell (estadíos I-IIIa) demostró un índice mayor de apoptosis en los casos con menor densidad microvascular intratumoral, mediante tinción con CD105[445].

Durante estadíos progresivos de carcinogénesis colorectal se encontró un incremento de la densidad de microvasos teñidos con CD105, lo que se interpreta como si la cuantificación de la neovascularización, determinada por el CD105, puede representar un marcador predictor del desarrollo del cáncer colorectal[440]. Más evidencias de que la endoglina se encuentra involucrada en el desarrollo tumoral provienen del hallazgo de que representa un marcador de diferenciación de las células del coriocarcinoma humano. De hecho, el tratamiento del coriocarcinoma con metotrexate, un antagonista del ácido fólico, induce su diferenciación morfológica hacia células sincitiotrofoblasto-like no proliferativas, en asociación con niveles elevados de CD105[446].

Recientemente, se ha encontrado que la endoglina desempeña un papel en la regulación de la adhesión, motilidad e invasión de las células prostáticas normales y degeneradas[447]. Se comprobó que la pérdida del CD105 en células cancerosas de próstata favorecía el desarrollo de metástasis.

En conjunto, estas evidencias científicas pueden explicar las discrepancias observadas en la actividad angiogénica del TGF-β1 in vivo [448,449] e in vitro[450], y confirman el papel relevante del CD105 en el proceso angiogénico. De hecho, estos estudios indican que diferentes niveles de expresión de CD105 contribuyen a la compleja regulación de la respuesta celular del TGF-β1, y sugieren que el desarrollo de una respuesta angiogénica puede depender directamente del balance obtenido entre niveles de estimulación de TGF-β y expresión de CD105[399].

Implicaciones clínicas

La angiogénesis es un proceso complejo que determina la neoformación de vasos sanguíneos a partir de brotes de microvasos pre-existentes, y afecta a otros procesos como la remodelación de la matriz extracelular, proliferación y migración de células endoteliales. Parece claramente establecido que la progresión tumoral es un fenómeno dependiente de la angiogénesis, tanto en el crecimiento del tumor primario como en su diseminación metastásica[451,452]. A la luz de los recientes avances en el conocimiento de la distribución tisular y función del CD105, comienza a ser más que evidente su implicación en el mecanismo de la angiogénesis, y por tanto se está desarrollando un creciente interés para su potencial utilización como marcador de neovascularización tumoral, y su significativo papel en el diagnóstico y pronóstico clínico en pacientes con cáncer.

En relación con todo esto, el CD105 se ha revelado como un excelente marcador para cuantificar la angiogénesis tumoral y como un factor predictor del pronóstico en pacientes con cáncer de mama[438,453].

La cuantificación de la densidad de microvasos intratumorales mediante tinción inmunohistoquímica con CD105 es un indicador de pronóstico desfavorable en pacientes con determinados tumores sólidos como el cáncer de pulmón no oat-cell[441], el cáncer de cuello uterino[439], de próstata[423], y de mama[438]. También se ha encontrado menor intensidad de tinción con CD105 en carcinomas escamosos T1 de cavidad oral en comparación con tumores T2, T3 y T4, es decir, mayor expresión de endoglina en tejido tumoral que en mucosa oral sana, con significación estadística ($p<0.001$), y mayor expresión de endoglina a medida que el tamaño tumoral aumenta[454,455]. Sin embargo, no se ha encontrado correlación estadística entre expresión de VEGF y tinción con endoglina en cáncer oral[455].

Otro factor de controversia en carcinoma escamoso de cavidad oral viene determinado por los diferentes resultados obtenidos de la cuantificación vascular tumoral con diferentes anticuerpos[456]. Respecto a ello, Martone et al publican recientemente un estudio en el que cuantifican densidad microvascular en cáncer de cabeza y cuello con CD34 y CD105 y su análisis multivariante determina que la densidad de microvasos CD105+ es el único marcador independiente de recurrencia tumoral o muerte[457]. Resultados similares se han obtenido en carcinomas de células basales de cabeza y cuello[458].

Algunos hallazgos experimentales sugieren que la determinación de CD105 mediante anticuerpos monoclonales radiomarcados es un procedimiento seguro y prometedor para registrar tumores sólidos mediante imágenes, independientemente de su estirpe histológica y de la expresión de CD105 en células malignas[425,459].

La determinación de CD105 para tratamiento de tumores sólidos ha sido validada experimentalmente en ratones; de hecho, anticuerpos monoclonales anti-CD105 radiomarcados o inmunotoxin-conjugados han demostrado alta eficacia antitumoral en ratones severamente inmunodeficientes portadores de carcinoma mamario humano, probablemente mediada por inhibición de angiogénesis tumoral y/o destrucción de vascularización tumoral[460,461]. En otro estudio experimental se inocularon células cancerosas de mama humanas en piel injertada humana, que contenían vasos sanguíneos humanos. Los resultados indicaron que la combinación de anticuerpos monoclonales anti-CD105 y ciclofosfamida demostró una eficacia antitumoral sinérgica, y consiguió remisiones completas tumorales[462]. En la interpretación de los resultados de este trabajo es interesante destacar que los anticuerpos monoclonales anti-CD105 suprimían de forma efectiva el desarrollo de vasos, aunque solamente demostraban escaso poder supresor en el crecimiento vascular de tumores de ratones.

Por otra parte, se ha demostrado que la endoglina tiene capacidad de determinar terapia génica en células endoteliales[463]. Además, se ha visto que un vector construido con el promotor CD105 puede ser utilizado de manera eficiente para liberar expresión génica específicamente en células endoteliales de vasos sanguíneos de ratones[464]. Incluso determinados fragmentos del promotor CD105 fueron utilizados para dirigir la expresión de proteínas reguladoras en cerdos, generando una expresión intensa de dichas proteínas reguladoras en vasos del corazón, riñon y pulmones, pero no en grandes vasos[465]. Estas observaciones parecen reafirmar la expresión preferencial del CD105 en células endoteliales de los microvasos.

Finalmente, la relación entre radioterapia y expresión de CD105 permanece controvertida. Wang et al[466] demostraron en 1995 que los efectos de las radiaciones ionizantes estimulan la expresión de CD105 en la membrana de las células endoteliales de la vena umbilical humana y de tumores cerebrales. De esta forma, los pacientes neoplásicos sometidos a radioterapia que experimenten esta estimulación de la expresión de CD105 presentarían mayor intensidad de sus procesos angiogénicos. Este hallazgo de niveles incrementados de CD105 convierte a esta proteína en una diana idónea para el control de la angiogénesis, especialmente después de radioterapia en pacientes de cáncer.

1.5.4. Perspectivas futuras

Hemos visto que existen diversos estudios que sugieren que la cuantificación de microvasos intratumorales mediante tinción con CD105 y del CD105 soluble tienen significación pronóstica en determinadas neoplasias. Por su parte, la potencial utilidad de la endoglina en imagen tumoral y en terapia antiangiogénica también ha sido bien documentada utilizando diferentes modelos animales.

Estas y otras evidencias ya reseñadas parecen defender la hipótesis de que el CD105 desempeña un papel clave en la angiogénesis y que es un marcador molecular extraordinario para posibles determinaciones diagnósticas y planteamientos bioinmunoterapéuticos en neoplasias humanas[467]. Sin embargo, la detección de niveles variables de endoglina en la microvascularización de tejidos normales ha despertado controversias sobre las posibles aplicaciones terapéuticas de los anticuerpos monoclonales anti-CD105 en pacientes con cáncer, especialmente debido a sus efectos secundarios[468]. Se ha apuntado que la mayoría de las terapias basadas en anticuerpos monoclonales anti-CD105 no son específicas[469].

Por tanto, estos esperanzadores resultados iniciales obtenidos de forma experimental con endoglina se encuentran en la actualidad en una situación contovertida en cuanto a sus posibilidades clínicas, aunque garantizan la realización de esfuerzos adicionales para identificar los modelos más apropiados para el empleo de la endoglina con fines diagnósticos y terapéuticos en pacientes con cáncer. En el momento actual todavía tenemos muchos aspectos que desconocemos sobre el papel funcional del CD105 y los mecanismos que regulan su interacción con el TGF-β. Sin embargo, la información disponible demuestra que la endoglina desempeña un papel crucial en la angiogénesis, y de esta forma está implicada en la progresión tumoral. Estas evidencias nos orientan con certeza a considerar al CD105 como una diana molecular prometedora para establecer innovaciones en el diagnóstico y en estrategias terapéuticas bioinmunológicas ante neoplasias malignas.

1.5.5. El CD31

Ya hemos visto que el CD105 o endoglina es una molécula que se sobreexpresa en células endoteliales con gran actividad proliferativa, lo que le confiere una elevada selectividad para la tinción de vasos tumorales neoformados. Sin embargo, los estudios de angiogénesis se iniciaron hace cuatro décadas, y han ido evolucionando con descubrimiento de otros marcadores de células endoteliales. Entre ellos destacamos, por el importante papel que desempaña en nuestra línea de investigación, el CD31, también conocido como PECAM-1 (Platelet Endothelial Cell Adhesion Molecule-1).

El CD31 es una glicoproteína integral de membrana, miembro de la superfamilia genética de inmunoglobulinas, de 130 kDa de peso molecular, que media en los procesos de adhesión célula-célula[470]. Esta molécula se expresa de forma generalizada en la superficie de células endoteliales adultas y embrionarias, y también se expresa débilmente en la inmensa mayoría de leucocitos periféricos, monocitos, granulocitos y plaquetas. De forma somera, las principales líneas celulares en que se expresa el CD31 se consideran en actualidad las siguientes[407,470-472]:

- Expresión en células endoteliales, plaquetas, leucocitos, y sus precursores.
- Expresión a altos niveles en todo endotelio contínuo; concentrado en uniones entre células endoteliales in vitro
- Expresión difusa en monocitos, neutrófilos, y células NK.
- Expresión en acúmulos de células T, no en células B circulantes

Merced a estas propiedades, se ha demostrado su participación en procesos tales como reacciones inflamatorias, cicatrización de heridas y desarrollo temprano cardiovascular[471]. Múltiples procesos de interacción célula-célula entre céluas endoteliales, y entre éstas y otras estirpes celulares, han sido descritos en la literatura. Con ello, se ha demostrado su papel regulador en la angiogénesis[473-475].

En la actualidad se considera un marcador de angiogénesis, superior a otros como el CD34. De hecho se ha venido utilizando en los últimos años como medidor de angiogénesis, y numerosos estudios se han basado en las tinciones con CD31 para cuantificar densidades vasculares[334,337,343,344,476].

CAPITULO II

JUSTIFICACION Y OBJETIVOS

El carcinoma epidermoide de cabeza y cuello, a pesar de los contínuos avances de la ciencia médica, persiste en la actualidad como una enfermedad de muy difícil tratamiento. La inexplicable variación de comportamiento clínico de unos tumores a otros, la teoría de la cancerificación de campo, la complejidad genética de las transformaciones neoplásicas y su variabilidad en cuanto a expresividad o penetrancia, no sólo según la estirpe tumoral, sino incluso en tumores de la misma estirpe e idéntica localización, nos revela que estamos ante una enfermedad muy compleja. El cáncer es algo más que una masa celular de crecimiento autónomo; es un proceso patológico progresivo, de consecuencias letales, y como tal se debe tratar con radicalidad y de forma agresiva. Esta agresividad terapéutica no se refiere sólo a nivel macroscópico mediante la resección de la masa tumoral primaria con unos márgenes de radicalidad, y la eliminación de los implantes metastáticos locoregionales, sino también debe ser abordado a nivel microscópico. Los avances más recientes y esperanzadores en Oncología, incluyendo obviamente la oncología de cabeza y cuello, se refieren al campo de la terapia génica, al hecho de que es básico el control del proceso tumoral a nivel molecular, que es al nivel que se producen las disregulaciones que ponen en marcha y perpetúan la enfermedad. Estas premisas orientan las esperanzas de futuro del tratamiento del cáncer en métodos como la terapia génica, y combinaciones de quimioterapia y radioterapia en asociación con la misma. Además, el sacrificio que supone el tratamiento quirúrgico de cabeza y cuello en lo que respecta a estética y a funciones primordiales para la vida de relación, imponen la necesidad de buscar alternativas terapéuticas más conservadoras que la cirugía.

En el tratamiento del cáncer de lengua, el menoscabo de funciones básicas como son la masticación, la deglución o la fonación, se ve agravado por la asociación de trastornos de autoestima en los pacientes, con importante afectación de sus relaciones interpersonales, profesionales y sociales. Todo ello genera una situación de deterioro psicológico en un porcentaje importante de pacientes que nos lleva a buscar alternativas terapéuticas de forma multidisciplinaria.

Por otra parte, y a pesar de los años y los esfuerzos investigadores que se han invertido, la cirugía continúa siendo la piedra angular del tratamiento del cáncer de cavidad oral y orofaringe. Hoy en día, el tratamiento quirúrgico persiste como la alternativa terapéutica que ofrece mejores resultados en cuanto a supervivencia en estos pacientes, y todavía constituye la referencia con la que se comparan el resto de los tratamientos para valorar sus resultados. Además, no se debe olvidar que la cirugía es un arma terapéutica de más de un uso, a diferencia de otras como la radioterapia, cuyo empleo restringe las posibilidades de tratamiento en caso de recidivas tumorales o de aparición de segundos tumores primarios de forma metacrónica. Por su parte, la incesante progresión en los últimos años de las técnicas de reconstrucción, basada especialmente en el desarrollo de la microcirugía, no sólo mejora ostensiblemente la función tras la resección oncológica, con reconstrucciones más anatómicas y fisiológicas, sino la posibilidad de llevar a cabo resecciones más amplias, con mayores márgenes de seguridad, dada la posibilidad de cerrar defectos oncológicos cada vez más amplios. Por último, en multitud de ocasiones, las opciones terapéuticas no quirúrgicas no están exentas de complicaciones y de secuelas en los pacientes, incluso en muchos casos con un deterioro de la calidad de vida de los pacientes mayor que el que supone la agresión de la cirugía. En el caso de la lengua, en la práctica asistencial encontramos muchos casos de mayor morbilidad asociada a la radioterapia que a una resección quirúrgica.

La experiencia dicta que en el tratamiento de nuestros pacientes con tumores de lengua, al igual que acontece en otras localizaciones de cabeza y cuello, el desenlace no es siempre igual en pacientes con tumores en idéntico estadío TNM, nuestra actual referencia para la clasificación y orientación pronóstica del cáncer. Es evidente la heterogeneicidad de estos procesos. Resulta llamativa la inexplicable agresividad de algunos tumores pequeños, que no necesitan mucho tiempo de evolución antes de desarrollar metástasis. Otros, por el contrario, pueden desarrollarse durante largos periodos de tiempo, alcanzando gran tamaño localmente, sin que aparezcan metástasis regionales o a distancia. La identificación de estos grupos y de los factores que los condicionan son elementos claves a la hora de emplear unos u otros recursos terapéuticos disponibles: la adecuación del margen de resección quirúrgico, la agresividad terapéutica a nivel del cuello, la administración de radioterapia complementaria, o la elección de una técnica reconstructiva u otra. El conocimiento previo de aquellos factores que pronosticarán un desenlace mejor o peor proporcionaría una información de incalculable valor a la hora de tomar una decisión terapéutica u otra en cada paciente.

Y no se debe olvidar que nuestros recursos no son suficientes en muchas ocasiones, y la abstención terapéutica es una opción a ofrecer a nuestros pacientes y sus familias cuando las posibilidades de curación o de una mínima calidad de vida son nulas o prácticamente nulas. El conocimiento de factores que identifiquen previamente este grupo de pacientes también está justificado.

De todo este razonamiento surge la necesidad de investigar todo factor que pueda condicionar el pronóstico del cáncer de lengua, o de cualquier otra localización de cabeza y cuello. El dominio de la información de estos factores pronósticos permitiría una adecuada selección de los pacientes, y del tipo de tratamiento o de combinaciones terapéuticas óptimas para cada paciente, y ello de forma individualizada.

A pesar de que los factores actualmente aceptados son los contemplados en la clasificación TNM de la American Joint Comitee on Cancer, publicada por última vez en su sexta edición en el año 2002, continúa siendo evidente la heterogeneicidad de los grupos propuestos en la clasificación por estadíos, como ya se ha comentado previamente.

Partiendo de la base de que el tumor primario es el foco inicial de la enfermedad de donde partieron las células que desarrollaron las metástasis, nos proponemos en el presente estudio la investigación de uno de los factores derivados propiamente del tumor como es su capacidad intrínseca de generar la neoformación de vasos sanguíneos a su alrededor. Esto supone la obtención de parámetros vasculares del tumor primario y correlacionar éstos con la extensión del proceso, índice de recidivas locales así como el pronóstico vital.

Tradicionalmente se reconoce que el factor pronóstico más relevante en cáncer oral es la diseminación cervical. Sin embargo, es evidente que no es el único factor implicado, y que el carácter multifactorial del pronóstico tumoral ofrece pocas dudas en la actualidad.

Los factores pronósticos más estudiados son los anatomopatológicos, como infiltración microvascular, perineural o linfática, cuya presencia identifica tumores más agresivos. Estos parámetros son aceptados actualmente por muchos autores, para los que son determinantes a la hora de tomar decisiones. Como hemos visto en capítulos anteriores, desde hace algunos años están cobrando cada vez más importancia parámetros obtenidos de estudios de genética y biología molecular del cáncer, aunque todavía sin el nivel de significación necesario para condicionar actitudes terapéuticas[477].

Por su parte, para los clínicos resulta esencial determinar la respuesta terapéutica de la enfermedad con los diferentes tratamientos disponibles. El manejo de cada caso debe ajustarse a protocolos internacionalmente aceptados, pero sin olvidar su adaptación a las características individuales de cada paciente. En el caso del cáncer de lengua, resulta imprescindible predecir en la medida de nuestras posibilidades la posible respuesta de la enfermedad ante tratamientos complementarios. Si los biomarcadores cuantificados en la pieza histológica de una biopsia diagnóstica nos pudieran predecir la respuesta terapéutica, constituiría una gran ayuda para establecer un plan quirúrgico para nuestros pacientes. Más aún, podrían llegar a proporcionar una información de incalculable valor para determinar la respuesta a radioterapia y/o quimioterapia.

En este trabajo, hemos intentado adaptar toda esta información al proceso neoangiogénico asociado al desarrollo del carcinoma epidermoide de lengua. Y nos hemos centrado en el fenómeno de la angiogénesis basándonos en que la revisión de la escasa literatura existente nos parece de gran interés clínico. Para un cirujano oncológico, el desarrollo de la masa tumoral y su crecimiento hacia tejidos vecinos y diseminación a distancia constituye la llave maestra para entender su trabajo en el quirófano. Hasta la fecha, la información de que disponemos es escasa, las series analizadas son cortas, y no existen trabajos específicos en esta región anatómica. Y ello a pesar de la creciente incidencia del cáncer oral, en comparación con neoplasias de otras localizaciones que, curiosamente, han estudiado ampliamente el proceso angiogénico asociado, e incluso esa información ha sido incorporada a protocolos internacionales sobre toma de decisiones clínicas.

Con todo lo expuesto, el ***objetivo fundamental*** del presente trabajo es la búsqueda de nuevos parámetros cuantificables que tengan una significación relevante en el comportamiento clínico de los carcinomas epidermoides de lengua, y de esta forma nos supongan una información sobre la evolución pronóstica de cada caso.

Los *objetivos concretos* de este trabajo se podrían enumerar de la siguiente forma:

1. Incrementar nuestro conocimiento sobre el carcinoma epidermoide de lengua, y su actual significado sanitario en nuestro medio.

2. Obtener más información sobre el proceso de la angiogénesis, en concreto de la angiogénesis tumoral aplicada al carcinoma epidermoide de lengua.

3. Conocer los parámetros que intervienen en el proceso angiogénico y su influencia en el mismo.

4. Determinar el papel de la endoglina (CD105) y del CD31 en la angiogénesis del carcinoma epidermoide de lengua, y su potencial significación en la evolución del mismo, su capacidad de diseminación y/o de enviar metástasis sistémicas, su respuesta a las diferentes terapias disponibles, y, en resumen, su valor en el pronóstico global del paciente.

5. Acúmulo de experiencia y desarrollo de un método de cuantificación objetivo de la angiogénesis tumoral.

6. Comprobar si la endoglina es efectivamente un método objetivo de cuantificación de la angiogénesis en el carcinoma epidermoide de lengua, y si

puede llegar a suponer un método fiable para determinar y/o predecir la respuesta terapéutica del paciente.

7. Estudiar la capacidad del carcinoma epidermoide de lengua para reclutar vasos sanguíneos existentes en la periferia del tumor que le ayuden a progresar, infiltrar tejidos vecinos y migrar a distancia.

Diseño general del estudio: Justificación

Para este proyecto se ha optado por analizar retrospectivamente una cohorte histórica de pacientes con afectación del órgano lingual por carcinoma epidermoide. En la literatura médica se encuentran diversos estudios sobre el papel de la angiogénesis en el cáncer de cabeza y cuello, e incluso de forma más concreta en el cáncer de cavidad oral. Sin embargo, como hemos visto previamente en el presente trabajo, la revisión de dichos estudios proporciona resultados contradictorios.

Por su parte, ya hemos mencionado que una de las variables atribuídas en la literatura a esta contrariedad de resultados viene determinada por la diferente vascularización existente entre diferentes regiones de la cavidad oral[343]. Por ello, hemos limitado el estudio a una sola región, y quizás la más representativa en cáncer de cavidad oral, como es la lengua. Y ello aún a sabiendas de que reduce significativamente el tamaño muestral.

Con todo esto, a pesar de las limitaciones, hemos decidido abrir una línea de investigación en cáncer de lengua consistente en un análisis de la angiogénesis, cuantificada mediante tinción con CD105 y con PECAM-1/CD31 (Platelet endotelial cell adhesion molecule-1), y estudio de su papel como factor pronóstico. Dado que el CD31, al ser un marcador pan-endotelial, es un marcador inespecífico de angiogénesis, y que el CD105 es un marcador sobreexpresado en células endoteliales altamente proliferativas, como son células endoteliales de una masa tumoral, la cuantificación diferencial de una muestra con ambos marcadores nos indicará qué proporción de la densidad vascular en la masa tumoral corresponde al tejido en sí (angiogénesis no tumoral), y qué proporción de vasos sanguíneos son recientemente generados por la masa tumoral para su progresión (angiogénesis tumoral). De esta forma, pretendemos obtener resultados más clarificadores a la hora de evaluar el papel de la angiogénesis en el desarrollo y progresión del carcinoma epidermoide de lengua. Además, intentamos determinar si la densidad vascular intratumoral y peritumoral puede ser un factor predictivo de la respuesta terapéutica del tumor, en concreto a la radioterapia.

La comparación de los resultados con tinción con CD31 y con CD105 respecto a los resultados obtenidos con el contaje diferencial con CD31-CD105 nos permite discernir si un parámetro obtenido para una tinción específica de angiogénesis tumoral viene determinado por la capacidad del tumor de desarrollar neovasos tumorales o por la capacidad del tumor para reclutar vasos preformados de la periferia del tumor.

Para nuestro estudio, en primer lugar es preciso valorar si la cuantificación de la densidad de vasos realizada con un contaje de CD105 y CD31 en el estudio histológico tiene relación con la historia clínica tumoral. Es decir, si los carcinomas con peor pronóstico y que han experimentado peor evolución clínica tienen una mayor cantidad de vasos.

En segundo lugar hay que intentar relacionar el contaje vascular diferencial con el pronóstico del carcinoma epidermoide de lengua. Nuestro estudio pretende valorar de forma retrospectiva la expresión de endoglina en las muestras histológicas de estos carcinomas en relación con el pronóstico de los mismos tras un mínimo de 8 años de seguimiento.

En tercer lugar, se pretende relacionar la densidad vascular peritumoral y neoangiogénica con la respuesta del carcinoma epidermoide de lengua a la radioterapia complementaria.

Capitulo III

Material y Metodos

3.1. MATERIAL: DATOS GENERALES

3.1.1. Descripción de la muestra

Descripción general del estudio

Se estudiaron los carcinomas epidermoides que afectaban tejido lingual analizados en el Servicio de Anatomía Patológica del CHU Juan Canalejo entre los años 1993 y 1996. Se obtuvieron también los datos clínicos de todos estos enfermos haciendo especial énfasis en la supervivencia, tratamiento y evolución del proceso. Cerrar el estudio en 1996 permite valoraciones como mínimo de 8 años de seguimiento.

Antes de iniciar la revisión retrospectiva de los datos clínicos, se planteó la posibilidad de realizar un cálculo estadístico del tamaño muestral. Sin embargo, se desechó tal posibilidad en base a la ausencia de estudios similares en la literatura, que impedían obtener datos sobre una aproximación a los resultados pronósticos que se pretendiera determinar como hipótesis de trabajo.

En primer lugar se realizó un estudio estadístico descriptivo de la muestra, determinando parámetros como edad, sexo, hábitos de tabaco y alcohol, localización primaria del tumor, estadiaje TNM, procedimiento quirúrgico sobre la lesión primaria, tratamiento del cuello, y radioterapia complementaria. Se estudió la presencia de recidiva y su localización, así como el tratamiento de la misma. Para valorar la evolución clínica y establecer comparativas respecto a factores pronóstico se estudió el periodo libre de enfermedad de los elementos de la muestra, la supervivencia global, y la existencia o no de éxitus.

Posteriormente se realizó una tinción con CD31 y con CD105 ó endoglina en el tejido tumoral para determinar el número de vasos en las muestras histológicas de todos los pacientes, obtenidas del banco de muestras del Departamento de Anatomía Patológica del Complejo Hospitalario Juan Canalejo.

Se intentó realizar una comparación estadística entre esta densidad de microvasos y el estadiaje tumoral para ver si se encuentra significación estadística en la relación entre expresión de CD31 y endoglina, y estadiaje tumoral. Sin embargo, el reducido tamaño de la muestra impidió un análisis estadístico exhaustivo debido a que la estratificación por estadíos de la muestra de casos teñidos determinaba submuestras con muy pocos casos en varios estadíos.

Posteriormente, obteniendo los datos clinicos sobre evolución de los pacientes, tratamientos realizados y supervivencia, se consideró realizar una correlación estadística entre la densidad de microvasos y la supervivencia del paciente, tanto global como libre de enfermedad. Se analizó la relación entre el contaje y la aparición de recidivas. Con todo ello podemos valorar la significación pronóstica global de la angiogénesis en el carcinoma epidermoide de lengua.

Para valorar el papel de la endoglina como factor predictivo de la respuesta terapéutica tumoral a la radioterapia se seleccionaron los casos radiados de la muestra y se estudió su supervivencia y la presencia de recidivas de forma descriptiva. Seguidamente se realizaron los mismos estudios comparativos de medias entre contaje vascular con CD31 y con endoglina a diferentes aumentos y las cifras de supervivencia, recidiva y tiempo de supervivencia y libre de enfermedad.

Criterios específicos de inclusión en el estudio

- Pacientes con carcinoma epidermoide situado primariamente o con afectación de tejido lingual.
- Datos epidemiológicos completos.
- Información completa sobre tratamientos realizados y evolución pronóstica.
- Seguimiento evolutivo del proceso superior a 5 años.
- Pacientes intervenidos quirúrgicamente de su enfermedad neoplásica.
- Disponibilidad de muestra histológica del carcinoma epidermoide.

Criterios de exclusión de la muestra

- Pacientes con tumoraciones linguales que no sean carcinoma epidermoide.
- Información incompleta sobre hábitos tóxicos, edad, tratamientos realizados y/o evolución pronóstica de su enfermedad.
- Información inferior a 5 años de evolución del proceso.
- Pacientes que no hayan recibido tratamiento quirúrgico de su enfermedad.
- Muestra histológica no disponible en condiciones adecuadas para llevar a cabo las tinciones.
- Pacientes con tratamientos o condiciones previas que pudieran alterar el patrón angiogénico de la tumoración: radioterapia y/o quimioterapia preoperatorio, patología angiogénica, etc.

Plantilla de recogida de datos

La plantilla utilizada para la recogida de datos ha sido la siguiente:

Ca. Lengua - Angiogénesis

1. NHC:
2. Nombre:
3. Teléfono:
4. Sexo: V (1) M (2)
5. Fecha nacimiento:
6. Tabaco Sí (1) No (2)
7. Alcohol Sí (1) No (2)
8. Tumor primario
   Lengua móvil (1) Base lengua (2) Lengua ampliada (3)
9. TNM
   T1 (1) T2 (2) T3 (3) T4 (4)
10. N0 (1) N1 (2) N2a (3) N2b (4) N2c (5) N3 (6)
11. Fecha cirugía:
12. Procedimiento quirúrgico:
    (1) Glosectomía parcial
    (2) Hemiglosectomía
    (3) Glosectomía subtotal
    (4) Glosectomía total
    (5) Glosectomía ampliada
    (6) Laringoglosectomía
    (7) Otras
13. Vaciamiento cervical derecho
    (1) No (2) Funcional (3) Radical
14. Vaciamiento cervical izquierdo
    (1) No (2) Funcional (3) Radical
15. Radioterapia postoperatoria: (1) Sí (2) No
16. Recidiva: (1) Sí (2) No
17. Localización recidiva:
    (0) No (1) Local (2) Regional (3) Distancia
18. Tratamiento recidiva:
    (0) No (1) Paliativo (2) Curativo
19. Tipo de tratamiento de recidiva
    (0) No (1) Cirugía (2) Radioterapia (3) Quimioterapia
20. Tiempo libre de enfermedad: meses.
21. Supervivencia global: meses.
22. Fallecimiento: (1) Sí (2) No

23. Observaciones

3.1.2. Cohorte de pacientes

Inicialmente se seleccionaron 55 pacientes intervenidos en el Complejo Hospitalario Universitario Juan Canalejo de La Coruña durante los años 1993 a 1996, y que cumplían los criterios de inclusión en el estudio. Se recogieron datos de forma retrospectiva del historial clínico de los pacientes seleccionados, y se realizó un control de su estado en Abril de 2004, momento en el que se censuran los casos que todavía sobreviven.

Se recogieron tallados de las piezas anatomopatológicas correspondientes. Estos tallados correspondieron a áreas de afectación lingual por carcinoma epidermoide.

Por alteración de las muestras histológicas o de la técnica de tallado se procedieron a rechazar 12 casos. De esta manera la cohorte final de pacientes del estudio fue de **43 casos**.

De los 43 pacientes, se dispone de los datos de la historia clínica y la exploración, anatomía patológica, tratamientos complementarios y seguimiento clínico, hasta Abril de 2004, momento en que se efectúa el estudio de corte de la serie.

En la tabla 4 se describen los principales datos correspondientes a la muestra de 43 pacientes incluidos en el estudio.

Id	Sexo	Edad	Tabaco	Alcohol	Tumor primario	pT	pN	VCdcho	VCizqdo	RDTpost	Recidiva	Superv	Exitus
1	V	66	Sí	Sí	Base lengua	T1	N0	No	No	No	No	119	No
2	V	66	Sí	Sí	Lengua móvil	T2	N2c	Func	Func	No	Sí	35	Sí
3	M	74	No	No	Lengua móvil	T1	N2b	No	Func	No	No	113	No
4	V	59	Sí	Sí	Lengua móvil	T2	N2b	No	Func	Sí	Sí	9	Sí
5	M	70	No	No	Lengua ampliada	T4	N0	No	Func	Sí	Sí	4	Sí
6	V	40	Sí	Sí	Lengua ampliada	T2	N2b	Func	Func	No	Sí	119	No
7	M	78	No	No	Lengua ampliada	T2	N0	Func	No	No	No	114	No
8	V	77	Sí	Sí	Lengua ampliada	T4	N1	No	Func	Sí	Sí	115	Sí
9	V	64	Sí	Sí	Lengua móvil	T2	N0	Func	No	Sí	Sí	57	Sí
10	V	72	No	No	Lengua móvil	T1	N0	Func	Func	No	No	98	No
11	V	53	Sí	Sí	Base lengua	T2	N0	No	Func	No	Sí	26	Sí
12	V	70	Sí	Sí	Base lengua	T2	N2b	Func	No	Sí	Sí	98	No
13	V	66	Sí	Sí	Lengua ampliada	T4	N0	No	Func	Sí	Sí	19	Sí
14	V	65	Sí	Sí	Lengua móvil	T2	N0	Func	No	Sí	Sí	19	Sí
15	V	60	Sí	Sí	Lengua ampliada	T4	N0	Func	No	Sí	No	112	No
16	M	83	Sí	Sí	Lengua ampliada	T3	N1	No	Radical	Sí	Sí	4	Sí
17	V	78	Sí	Sí	Lengua ampliada	T2	N2b	No	Func	No	Sí	11	Sí
18	V	40	Sí	Sí	Base lengua	T2	N2b	Func	No	Sí	Sí	112	No
19	V	60	Sí	Sí	Base lengua	T1	N0	No	Func	No	Sí	82	Sí
20	V	52	Sí	Sí	Base lengua	T4	N3	Func	Func	Sí	Sí	9	Sí
21	V	64	Sí	Sí	Lengua ampliada	T3	N0	Func	Func	Sí	Sí	125	No
22	V	56	Sí	Sí	Base lengua	T2	N2b	Func	Func	Sí	Sí	14	Sí
23	V	48	Sí	Sí	Base lengua	T2	N2b	Func	No	Sí	Sí	12	Sí
24	V	46	Sí	Sí	Lengua ampliada	T2	N0	No	Func	Sí	Sí	28	Sí
25	V	65	Sí	Sí	Lengua ampliada	T4	N2b	Func	Func	Sí	Sí	44	Sí
26	V	76	Sí	Sí	Lengua ampliada	T3	N0	No	Func	Sí	Sí	43	Sí
27	V	72	Sí	No	Base lengua	T4	N0	Func	No	No	Sí	35	Sí
28	V	54	Sí	Sí	Base lengua	T3	N0	No	Func	Sí	Sí	107	No
29	V	77	Sí	Sí	Lengua móvil	T2	N0	Func	No	No	No	106	No
30	V	46	Sí	Sí	Lengua móvil	T1	N3	Radical	Func	Sí	Sí	105	No
31	V	72	Sí	Sí	Lengua ampliada	T1	N2b	Func	Func	Sí	Sí	19	Sí
32	V	59	Sí	Sí	Lengua ampliada	T1	N2c	Func	Func	Sí	Sí	14	Sí
33	V	48	Sí	Sí	Lengua ampliada	T1	N0	Func	Func	No	No	103	No
34	V	56	Sí	Sí	Base lengua	T2	N2b	No	Func	Sí	Sí	79	Sí
35	M	53	No	No	Lengua ampliada	T4	N0	No	Func	No	Sí	14	Sí
36	M	71	No	No	Lengua ampliada	T2	N0	No	Func	No	Sí	131	No
37	M	62	No	No	Lengua móvil	T2	N0	No	Func	Sí	Sí	96	Sí
38	V	56	Sí	Sí	Base lengua	T2	N0	No	Func	No	Sí	39	Sí
39	V	57	Sí	Sí	Lengua móvil	T2	N0	Func	No	No	Sí	53	Sí
40	V	48	Sí	Sí	Base lengua	T4	N2c	Func	Radical	Sí	No	99	No
41	V	68	Sí	Sí	Lengua ampliada	T2	N0	Func	No	No	Sí	99	Sí
42	V	48	Sí	Sí	Lengua móvil	T3	N2a	Func	Func	Sí	Sí	7	Sí
43	V	52	Sí	Sí	Lengua ampliada	T4	N2b	Func	No	Sí	Sí	39	Sí

V = Varón; M = Mujer; VCdcho = Vaciamiento cervical derecho; VCizqdo = Vaciamiento cervical izquierdo; Func = Funcional.
La supervivencia está cuantificada en meses.

Tabla 4. Datos correspondientes a los pacientes de la muestra.

3.1.3. Estudio anatomopatológico

Se recogió el resultado histológico proporcionado por el servicio de Anatomía Patológica después de la intervención quirúrgica, para la valoración del pronóstico y determinación de la necesidad de realizar tratamientos complementarios para el control de la enfermedad. De todas formas se realizó una reevaluación por un patólogo, que realizó nuevos tallados de la pieza macroscópica y estudio histológico convencional mediante tinción con hematoxilina-eosina. Al mismo tiempo se realizó el estudio inmunohistoquímico mediante contaje vascular en campos microscópicos de gran aumento (de x100 y x400 aumentos) a las muestras histológicas con tinción con anticuerpos anti-CD31 y anti-CD105.

3.2. DESCRIPCION DEL ESTUDIO

Los aspectos generales del estudio ya han sido descritos en apartados anteriores. En este apartado se describirá el método de cuantificación de la angiogénesis tumoral y la realización del contaje vascular.

3.2.1. Cuantificación de la angiogénesis tumoral

Las células endoteliales proliferativas en la neovasculatura tumoral se comportan de forma diferente a las células endoteliales normalmente inactivas con respecto a sus características morfológicas, metabolismo, regulación genética, bioquímica y características inmunológicas. En este concepto se basan las diferentes estrategias que se han investigado para cuantificar la angiogénesis tumoral. De esta forma, determinando los marcadores diana de las células endoteliales de los neovasos tumorales estaríamos capacitados no sólo para su identificación y cuantificación, sino también para modificar su regulación con fines terapéuticos. El marcador ideal de neoendotelio tumoral sería aquel que estuviera (1) sobreexpresado en endotelio proliferante pero no en endotelio normal, y (2) localizado en grandes cantidades en áreas de fácil identificación, como en la superficie luminar vascular, de esta forma fácilmente accesible a su reconocimiento mediante diferentes técnicas[459].

En primer lugar, para estudiar la angiogénesis en tejidos tumorales mediante la tecnología actual es necesario obtener tejido suficiente para examen histológico del mismo. El criterio estándar para este examen histológico de piezas tumorales consiste en destacar el endotelio tumoral mediante anticuerpos que diferencien las células endoteliales de otras estirpes celulares del tumor. El primer anticuerpo utilizado fue el factor VIII-RA (FVIII-RA), y éste es todavía el anticuerpo utilizado en muchos de los estudios publicados[341]. Otros anticuerpos específicos de las células endoteliales que se han utilizado en estudios de angiogénesis tumoral son el CD31/PECAM, el CD34, CD36, TEC-11, y el ulex europaeus (UEA). En la actualidad, los anticuerpos más utilizados son FVIII-RA, CD31 y CD34.

La endoglina humana (CD105) es un miembro de la familia del receptor del factor de crecimiento transformante beta que recientemente se ha ligado a la telangiectasia hemorrágica hereditaria de tipo I, o Rendu-Osler-Weber. Expresada en pequeña cantidad en los vasos normales, aumenta mucho su expresión en procesos inflamatorios y neoplásicos. Por ello, en el contexto de la angiogénesis tumoral es considerada como un marcador de neovascularización en tejidos neoplásicos. Estudiar la vascularización tumoral a través de un marcaje diferencial con endoglina y F-VIII, CD31 ó CD34 podría proporcionarnos importante información sobre la vascularización normal y la vascularización tumoral.

La angiogénesis tumoral puede ser cuantificada mediante contaje de vasos en campo microscópico de alta magnificación una vez teñidos con anticuerpos frente a antígenos endoteliales resistentes a formalina, entre los que se incluye el antígeno factor VIII (FVIIIAg) y el CD-31 [235,237,343,344].

Weidner et al[235] estudiaron los efectos de la angiogénesis en correlación con tumores de mama y realizaron la cuantificación mediante recuento de microvasos (capilares y vénulas) usando microscopio óptico y determinando la densidad de microvasos en fragmentos de la masa tumoral. Para identificar los microvasos utilizaron una tinción inmunocitoquímica de sus células endoteliales con factor VIII. Identificaron las áreas tumorales de mayor vascularización mediante microscopio de pequeños aumentos (40x y 100x). Posteriormente, contaron cuidadosamente los microvasos en campos microscópicos de 200 y 400 aumentos, y su densidad fue graduada en una escala de 1 a 4+.

Williams et al[341], en una publicación de 1994, cuantifican de forma similar la densidad vascular en tumores de cavidad oral. Empiezan seleccionando las áreas tumorales de mayor vascularización, principalmente localizadas en la periferia del tumor, mediante micoscopía de baja resolución. Las áreas teñidas inmunohistoquímicamente mediante factorVIII-RA son determinadas mediante un sistema CAS 200 (Cell Analysis System, Becton-

Dickinson Cellular Imaging Systems, San Jose, California), consistente en un microscopio óptico modificado y un ordenador compatible que proporciona vídeo-imágenes de citometría[478]. Este sistema requiere un campo microscópico de 400 aumentos. El análisis del ordenador se limita a 1/16 del área visualizada con el microscopio. Por tanto se requieren 15 a 20 campos analizados infromáticamente para estudiar la totalidad del campo. De esta forma, se halla el área media por campo teñido con factor VIII. También estudia de forma comparativa la angiogénesis asociada al epitelio normal.

En la actualidad, la mayor parte de las publicaciones científicas que tratan el tema de la angiogénesis utilizan el método descrito por Weidner en 1998 [479]. Weidner cuantifica la mayor densidad vascular en secciones tisulares visualizadas con un campo de magnificación de 100 aumentos en las regiones con mayor intensidad de tinción con anti-CD31. A continuación realiza un recuento de vasos incluídos dentro de un campo de 0.74 mm^2 a 200 aumentos. Se realizó el contaje vascular en tres campos microscópicos, y la máxima densidad vascular fue considerada como la "highest microvascular density" (h-MVD), expresada en unidades de *vasos por milímetro cuadrado.* La identificación randomizada de nidos tumorales se realizó mediante delimitación de múltiples círculos en las preparaciones previamente al examen microscópico.

Otros métodos de cuantificar la angiogénesis

Se han descrito diversas estrategias para obtener imágenes de neovascularización tumoral, entre ellas métodos para medir parámetros anatómicos y fisiológicos como el volumen sanguíneo, el flujo sanguíneo o la permeabilidad capilar[480,481].

Las técnicas de imagen se han convertido en herramientas imprescindibles tanto en el diagnóstico y seguimiento de enfermedades como en las primeras fases de la investigación biomédica. Las investigaciones en torno a la angiogénesis tumoral no son una excepción, y las técnicas de imagen han aportado nuevas estrategias para su estudio y cuantificación[482]. Un equipo alemán acaba de presentar la última de las máquinas para *fotografiar* por dentro el organismo. Se trata de la *Tomografía Computerizada Volumétrica (TCV)* y su objetivo es proporcionar imágenes del entramado vascular del cuerpo y observar hasta los más pequeños vasos sanguíneos que alimentan a un tumor. Por el momento, los experimentos sólo se han realizado en ratones a los que se les había injertado tumores humanos de piel. Los autores del trabajo consideran que la técnica está lista para su aplicación en investigación y esperan que en un futuro sea aplicable para evaluar la evolución del cáncer y la respuesta al tratamiento de los pacientes. Incluso podría llegar a discernir con precisión si una lesión es benigna o maligna, porque lo que caracteriza a la segunda es la gran cantidad de vasos que la alimentan.

Los científicos alemanes desarrollaron un prototipo similar al TAC, que combina varias tecnologías cuyo objetivo es captar pequeñas estructuras tisulares como son los vasos sanguíneos. El nuevo método se comparó con la resonancia magnética en el estudio de la evolución del tumor de piel humano que se había implantado en ratones. Así se obtuvieron imágenes de la red de capilares completa de los animales y también de la enfermedad. Con la TCV se logró captar imágenes con una exposición de sólo 16 segundos, mientras que para la resonancia magnética fueron necesarios 28 minutos. Además de la rapidez, el nuevo método permitió ver los vasos del interior del tumor de hasta 30 micras de diámetro (30 millonésimas de metro).

A pesar de los buenos resultados obtenidos con el nuevo método, los científicos explican en sus conclusiones que su aplicación a organismos más grandes como el ser humano pasa necesariamente por una serie de mejoras técnicas.

Por otra parte, un equipo de radiólogos de la Universidad de Ohio, dirigidos por Michael Knopp, se ha centrado en el estudio por imagen del proceso de angiogénesis y de sus características fisiopatológicas. Los nuevos sistemas de resonancia magnética con la aplicación de agentes de contraste más específicos a nivel molecular aportarán nuevos datos sobre la heterogenicidad tumoral, detectarán los tumores más precozmente, y generarán información sobre pronóstico, respuesta terapéutica y extensión tumoral, ya que se obtendrán imágenenes de las micrometástasis y de los ganglios centinela. Según Hedvig Hricak, directora del Departamento de Radiología del Memorial Sloan-Kettering Cancer Center de Nueva York, las técnicas de imagen molecular son claves para detectar, diferenciar y clasificar las metástasis. Según estos y otros expertos, en los próximos años asisteremos a un avance de tal calibre en las técnicas de imagen diagnóstica que se resolverá el problema de la cuantificación de la angiogénesis.

En 2005, Erovic et al[483] publican un estudio con cuantificación digital de densidad vascular y lo comparan con contaje individual en campos de 200 aumentos. Encuentran que la variabilidad del contaje repetitivo mediante ordenador se reduce de forma significativa ($p=0.08$) en comparación con contaje repetitivo individual.

También dentro de las técnicas de imagen para cuantificación angiogénica podemos incluir las que se basan en la escintigrafía. Bredow et al[459] inyectaron anticuerpos marcados radiactivamente en venas de animales con actividad proliferativa tumoral inducida, y realizaron estudios escintigráficos dinámicos a diferentes retrasos de tiempo. Posteriormente sacrificaron los animales y obtuvieron muestras tumorales para estudio inmunohistológico y detección mediante una sonda captadora de radiación gamma. De esta forma establecieron un método mínimamente invasivo para cuantificar *in vivo* de forma directa la carga angiogénica a nivel molecular.

Cuantificación de la angiogénesis en nuestro estudio

Se ha realizado una tinción de las muestras con endoglina o CD105, a diferentes diluciones. De esta forma se ha podido cuantificar el factor angiogénico tumoral en las muestras tisulares.

Los bloques histológicos representativos de cada muestra histológica, fijados en parafina, fueron recuperados y seccionados para su estudio inmunohistoquímico. Los reactivos CD105 y CD31 empleados fueron obtenidos de la casa DAKO (Carpinteria, CA) y diluídos de acuerdo a las instrucciones recomendadas por la empresa distribuidora (Figura 34).

DakoCytomation

CE

Monoclonal
Mouse Anti-Human
Endoglin, CD105
Clone: SN6h[1]
Synonym/Synonyme: GP160
Immunogen: Purified GP160 from cell membrane glycoproteins of fresh non-T/non-B acute lymphoblastic leukemia cells[1]
Immunogène: GP160 purifié extrait de glycoprotéines à membrane cellulaire de cellules non T/non B de leucémie lymphoblastique aigüe[1]
Immunogen: Gereinigtes GP160 aus Zellmembran-Glykoproteinen von frischen non-T/non-B-Zellen der akuten lymphoblastischen Leukämie[1]
Isotype/ Isotyp: IgG_1, kappa

Code M3527
Mouse IgG concentration mg/L: See label on vial.

Figura 34. Endoglina CD105 de la casa Dako utilizada en el estudio.

Las secciones histológicas fueron desparafinadas e incubadas durante 12 horas en un horno a 37ºC, tratadas con peróxido de hidrógeno durante 10 minutos para deprivar la actividad peroxidasa endógena, y sometidas a microondas en tampón L citrato 10 mmol a pH 6.0 para desenmascarar los epitopos (Figura 35). Tras la liberación antigénica, las secciones fueron incubadas con anticuerpos primarios diluídos durante una hora, y posteriormente profusamente lavadas con suero salino. Posteriormente fueron incubadas con diaminobencidina substrato peroxidasa durante 5 minutos. Finalmente fueron montadas en las platinas con medio convencional.

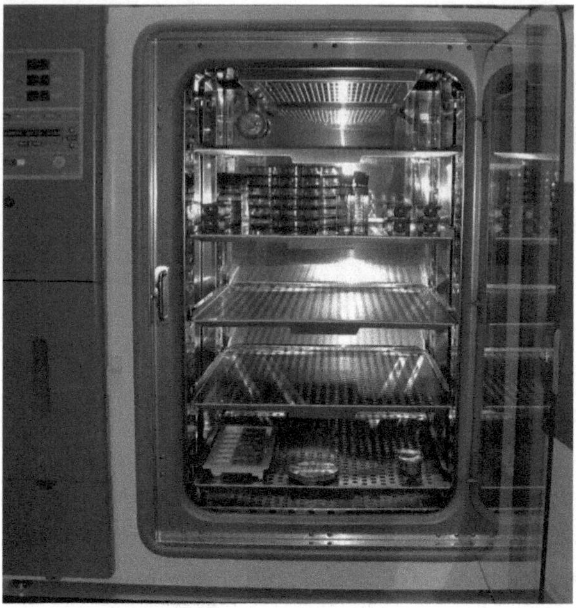

Figura 35. Horno empleado para el procesamiento de las muestras inmunohistológicas.

Las tinciones con CD31 se realizaron con una CSA de 1:40 y el contaje vascular al microscopio óptico se realizó con el campo de 400x. Todas las muestras teñidas fueron asimismo cuantificadas en su intensidad en una escala de 1 a 3.

Las tinciones con CD105 se realizaron con una CSA de 1:500, y los contajes al microscopio óptico se realizaron con campos de 100x y 400x. De igual forma, se cuantificó la intensidad de cada tinción en una escala de 1 a 3.

La selección de las "hot spots" se realizó con el campo de 40x, donde se localizaron las áreas de la muestra con mayor tinción.

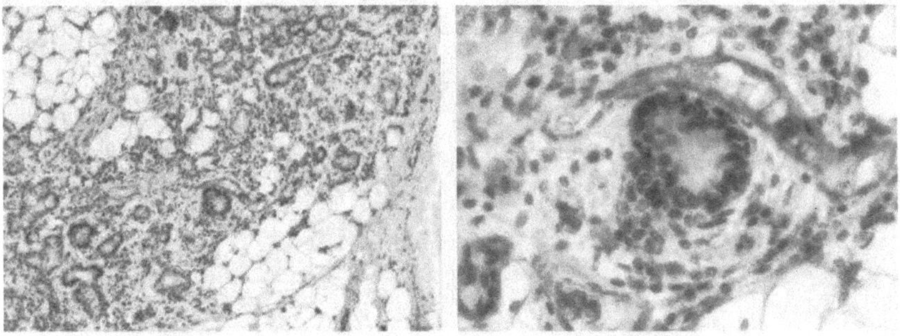

CD 31 – 100x CD 31 – 400x

Figura 36. Ejemplo de tinción con CD31 en caso de carcinoma epidermoide de lengua de la muestra del estudio (Magnificación x100 y x400).

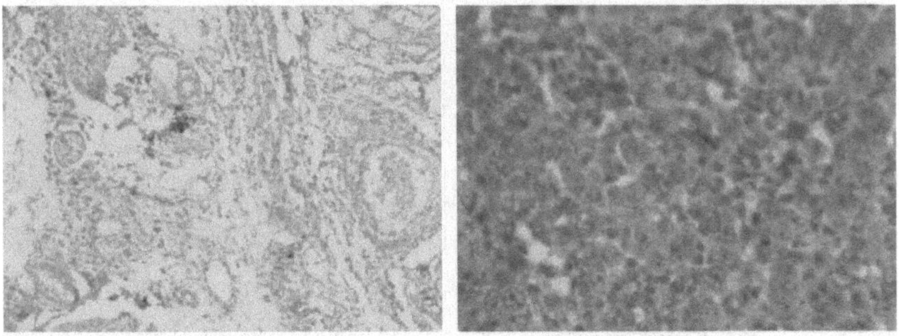

CD 105 – 100x CD 105 – 400x

Figura 37. Ejemplo de tinción con CD105 en caso de carcinoma epidermoide de lengua de la muestra del estudio (Magnificación x100 y x400).

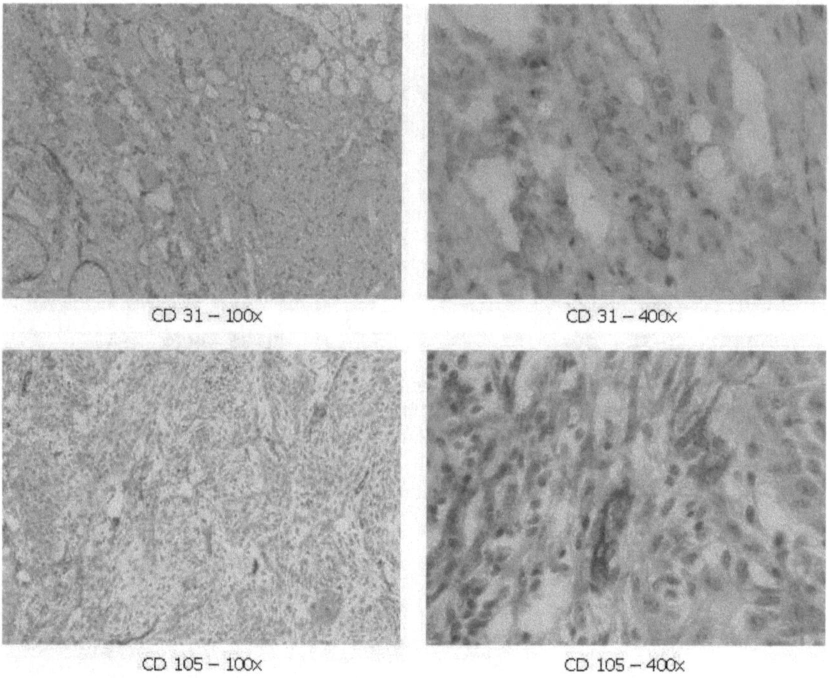

Figura 38. Ejemplo de tinción con CD31 y CD105 en caso de carcinoma epidermoide de lengua de la muestra del estudio (Magnificación x100 y x400).

3.2.2. Contaje vascular

Una vez marcados los vasos con el anticuerpo correspondiente, el siguiente paso para cuantificar la angiogénesis es llevar a cabo un contaje vascular que nos permita homogeneizar el estudio. Como ya ha sido mencionado, el sistema de contaje vascular más aceptado es el propuesto por Weidner[235,479], y que se basa en contaje microscópico. Otros autores han realizado el contaje mediante técnicas apoyadas en la informática[341,483].

En el presente estudio nos hemos adaptado a los métodos convencionales de la mayor parte de las publicaciones relacionadas con el tema. Por tanto hemos seguido un método básicamente similar al de Weidner. Las secciones teñidas inmunohistoquímicamente fueron visualizadas en campo microscópico con magnificación de x40, para identificar las áreas de mayor densidad vascular en la masa tumoral, es decir, los "hot spots". El contaje de los vasos se realizó en el campo de máxima densidad vascular a una magnificación de x 100 y x400 (0.369 mm^2 por campo). Cualquier célula o grupo de células endoteliales claramente separadas de vasos adyacentes, células tumorales y otros elementos de tejido conectivo, fueron considerados como microvaso. No se requirió la presencia de luz vascular para identificar un microvaso.

Aunque algunos autores utilizan hasta diez hot spots y la media de los datos obtenidos la consideran el contaje definitivo, no se ha demostrado que supongan un valor más fiable[441]. La mayor parte de las publicaciones determinan que el contaje de un mayor número de hot spots no proporciona un valor final de angiogénesis más representativo.

El contaje de microvasos fue realizado por un único investigador, sin conocimiento de los datos clínicos de los pacientes. De esta forma se individualizaron los datos angiogénicos y los datos clínicos, para minimizar las variables que pudieran contaminar los resultados del estudio.

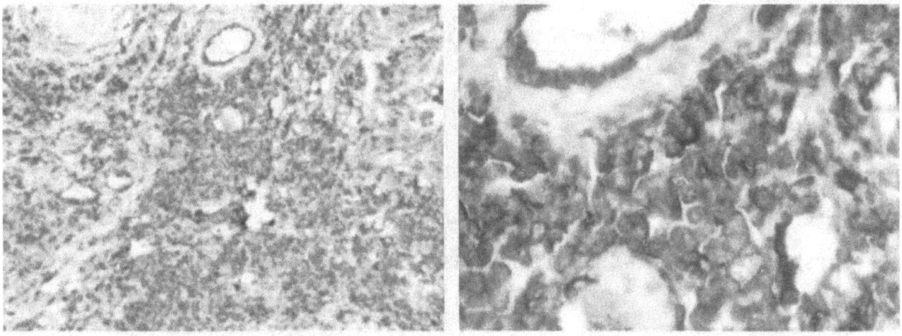

CD 31 – 100x CD 31 – 400x

Figura 39. Ejemplo de contaje vascular en marcaje con CD31 en caso de carcinoma epidermoide de lengua de la muestra del estudio (Magnificación x100 y x400).

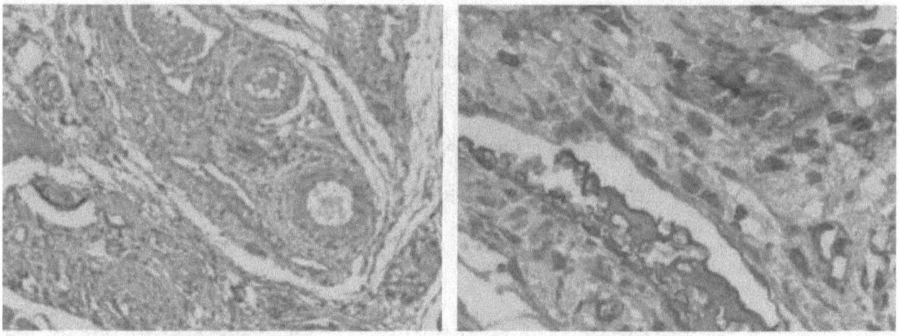

CD 105 – 100x CD 105 – 400x

Figura 40. Ejemplo de contaje vascular en marcaje con CD105 en caso de carcinoma epidermoide de lengua de la muestra del estudio (Magnificación x100 y x400).

3.2.3. Metodología del estudio clínico

Se recogen datos de forma retrospectiva del historial clínico de los pacientes seleccionados, y se realiza un control de su estado en Abril de 2004, momento en el que se censuran los casos que todavía sobreviven.

Datos personales

Se recogen datos de filiación del paciente, número de historia clínica del Complejo Hospitalario Juan Canalejo, nombre y apellidos de los pacientes, que se registran con iniciales para preservar su intimidad y proteger su identificación. También se recoge edad del paciente, y se registra la que tiene en el momento de realizarse la cirugía.

El sexo se registra como (1) si es varón y (2) si es mujer.

Los hábitos de tabaco y alcohol se recogen como (1) si el paciente tiene ese hábito, y (2) si no lo tiene.

Número historia clínica	
Nombre y apellidos (Iniciales)	
Edad	
Sexo	(1) Varón
	(2) Hembra
Hábito tabáquico	(1) Fumador
	(2) No fumador
Hábito alcohólico	(1) Bebedor
	(2) No bebedor

Datos clínicos

En este apartado se recogen datos de localización del tumor primario, y su ubicación con respecto a la lengua. Se etiquetan como (1) aquellos tumores primarios localizados en la lengua móvil, como (2) los tumores localizados en la base de lengua, y como (3) aquellos tumores que afectan localizaciones más allá de la lengua o que en su infiltración afectan a la lengua. Se etiqueta a efectos de facilitar la nomenclatura como "lengua ampliada".

Se recoge también la clasificación TNM, siguiendo los parámetros de la American Joint Committee on Cancer (AJCC) del año 2002, que es la clasificación por estadíos vigente en la actualidad.

Localización tumor primario	(1) Lengua móvil
	(2) Base de lengua
	(3) Lengua ampliada
T	(1) T1
	(2) T2
	(3) T3
	(4) T4
N	(1) N0

	(2) N1 (3) N2a (4) N2b (5) N2c (6) N3

Datos quirúrgicos

Se recoge la fecha de la cirugía, y se computa como el día 0 a partir del cual se contará el tiempo de evolución y seguimiento del paciente. Estos tiempos se cuantifican en meses.

Se recoge asímismo el procedimiento quirúrgico sobre la lesión primaria, con consideración hacia la actitud terapéutica con la lengua. De esta forma se etiqueta como (1) la realización de glosectomía parcial sin llegar a línea media, (2) hemiglosectomía, (3) glosectomía subtotal, (4) glosectomía total, (5) glosectomía ampliada, (6) laringlosectomía y (7) los restantes procedimientos.

La realización de vaciamiento cervical de lado derecho y/ o izquierdo se recoge como (1) si no se realiza vaciamiento, (2) si se realiza vaciamiento funcional y (3) si el vaciamiento es radical. No se consideran las modificaciones del vaciamiento funcional.

Fecha cirugía	
Procedimiento quirúrgico	(1) Glosectomía parcial (2) Hemiglosectomía (3) Glosectomía subtotal (4) Glosectomía total (5) Glosectomía ampliada (6) Laringoglosectomía (7) Otros
Vaciamiento cervical derecho	(1) No (2) Vaciamiento funcional (3) Vaciamiento radical

Vaciamiento cervical izquierdo	(1) No (2) Vaciamiento funcional (3) Vaciamiento radical

Datos de terapias complementarias

Se recoge la realización de radioterapia complementaria. Cuando el tratamiento quirúrgico del primario se había completado con radioterapia se registró como (1), y como (2) cuando no se realizó.

Radioterapia complementaria	(1) Sí (2) No

Recidiva

Se registra como (1) la presencia de recidiva tumoral, y como (2) la ausencia de recidiva. Asímismo se recoge la localización de la recidiva, codificando como (0) la ausencia de recidiva, (1) la presencia de recidiva local, (2) la exsitencia de recidiva regional, y (3) el hallazgo de recidiva a distancia. Por recidiva local se entiende la presencia de recidiva tumoral en localización primaria. La recidiva regional se refiere a la presencia de adenopatías cervicales metastásicas posteriores al tratamiento. La recidiva a distancia se refiere a la aparición de metástasis sistémicas.

El tratamiento de la recidiva se registró como (0) cuando no se realizó tratamiento, (1) cuando el tratamiento fue paliativo, y (2) cuando se realizó tratamiento con fines curativos.

El tipo de tratamiento de la recidiva se recogió como (0) cuando no se realizó tratamiento, (1) cuando se realizó tratamiento quirúrgico, (2) cuando se realizó tratamiento de rescate con radioterapia, y (3) en los casos que el tratamiento de la recidiva se realizó mediante quimioterapia.

Recidiva	(1) Sí (2) No
Localización recidiva	(0) No (1) Local (2) Regional (3) Distancia
Tratamiento recidiva	(0) No (1) Paliativo (2) Curativo
Tipo de tratamiento de recidiva	(0) No (1) Cirugía (2) Radioterapia (3) Quimioterapia

Seguimiento clínico

Se ha anotado el tiempo en meses libre de enfermedad, hasta que el paciente desarrolló una recidiva o hasta que el caso fue censurado en Abril de 2004, contabilizando desde la fecha de la intervención quirúrgica. Para situar la recidiva en el tiempo se emplea la fecha en la que al paciente se le diagnostica la recidiva, y no desde que el paciente refiere una evolución anormal.

También se ha registrado la supervivencia global en meses. Para ello se contabiliza desde la fecha de tratamiento quirúrgico hasta el momento del fallecimiento, o hasta que el caso fue censurado en Abril de 2004.

Por último se han diferenciado los pacientes que han fallecido, etiquetados como (1), de los que no han fallecido, registrados como (2).

Tiempo libre de enfermedad	Meses
Supervivencia global	Meses
Fallecimiento	(1) Sí (2) No

Datos adicionales de interés

Se abre un apartado de "Observaciones" para registro de datos adicionales que pudieran resultar de interés para el estudio y que no han sido registrados en los apartados anteriores.

3.2.4. Metodología del estudio histológico e inmunológico

Los datos histológicos se obtuvieron de los informes proporcionados por el servicio de Anatomía Patológica, para la valoración del pronóstico y orientación de la necesidad de realizar tratamientos complementarios. No obstante, las biopsias fueron reevaluadas por un patólogo que procedió a tallar cortes de la pieza, tinción convencional con hematoxilina-eosina y estudio histológico convencional. Este estudio fue comparado con el informe previo de anatomía patolgógica.

Al mismo tiempo se realizaron las tinciones inmunológicas con CD31 y CD105, de la forma previamente descrita.

3.3. METODO ESTADISTICO

Con los datos recogidos se confeccionó una base de datos en el programa Access para el análisis estadístico. Algunas variables fueron recodificadas para adaptar la base de datos al programa informático empleado para el estudio estadístico.

Los datos obtenidos de la base de datos creada se procesaron con el programa estadístico SPSS 12.0. Mediante este programa los datos fueron evaluados utilizando la estadística básica, análisis bivariantes y análisis multivariantes.

Para la comparación de medias para 2 grupos de variables, una cuantitativa y otra cualitativa dicotómica, se ha empleado la t de Student y la prueba de Mann-Whitney. Asímismo algunos análisis estadísticos se han realizado con el test de la mediana. Para la comparación de variables cualitativas se emplearon las tablas de contingencia (Chi-cuadrado).

La supervivencia de la serie se analizó desde las curvas de Kaplan y Meier, tanto para la supervivencia global como para la supervivencia causa-específica, periodo libre de enfermedad y recidiva local. Estas cifras se compararon con los parámetros pronósticos obtenidos tanto de la patología como de la inmunología.

El impacto sobre la supervivencia de las distintas variables con relación al tiempo se analizó mediante el test de regresión de Cox.

Capitulo IV

Resultados

4.1. DATOS EPIDEMIOLOGICOS

4.1.1. Edad y sexo

La muestra de 43 pacientes corresponde a 36 varones (83.72%) y 7 mujeres (16.28%).

La edad de los pacientes osciló entre 40 y 83 años, con una media de 61.56 años.

La distribución por décadas se puede observar en la gráfica de la figura 41:

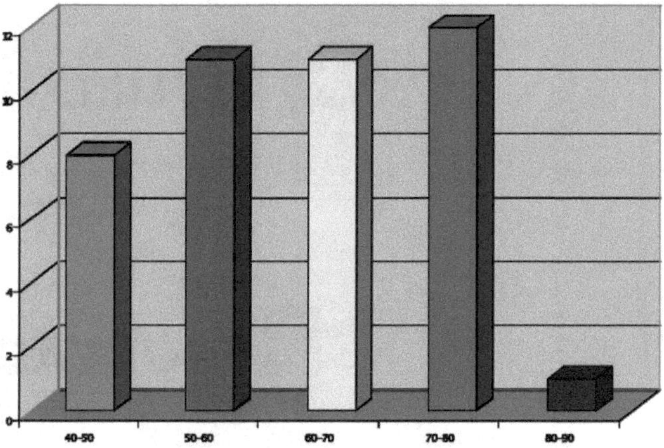

Figura 41. Distribución por décadas de la edad de aparición del cáncer en los pacientes incluidos en el estudio.

La edad media de los varones incluidos en el estudio resultó 59.89 años, con un rango variable de 40 a 78 años. En las mujeres, la edad media fue 70.14 años, con un rango de 53 a 83 años.

4.1.2. Tabaco y alcohol

El 83.72% de los pacientes, un total de 36, son o han sido fumadores. Los restantes 7 pacientes (16.28%) refirieron no haber fumado en ninguna ocasión.

Respecto al hábito alcohólico, 35 pacientes (81.39%) refirieron ser consumidores habituales de alcohol, y 8 (18.61%) pacientes negaron dicho hábito.

Treinta y cinco pacientes (81.39%) reconocieron los hábitos tabáquico y alcohólico como cofactores implicados en la etiología neoplásica. Otros 7 pacientes (16.28%) negaron ser fumadores ni bebedores habituales. Un paciente (2.33%) reconoció ser fumador y no bebedor.

Seis de las 7 mujeres incluidas en el estudio (85.71%) refirieron que no eran consumidoras habituales de tabaco ni de alcohol. Tan solo una paciente (14,29%) fue registrada como fumadora y bebedora.

Por el contrario, entre la población masculina de la muestra, 34 de los 36 varones (94.44%) reconocieron consumo habitual de tabaco y alcohol, y 1 paciente (2.78%) reconoció exclusivamente el consumo de tabaco y no de alcohol.

4.1.3. Estadiaje

La localización del tumor primario, de acuerdo a la nomenclatura previamente descrita, fue la siguiente:

(1) Lengua móvil	11 pacientes	25.58%
(2) Base de lengua	13 pacientes	30.23%
(3) Lengua ampliada	19 pacientes	44.19%

La distribución de la muestra global según la lesión primaria (T) en la clasificación TNM de la AJCC fue la siguiente:

T1	8 pacientes	18.60%
T2	20 pacientes	46.51%

T3	5 pacientes	11.63%
T4	10 pacientes	23.26%

La distribución de pacientes según su afectación ganglionar cervical (N) fue la siguiente:

N0	23 pacientes	53.49%
N1	2 pacientes	4.65%
N2a	1 paciente	2.33%
N2b	12 pacientes	27.91%
N2c	3 pacientes	6.98%
N3	2 pacientes	4.65%

De estos datos podemos establecer una división de la muestra en dos grupos según el factor N, de reconocido interés pronóstico: 23 pacientes de la muestra (53.49%) son N0, mientras que 20 pacientes (46.51%) son N+.

N0	23 pacientes	53.49%
N+	20 pacientes	46.51%

4.1.4. Tratamientos realizados

De acuerdo con la nomenclatura de procedimientos quirúrgicos empleada en el estudio, la distribución de técnicas quirúrgicas realizadas sobre las lesiones primarias fue la siguiente:

(1) Glosectomía parcial	5 pacientes	11.63%
(2) Hemiglosectomía	14 pacientes	32.56%
(3) Glosectomía subtotal	2 pacientes	4.65%
(4) Glosectomía total	0 pacientes	0%
(5) Glosectomía ampliada	18 pacientes	41.86%

(6) Laringoglosectomía	2 pacientes	4.65%
(7) Otras	2 pacientes	4.65%

Destaca la ausencia de casos de glosectomía total. En realidad, esta cifra no es real, sino que probablemente corresponda a que dichas glosectomías totales han ido asociadas a otros procedimientos que han determinado su inclusión dentro de los epígrafes "glosectomía ampliada" o "laringoglosectomía".

Respecto al manejo terapéutico del cuello, los tratamientos realizados han sido los siguientes:

No tratamiento quirúrgico	1 paciente	2.33%
Vaciamiento funcional ipsilateral	28 pacientes	65.12%
Vaciamiento funcional bilateral	11 pacientes	25.58%
Vaciamiento radical unilateral	1 paciente	2.33%
Vaciamiento radical + funcional	2 pacientes	4.65%

En 26 pacientes (60.46%) se realizó radioterapia complementaria postoperatoria. Los criterios para la administración de Radioterapia adyuvante fueron los aceptados internacionalmente por la comunidad científica:

1. Presencia de bordes quirúrgicos infiltrados.
2. Tamaño tumoral primario superior a 4 cm, o con invasión de estructuras anatómicas adyacentes (Estadío T superior a T2).
3. Dos o más ganglios regionales afectados por carcinoma epidermoide.
4. Infiltración extracapsular en algún ganglio infiltrado.

De los 26 pacientes radiados, los motivos que determinaron la realización de radioterapia adyuvante se muestran en la siguiente tabla:

Infiltración cervical (N+)	16 pacientes	61.54%
Estadío T superior a T2	13 pacientes	50%
Proximidad del margen de lesión primaria	4 pacientes	15.38%

Algunos de los pacientes incluídos en el programa de radioterapia complementaria presentan más de uno de los criterios de inclusión. Por ello, la suma de porcentajes de los tres grupos de la tabla no coincide con el 100%.

4.1.5. Recidiva

De los 43 pacientes estudiados, 35 (81.39%) presentaron recidiva: en 16 casos la recidiva fue local (45.71% de los pacientes recidivados), en 11 casos (31.43%) fue regional, y en 8 casos (22.86%) fue a distancia.

De los 35 casos recidivados, 11 no recibieron tratamiento (31.43%), 6 recibieron tratamiento paliativo (17.14%), y 18 recibieron tratamiento con intención curativa (51.43%).

De los 6 pacientes que recibieron tratamiento paliativo, 2 recibieron radioterapia (33.33%) y 5 quimioterapia (83.33%).

Dieciocho pacientes con recidiva recibieron tratamiento con fines curativos. El 100% fueron tratados quirúrgicamente, y 4 de ellos (22.22%) recibieron radioterapia complementaria.

4.1.6. Supervivencia

Supervivencia global

La supervivencia de cada paciente fue determinada en meses desde el momento del tratamiento quirúrgico hasta el cierre del seguimiento o el éxitus del paciente.

Dado que la causa de fallecimiento de todos los pacientes en el grupo de éxitus fue la propia enfermedad, no consideraremos la diferencia entre supervivencia global y causa-específica.

La supervivencia media de la muestra de pacientes fue de 62.47 meses, con un rango de 4 a 125 meses.

Periodo libre de enfermedad

Se calcula en meses desde el momento de la cirugía hasta la aparición de recidiva o el cierre del estudio.

El periodo medio libre de enfermedad se calculó en 44.70 meses, con un rango de variabilidad que osciló entre 3 y 119 meses.

Entre el grupo de pacientes que no sufrió recidiva tumoral, el periodo libre de enfermedad se calculó hasta el momento del estudio o el éxitus por otra causa, y la media obtenida fue de 108 meses, con un rango de 98 a 119 meses.

Entre los pacientes que sufrieron recidiva, el periodo libre de enfermedad representa el tiempo que tardó en aparecer la recidiva. Se obtuvo una media de 30.23 meses, con un rango variable de 3 a 115 meses.

Exitus

De los pacientes incluidos en el estudio, 28 fueron éxitus motivado por la neoplasia (65.12%), mientras que 15 permanecían vivos en el momento del cierre del estudio (34.88%). Dado que no se contabilizó ningún paciente que fuera éxitus por causas diferentes a la enfermedad estudiada, la supervivencia global coincide con la supervivencia causa-específica. En adelante, nos referiremos como supervivencia global a la hora de calificar este dato.

Siete de los 35 pacientes con recidiva tumoral (20% de ellos) permanecían vivos al cierre del estudio.

Curvas acumuladas de supervivencia global

Se calcularon las curvas acumuladas de supervivencia global según el método de Kaplan-Meier, y se obtuvo la siguiente gráfica:

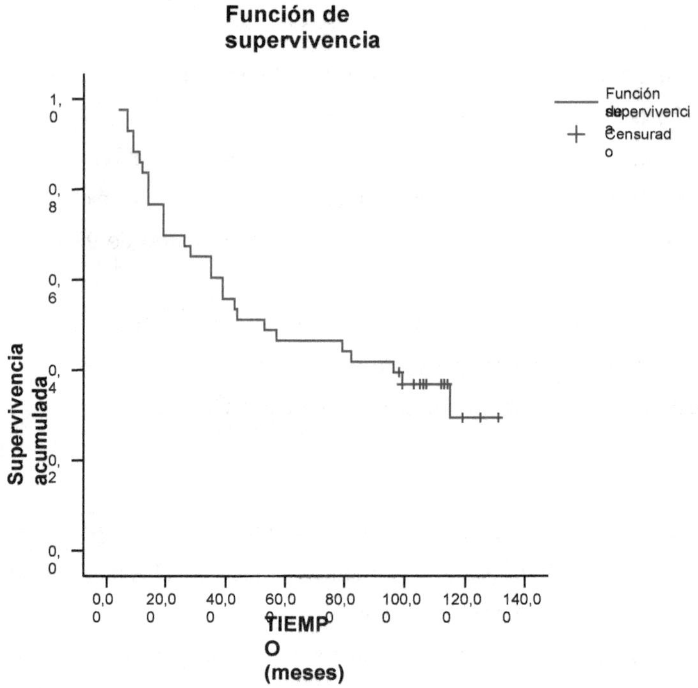

Figura 42. Curva de Kaplan-Meier de supervivencia global de la muestra del estudio.

En esta curva se puede observar que la mayor parte de los fallecimientos acontecen en los primeros 40 meses, y que la curva no se horizontaliza en ningún momento.

Curvas acumuladas de recidiva

Se calcularon las curvas acumuladas de aparición de recidivas según el método de Kaplan-Meier, y se obtuvo la siguiente gráfica:

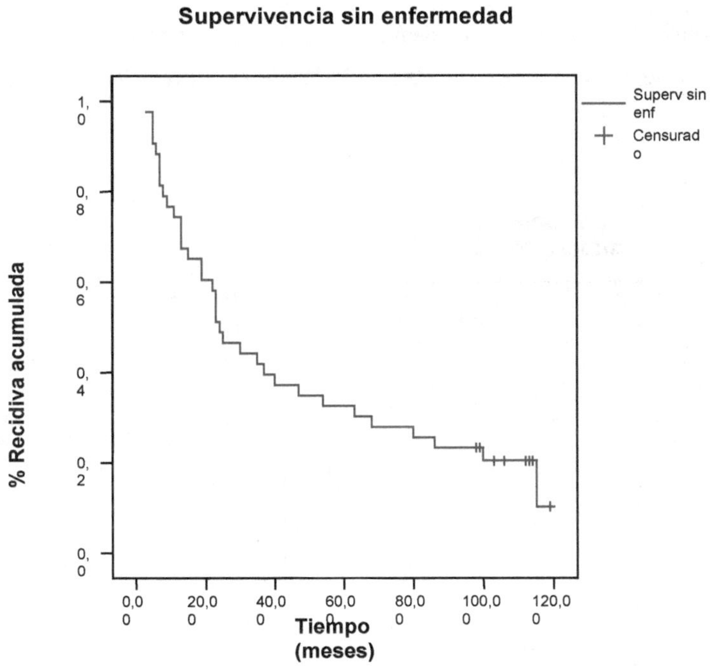

Figura 43. Curva de Kaplan-Meier de supervivencia libre de enfermedad de la muestra del estudio.

En esta gráfica se puede observar que la mayor parte de las recidivas aparecen en los primeros 25 meses, y que, aunque la tendencia de la curva se modifica a partir de los 25-40 meses, la curva tampoco se horizontaliza en su totalidad. Nótese que aparecen 2 casos de recidiva muy tardías: a los 100 y a los 115 meses, es decir al cabo de 8 y 9 años después del tratamiento quirúrgico.

Asimismo conviene destacar el elevado índice de recidiva tumoral acumulada que se encuentra en la muestra de pacientes (81.39%).

Curvas acumuladas de supervivencia global en función del estadío T

Se calcularon las curvas acumuladas de supervivencia global en función del estadío T, según el método de Kaplan-Meier, y se obtuvo la siguiente gráfica:

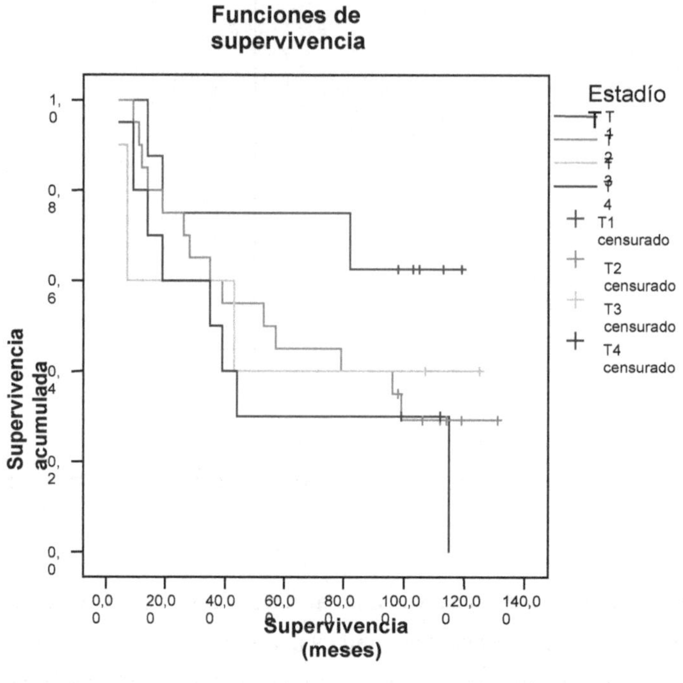

Figura 44. Curva de Kaplan-Meier de supervivencia acumulada en función del estadío T de la muestra del estudio.

En esta curva se puede observar la diferencia en cuanto a supervivencia del T1 con respecto al resto de los estadíos T. Por tanto, los tumores menores de 2 cm presentan mejores cifras de supervivencia acumulada que los tumores mayores de 2 cm.

También resulta destacable que ningún paciente con carcinoma epidermoide de lengua en estadío T4 respecto al tamaño tumoral ha sobrevivido en nuestro grupo de estudio.

Curvas acumuladas de supervivencia en función del estadío N

Se calcularon las curvas acumuladas de supervivencia global en función del estadío N, según el método de Kaplan-Meier, y se obtuvo la siguiente gráfica:

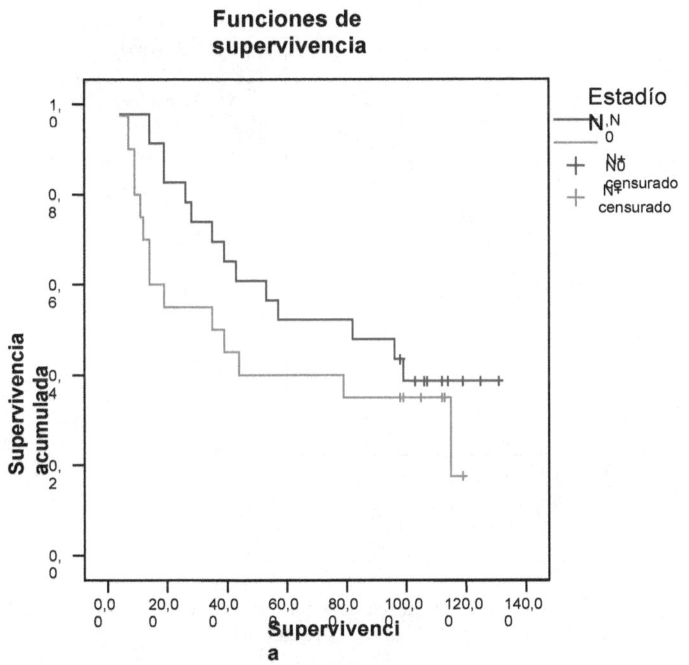

Figura 45. Curva de Kaplan-Meier de supervivencia acumulada en función del estadío N de la muestra del estudio.

En esta gráfica se aprecia el escaso impacto en la supervivencia del estado del cuello en nuestra serie.

Curvas acumuladas de supervivencia en función del tratamiento radioterápico complementario

Se calcularon las curvas acumuladas de supervivencia global en función del tratamiento radioterápico complementario, según el método de Kaplan-Meier, y se obtuvo la siguiente gráfica

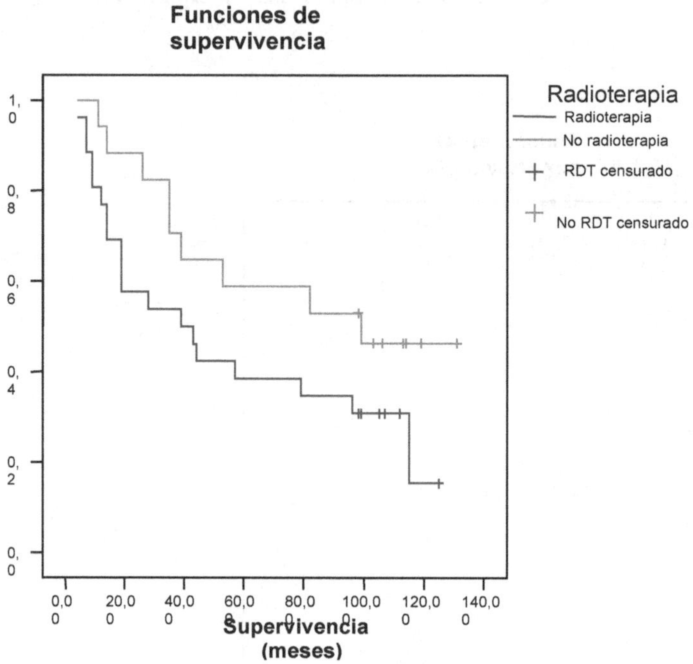

Figura 46. Curva de Kaplan-Meier de supervivencia acumulada en función del tratamiento radioterápico complementario de la muestra del estudio.

En la gráfica se puede observar que los pacientes radiados tienen menor supervivencia global acumulada que los pacientes no radiados. Este dato se interpreta como que los pacientes que recibieron radioterapia presentaban un estadío tumoral más avanzado, y por tanto de peor pronóstico, que los pacientes no radiados.

Curvas acumuladas de supervivencia libre de enfermedad en función del estadío T

Se calcularon las curvas acumuladas de tiempo libre de enfermedad, hasta la aparición de recidiva, en función del estadío T, según el método de Kaplan-Meier, y se obtuvo la siguiente gráfica:

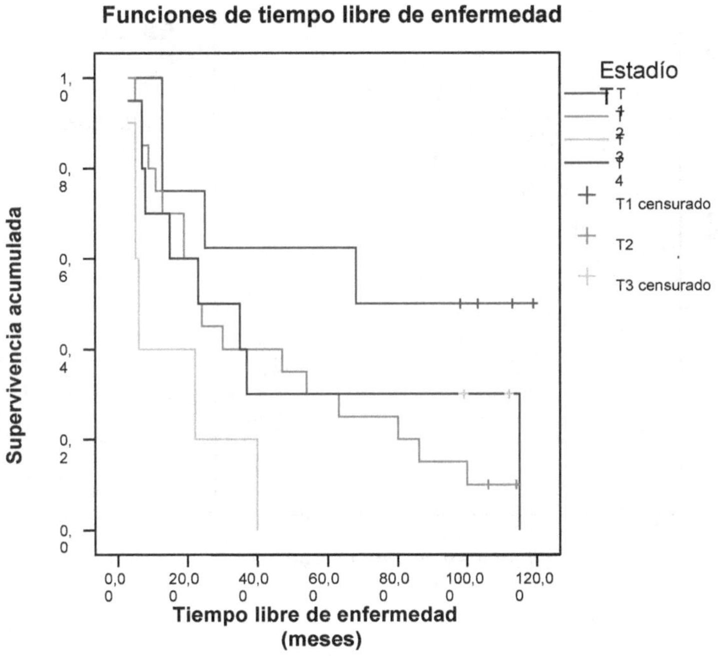

Figura 47. Curva de Kaplan-Meier de tiempo acumulado libre de enfermedad en función del estadío T de la muestra del estudio.

Se aprecia en el gráfico la diferencia en lo que respecta a la recidiva tumoral entre los tumores T1 y los demás.

Curvas acumuladas de supervivencia libre de enfermedad en función del estadío N

Se calcularon las curvas acumuladas de tiempo libre de enfermedad, hasta la aparición de recidiva, en función del estadío N, según el método de Kaplan-Meier, y se obtuvo la siguiente gráfica:

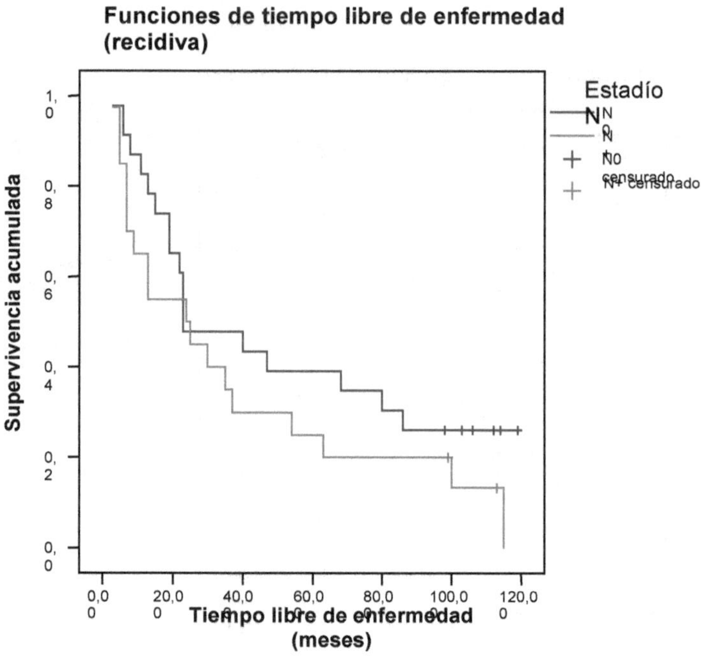

Figura 48. Curva de Kaplan-Meier de tiempo acumulado libre de enfermedad en función del estadío N de la muestra del estudio.

Se observa en la gráfica que la mayor parte de las recidivas tienen lugar en los primeros 25 a 40 meses, y luego se observa una tendencia hacia la horizontalización de la curva. Al igual que ocurre con la supervivencia global, la supervivencia acumulada libre de enfermedad no muestra grandes diferencias con respecto al estadío N.

Curvas acumuladas de supervivencia libre de enfermedad en función del tratamiento radioterápico

Se calcularon las curvas acumuladas de tiempo libre de enfermedad, hasta la aparición de recidiva, en función del tratamiento radioterápico complementario, según el método de Kaplan-Meier, y se obtuvo la siguiente gráfica:

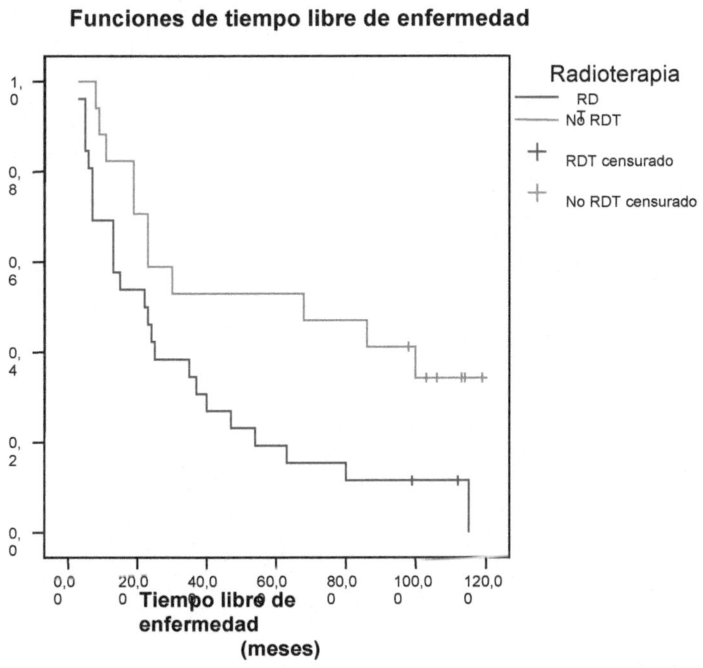

Figura 49. Curva de Kaplan-Meier de tiempo acumulado libre de enfermedad en función del tratamiento radioterápico complementario de la muestra del estudio.

La gráfica muestra que los pacientes no radiados presentan menos recidiva que los pacientes radiados. Este dato se debe interpretar como que los pacientes no radiados tienen un estadío más precoz de la enfermedad y, por tanto, mejor pronóstico que los pacientes radiados con estadíos tumorales más avanzados.

Por su parte, la curva de supervivencia acumulada libre de enfermedad se horizontaliza antes en pacientes no radiados que en pacientes radiados.

4.2. MARCAJE INMUNOHISTOLÓGICO CON CD31 Y ENDOGLINA

El marcaje vascular mediante CD31 y CD105 ha sido realizado a diferentes diluciones. Para homogeneizar el estudio se ha seleccionado la dilución de CSA 1.500 para el CD105 y de CSA 1:40 para el CD31, siguiendo las recomendaciones del proveedor. El contaje se realizó, tal como hemos descrito previamente, en campos microscópicos de 100 y de 400 aumentos. Se descartó el contaje con CD31 a 100 aumentos por no ser valorable dado el elevado número de vasos, y no ser de interés al no contar con otras series de referencia con las que comparar nuestros datos que hayan empleado este aumento. Asímismo, se clasificó la intensidad de la tinción en categorías de 1 a 3, en sentido ascendente de intensidad. Dicho dato fue posteriormente desechado para análisis estadístico, una vez detectado que no aportaba ninguna información adicional de relevancia.

Los resultados obtenidos del contaje de las muestras histológicas se presentan en la tabla 5.

En el estudio global de la muestra, sin parcelación de la misma por variables cualitativas, se han encontrado los siguientes promedios de contaje vascular con diferentes tinciones:

CD31 csa 1:40 400x	30.60 vasos
CD105 csa 1:500 100x	15.56 vasos
CD 105 csa 1:500 400x	7.02 vasos

Id	Biopsia	CD31 CSA 1:40 400x	Intensidad CD31	CD105 CSA 1:500 100x	CD105 CSA 1:500 400x	Intensidad CD105
1	B94-2184T	54	3	17	8	1
2	B94-2729T	39	3	9	5	1
3	B94-4168	12	2	7	5	1
4	B94-3767	17	3	12	5	2
5	B94-4400	15	2	9	7	1
6	B02-19260	27	2	33	6	2
7	B94-3918	14	2	10	7	1
8	B94-2625	15	2	3	1	1
9	B95-4731T	56	3	20	6	3
10	B96-770T	57	3	39	12	3
11	B94-3621T	24	3	13	11	1
12	B96-551T	17	2	15	4	2
13	B93-6850	26	3	9	3	2
14	B95-1219	28	2	4	1	1
15	B94-4574	31	2	3	2	1
16	B95-197	16	2	6	5	2
17	B94-1009	16	2	8	5	1
18	B94-4567	12	2	10	4	1
19	B95-3038	71	3	59	17	2
20	B95-3244T	42	2	17	8	3
21	B93-9063	24	3	11	5	2
22	B96-10701	63	2	47	14	2
23	B95-2240	12	2	9	5	2
24	B94-2194	9	3	6	4	1
25	B95-1449	27	2	14	4	1
26	B95-2300	7	2	4	3	1
27	B95-1823	36	3	2	2	1
28	B95-2263	19	2	15	5	1
29	B95-2557	23	3	7	5	1
30	B95-2951	36	1	16	9	2
31	B95-3431	64	3	43	31	3
32	B95-3798	38	3	4	2	1
33	B95-3607	53	3	26	15	3
34	B95-3406T	56	2	43	17	2
35	B95-3662	39	2	18	12	2
36	B93-3548	46	3	29	16	3
37	B03-1059	29	2	18	8	2
38	B95-4247T	17	2	4	2	2
39	B95-4308T	15	2	1	1	1
40	B96-31T	12	2	1	1	1
41	B96-4885	31	2	23	5	2
42	B94-2415	34	3	18	11	3
43	B95-4817	37	3	7	3	1

Tabla 5. Resultados obtenidos con el contaje vascular de las muestras histológicas teñidas con CD31 y CD105.

Gráfica de contaje de CD31 400x

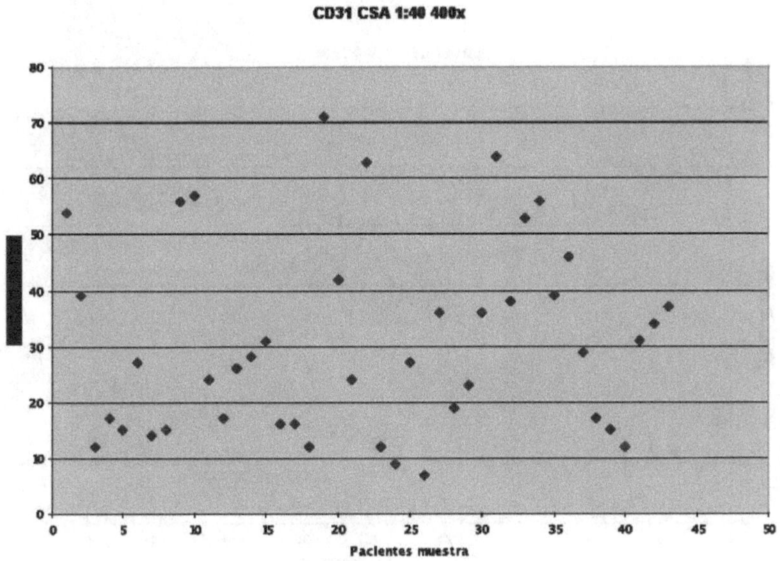

Figura 50. Gráfica de dispersión del contaje vascular con tinción de CD31 csa 1:40 400x.

Gráfica de contaje de CD105 100x

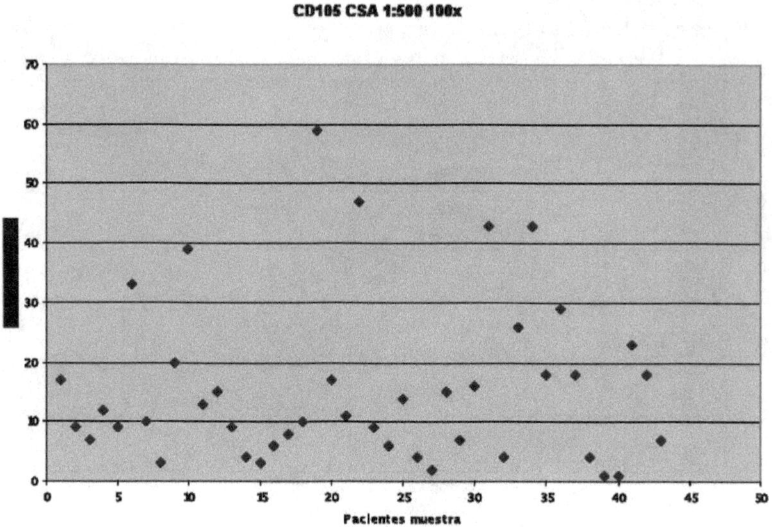

Figura 51. Gráfica de dispersión del contaje vascular con tinción de CD105 csa 1:500 100x.

Gráfica de contaje de CD105 400x

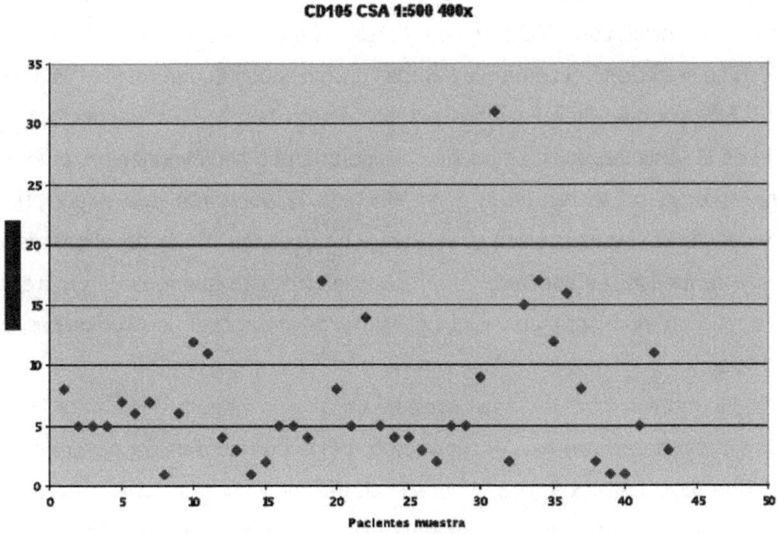

Figura 52. Gráfica de dispersión del contaje vascular con tinción de CD105 csa 1:500 400x.

Cuantificación diferencial CD31 - CD105

Se realizó un estudio de la cuantificación de la densidad vascular de forma diferencial con CD31 y con CD105. Para mayor homogeneidad del análisis se seleccionó el contaje de ambas tinciones con 400 aumentos (400x).

Este contaje diferencial nos permite determinar de forma específica qué parte de la vascularización se puede considerar como neoangiogénica tumoral o bien vasos ya presentes en la zona afectada, y por tanto qué papel puede desempeñar la vascularización preexistente no neoangiogénica en el pronóstico de la enfermedad, en concreto en la potencialidad para favorecer la progresión de la masa tumoral primaria y el desarrollo de metástasis locoregionales y a distancia.

El motivo por el que consideramos de interés este dato viene determinado porque se han encontrado trabajos que consideran que el mayor grado de vascularización, o al menos el de mayor influencia en el crecimiento tumoral, viene determinado por la zona de invasión del tumor, es decir, por la vascularización del estroma peritumoral, y no por la vascularización propiamente intratumoral[336,484]. Ello ha sido interpretado por algunos autores como que la masa tumoral estimula fenómenos de angiogénesis, bien sea directamente, o indirectamente a través de secrección de señales estímulo por otras estirpes celulares[485].

Los resultados obtenidos del contaje diferencial entre CD31 y CD105 a 400x se muestran en la tabla 6.

Id	CD 105 CSA 1:500 400x	CD 31 CSA 1:40 400x	CD31 - CD105 400x
1	8	54	46
2	5	39	34
3	5	12	7
4	5	17	12
5	7	15	8
6	6	27	21
7	7	14	7
8	1	15	14
9	6	56	50
10	12	57	45
11	11	24	13
12	4	17	13
13	3	26	23
14	1	28	27
15	2	31	29
16	5	16	11
17	5	16	11
18	4	12	8
19	17	71	54
20	8	42	34
21	5	24	19
22	14	63	49
23	5	12	7
24	4	9	5
25	4	27	23
26	3	7	4
27	2	36	34
28	5	19	14
29	5	23	18
30	9	36	27
31	31	64	33
32	2	38	36
33	15	53	38
34	17	56	39
35	12	39	27
36	16	46	30
37	8	29	21
38	2	17	15
39	1	15	14
40	1	12	11
41	5	31	26
42	11	34	23
43	3	37	34

Tabla 6. Cuantificación diferencial con CD31 y CD105 a 400x.

El promedio del contaje diferencial obtenido en el análisis global de la muestra de pacientes fue de 23.63 vasos.

La figura 53 muestra gráficamente el contaje diferencial obtenido en el estudio global de la muestra.

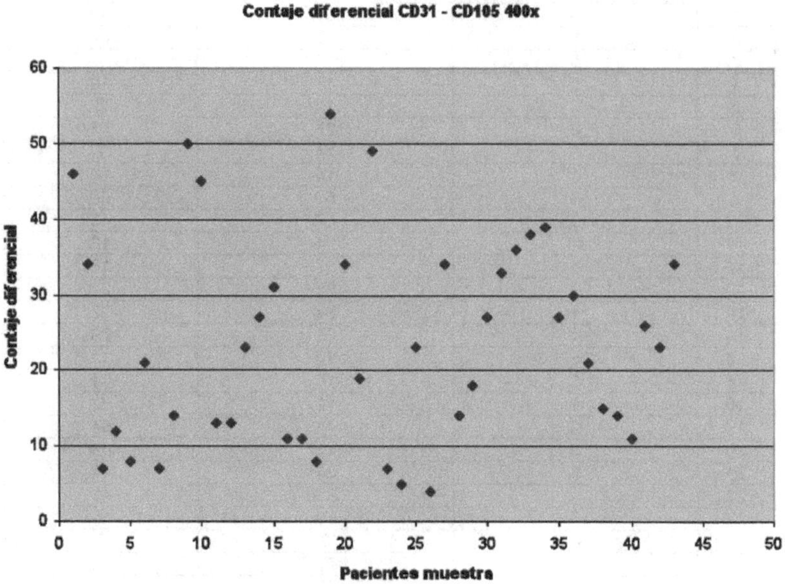

Figura 53. Gráfica de dispersión del contaje vascular diferencial con tinciones de CD31 csa 1:40 400x y de CD105 csa 1:500 400x.

Resultados del contaje vascular en grupo de éxitus

Los 28 pacientes del estudio que resultaron éxitus habían sufrido recidiva tumoral. La mitad de ellos (14 pacientes, 50%) eran pacientes N0, en tanto que los 14 restantes (50%) eran N+. Diecinueve pacientes (67.86%) recibieron radioterapia complementaria, y 9 pacientes (32.14%) no la recibieron.

El promedio de tiempo libre de enfermedad hasta la aparición de recidiva fue de 28.86 meses, con un rango de variabilidad de 3 a 115 meses.

La supervivencia media fue de 36.61 meses, con un rango de 4 a 115 meses.

El contaje vascular promedio obtenido con los diferentes anticuerpos fue el siguiente:

CD31 csa 1:40 400x	31.39 vasos
CD105 csa 1:500 100x	15.36 vasos
CD 105 csa 1:500 400x	7.07 vasos

El contaje diferencial promedio entre CD31 y CD105 a 400x fue de 24.32 vasos (rango 4-54).

La tabla 7 muestra los datos obtenidos en el estudio de pacientes éxitus.

Id	pN	RDTpost	Recidiva	T°LibreEnf	Supervivencia	CD 105 CSA 1:500 100x	CD 105 CSA 1:500 400x	CD 31 CSA 1:40 400x	CD31 - CD105 400x
2	1	2	1	30	35	9	5	39	34
4	1	1	1	5	9	12	5	17	12
5	0	1	1	3	4	9	7	15	8
8	1	1	1	115	115	3	1	15	14
9	0	1	1	47	57	20	6	56	50
11	0	2	1	23	26	13	11	24	13
13	0	1	1	15	19	9	3	26	23
14	0	1	1	13	19	4	1	28	27
16	1	1	1	3	4	6	5	16	11
17	1	2	1	9	11	8	5	16	11
19	0	2	1	68	82	59	17	71	54
20	1	1	1	7	9	17	8	42	34
22	1	1	1	7	14	47	14	63	49
23	1	1	1	7	12	9	5	12	7
24	0	1	1	23	28	6	4	9	5
25	1	1	1	37	44	14	4	27	23
26	0	1	1	40	43	4	3	7	4
27	0	2	1	23	35	2	2	36	34
31	1	1	1	13	19	43	31	64	33
32	1	1	1	13	14	4	2	38	36
34	1	1	1	63	79	43	17	56	39
35	0	2	1	8	14	18	12	39	27
37	0	1	1	80	96	18	8	29	21
38	0	2	1	11	39	4	2	17	15
39	0	2	1	19	53	1	1	15	14
41	0	2	1	86	99	23	5	31	26
42	1	1	1	5	7	18	11	34	23
43	1	1	1	35	39	7	3	37	34

Tabla 7. Datos obtenidos del estudio en el grupo de éxitus.

Resultados del contaje vascular en grupo de vivos

Del total de 43 pacientes, 15 permanecían vivos en el momento del recuento (34.88%). Nueve de ellos (60%) son pacientes N0, en tanto que 6 son pacientes N+ (40%). Siete pacientes del grupo de vivos (46.66%) recibieron radioterapia complementaria, mientras que 8 no la recibieron (53.33%).

En cuanto a la presencia de recidiva, 7 pacientes (46.66%) recidivaron y 8 (53.33%) no recidivaron. El promedio de tiempo libre de enfermedad fue 74.27 meses, con un rango de variabilidad que osciló entre 6 y 119 meses.

El contaje vascular promedio obtenido con las diferentes tinciones fue el siguiente:

CD31 csa 1:40 400x	29.13 vasos
CD105 csa 1:500 100x	15.93 vasos
CD 105 csa 1:500 400x	6.93 vasos

El contaje diferencial promedio entre CD31 y CD105 a 400x fue de 22.33 vasos (rango 7-46).

La tabla 8 muestra los datos obtenidos en el grupo de pacientes vivos.

Id	pN	RDTpost	Recidiva	T°LibreEnf	CD 105 CSA 1:500 100x	CD 105 CSA 1:500 400x	CD 31 CSA 1:40 400x	CD31 - CD105 400x
1	0	2	2	119	17	8	54	46
3	1	2	2	113	7	5	12	7
6	1	2	1	100	33	6	27	21
7	0	2	2	114	10	7	14	7
10	0	2	2	98	39	12	57	45
12	1	1	1	24	15	4	17	13
15	0	1	2	112	3	2	31	29
18	1	1	1	54	10	4	12	8
21	0	1	1	22	11	5	24	19
28	0	1	1	6	15	5	19	14
29	0	2	2	106	7	5	23	18
30	1	1	1	25	16	9	36	27
33	0	2	2	103	26	15	53	38
36	0	2	1	19	29	16	46	30
40	1	1	2	99	1	1	12	11

Tabla 8. Datos obtenidos del estudio en el grupo de pacientes vivos.

Resultados del contaje vascular en grupo de pacientes recidivados

Treinta y cinco pacientes del estudio (81.39%) presentaron recidiva. De ellos, 17 pacientes eran N0 (48.57%) y 18 eran N+ (51.43%).

Veinticuatro pacientes recidivados habían recibido radioterapia (68.57%), mientras que 11 pacientes recidivados (31.43%) no recibieron tratamiento radioterápico complementario.

El promedio de tiempo libre de enfermedad hasta la aparición de recidiva fue de 30.23 meses, con un rango de variabilidad de 3 a 115 meses.

De los 35 pacientes con recidiva, 28 fueron éxitus (80%), y 7 (20%) permanecían vivos al cierre del estudio. La supervivencia media resultó 52.06 meses, con un rango de 4 a 131 meses.

La media de la densidad vascular de los pacientes recidivados cuantificada con las diferentes tinciones fue:

CD31 csa 1:40 400x	30.29 vasos
CD105 csa 1:500 100x	15.97 vasos
CD 105 csa 1:500 400x	7.06 vasos

La cuantificación diferencial entre CD31 y CD105 a 400x fue 23.23 vasos (rango 4-54).

Los resultados obtenidos en los pacientes recidivados se resumen en la tabla 9.

Id	pN	RDTpost	TºLibreEnf	Supervivencia	Exitus	CD 105 CSA 1:500 100x	CD 105 CSA 1:500 400x	CD 31 CSA 1:40 400x	CD31 - CD105 400x
2	1	2	30	35	1	9	5	39	34
4	1	1	5	9	1	12	5	17	12
5	0	1	3	4	1	9	7	15	8
6	1	2	100	119	2	33	6	27	21
8	1	1	115	115	1	3	1	15	14
9	0	1	47	57	1	20	6	56	50
11	0	2	23	26	1	13	11	24	13
12	1	1	24	98	2	15	4	17	13
13	0	1	15	19	1	9	3	26	23
14	0	1	13	19	1	4	1	28	27
16	1	1	3	4	1	6	5	16	11
17	1	2	9	11	1	8	5	16	11
18	1	1	54	112	2	10	4	12	8
19	0	2	68	82	1	59	17	71	54
20	1	1	7	9	1	17	8	42	34
21	0	1	22	125	2	11	5	24	19
22	1	1	7	14	1	47	14	63	49
23	1	1	7	12	1	9	5	12	7
24	0	1	23	28	1	6	4	9	5
25	1	1	37	44	1	14	4	27	23
26	0	1	40	43	1	4	3	7	4
27	0	2	23	35	1	2	2	36	34
28	0	1	6	107	2	15	5	19	14
30	1	1	25	105	2	16	9	36	27
31	1	1	13	19	1	43	31	64	33
32	1	1	13	14	1	4	2	38	36
34	1	1	63	79	1	43	17	56	39
35	0	2	8	14	1	18	12	39	27
36	0	2	19	131	2	29	16	46	30
37	0	1	80	96	1	18	8	29	21
38	0	2	11	39	1	4	2	17	15
39	0	2	19	53	1	1	1	15	14
41	0	2	86	99	1	23	5	31	26
42	1	1	5	7	1	18	11	34	23
43	1	1	35	39	1	7	3	37	34

Tabla 9. Datos obtenidos del estudio en el grupo de pacientes recidivados.

Resultados del contaje vascular en grupo de pacientes no recidivados

Ocho pacientes del estudio (18.61%) no sufrieron recidiva. Seis de ellos (75%) son N0, y los 2 restantes (25%) son N+.

De los 8 pacientes no recidivados, tan solo 2 (25%) recibieron tratamiento radioterápico complementario.

Ninguno de estos 8 pacientes fue éxitus, estando todos ellos (100%) vivos en el momento del cierre del estudio.

La media de los contajes vasculares que se obtuvieron de las muestras tisulares de estos 8 pacientes fueron:

CD31 csa 1:40 400x	32 vasos
CD105 csa 1:500 100x	13.75 vasos
CD 105 csa 1:500 400x	6.88 vasos

El contaje diferencial entre CD31 y CD105 a 400x presentó un promedio de 25.38 vasos, con un rango de 7 a 46.

Los datos resultantes del estudio de los pacientes no recidivados de la muestra se resumen en la tabla 10.

Id	pN	RDTpost	Exitus	CD 105 CSA 1:500 100x	CD 105 CSA 1:500 400x	CD 31 CSA 1:40 400x	CD31 - CD105 400x
1	0	2	2	17	8	54	46
3	1	2	2	7	5	12	7
7	0	2	2	10	7	14	7
10	0	2	2	39	12	57	45
15	0	1	2	3	2	31	29
29	0	2	2	7	5	23	18
33	0	2	2	26	15	53	38
40	1	1	2	1	1	12	11

Tabla 10. Datos obtenidos del estudio en el grupo de pacientes no recidivados.

Resultados del contaje vascular en grupo de pacientes radiados

El número de pacientes que recibieron radioterapia fue de 26 (60.46%). De ellos 10 (38.46%) eran N0, y 16 (61.54%) eran N+. Previamente se ha mencionado de forma detallada los motivos que justificaron la inclusión de cada paciente en un programa de radioterapia complementaria.

De los 26 pacientes radiados, 24 (92.31%) sufrieron recidiva, y tan solo 2 pacientes (7.69%) no sufrieron recidiva tumoral.

El promedio de tiempo libre de enfermedad fue 33.58 meses, con un rango de 3 a 115 meses.

De los pacientes radiados, 19 fueron éxitus (73.08%) y 7 no (26.92%). La supervivencia media fue de 53.42 meses, con un rango de 4 a 125 meses.

El promedio de contaje vascular obtenido con los diferentes marcadores fue el siguiente:

CD31 csa 1:40 400x	28.54 vasos
CD105 csa 1:500 100x	14 vasos
CD 105 csa 1:500 400x	6.6 vasos

El promedio del contaje diferencial obtenido en el grupo de pacientes radiados fue de 22.15 vasos, con un rango variable entre 4 y 50.

El resumen de los resultados correspondientes al grupo de pacientes radiados se muestra en la tabla 11.

Id	pN	Recidiva	TºLibreEnf	Supervivencia	Exitus	CD 105 CSA 1:500 100x	CD 105 CSA 1:500 400x	CD 31 CSA 1:40 400x	CD31 - CD105 400x
4	1	1	5	9	1	12	5	17	12
5	0	1	3	4	1	9	7	15	8
8	1	1	115	115	1	3	1	15	14
9	0	1	47	57	1	20	6	56	50
12	1	1	24	98	2	15	4	17	13
13	0	1	15	19	1	9	3	26	23
14	0	1	13	19	1	4	1	28	27
15	0	2	112	112	2	3	2	31	29
16	1	1	3	4	1	6	5	16	11
18	1	1	54	112	2	10	4	12	8
20	1	1	7	9	1	17	8	42	34
21	0	1	22	125	2	11	5	24	19
22	1	1	7	14	1	47	14	63	49
23	1	1	7	12	1	9	5	12	7
24	0	1	23	28	1	6	4	9	5
25	1	1	37	44	1	14	4	27	23
26	0	1	40	43	1	4	3	7	4
28	0	1	6	107	2	15	5	19	14
30	1	1	25	105	2	16	9	36	27
31	1	1	13	19	1	43	31	64	33
32	1	1	13	14	1	4	2	38	36
34	1	1	63	79	1	43	17	56	39
37	0	1	80	96	1	18	8	29	21
40	1	2	99	99	2	1	1	12	11
42	1	1	5	7	1	18	11	34	23
43	1	1	35	39	1	7	3	37	34

Tabla 11. Datos obtenidos del estudio en el grupo de pacientes radiados.

Resultados del contaje vascular en grupo de pacientes no radiados

El 39.53% de los pacientes del estudio (17 pacientes) no recibieron radioterapia. De ellos, 13 pacientes (76.47%) eran N0, y 4 pacientes (23.53%) eran N+.

Once de los 17 pacientes no radiados (64.71%) presentaron recidiva tumoral. Los 6 restantes (35.29%) no sufrieron recidiva. El promedio de tiempo libre de enfermedad fue de 61.71 meses, con un rango de 8 a 119.

De estos 17 pacientes no radiados, 9 fueron éxitus (52.94%) y 8 sobrevivieron (47.06%). La supervivencia media de este grupo fue de 76.29 meses (rango de 11-131).

La media del contaje vascular cuantificado con los diferentes anticuerpos fue:

CD31 csa 1:40 400x	33.76 vasos
CD105 csa 1:500 100x	17.94 vasos
CD 105 csa 1:500 400x	7.88vasos

La media del contaje diferencial entre CD31 y CD105 fue 25.88 (rango 7-54).

El resumen de los datos obtenidos del análisis de pacientes no radiados se muestra en la tabla 12.

Id	pN	Recidiva	TºLibreEnf	Supervivencia	Exitus	CD 105 CSA 1:500 100x	CD 105 CSA 1:500 400x	CD 31 CSA 1:40 400x	CD31 - CD105 400x
1	0	2	119	119	2	17	8	54	46
2	1	1	30	35	1	9	5	39	34
3	1	2	113	113	2	7	5	12	7
6	1	1	100	119	2	33	6	27	21
7	0	2	114	114	2	10	7	14	7
10	0	2	98	98	2	39	12	57	45
11	0	1	23	26	1	13	11	24	13
17	1	1	9	11	1	8	5	16	11
19	0	1	68	82	1	59	17	71	54
27	0	1	23	35	1	2	2	36	34
29	0	2	106	106	2	7	5	23	18
33	0	2	103	103	2	26	15	53	38
35	0	1	8	14	1	18	12	39	27
36	0	1	19	131	2	29	16	46	30
38	0	1	11	39	1	4	2	17	15
39	0	1	19	53	1	1	1	15	14
41	0	1	86	99	1	23	5	31	26

Tabla 12. Datos obtenidos del estudio en el grupo de pacientes radiados.

Resultados del estudio según estadío TNM

La distribución por estadío T de los 43 pacientes del estudio fue la siguiente:

T1	8 pacientes	18.60%
T2	20 pacientes	46.51%
T3	5 pacientes	11.63%
T4	10 pacientes	23.26%

Y la distribución por estadío N fue:

N0	23 pacientes	53.49%
N+	20 pacientes	46.51%

El resumen de los datos obtenidos en función de los estadíos T y N de los pacientes, incluído supervivencia, periodo libre de enfermedad, contaje vascular de las muestras titulares con diferentes tinciones, y cuantificación diferencial, se puede encontrar en la tabla 13.

TNM	N	%	N0	N+	Recidiva	N rec iv	Tº Libre Enf	Supervivencia	Exitus	Vivos	CD 105 CSA 1:500 100x	CD 105 CSA 1:500 400x	CD 31 CSA 1:40 400x	CD31 - CD105 400x
T1	**8**	**18,6**	4	4	4	4	69	81,63	3	5	26,38	12,38	48,13	35,75
T2	**20**	**46,51**	11	9	18	2	42	62,85	14	6	16,05	6,55	27,55	21
T3	**5**	**11,63**	3	2	5	0	15,2	57,2	3	2	10,8	5,8	20	14,2
T4	**10**	**23,26**	5	5	8	2	45,4	49	8	2	8,3	4,3	28	23,9
N0	**23**	**53,49**	23		17	6	50,35	70,83	14	9	15,09	6,83	31,48	27,74
N+	**20**	**46,51**		20	18	2	38,2	52,85	14	6	16,1	7,25	29,6	22,35

Tabla 13. Resultados obtenidos en el estudio según el estadío T y N de los pacientes.

Valor pronóstico del N en nuestra muestra

Para valorar adecuadamente la significación del análisis estadístico en nuestro estudio, se plantea analizar un factor universalmente admitido como de gran significación pronóstica en el carcinoma epidermoide de lengua, como es el estado del cuello, es decir, el estadío N.

Como se ha mencionado, 23 pacientes (53.49%) resultaron N0, es decir, sin afectación neoplásica del cuello. De ellos, 14 pacientes fueron éxitus (60.87%) y 9 permanecieron vivos al cierre del estudio (39.13%). Por su parte, 17 pacientes (73.91%) presentaron recidiva tumoral, y 6 pacientes (26.09%) no sufrieron recidiva durante el periodo de seguimiento del estudio.

De los 20 pacientes con afectación cervical (46.51%), 14 fueron éxitus (70%) y 6 permanecieron vivos (30%). En cuanto a la aparición de recidivas en pacientes N+, 18 pacientes presentaron recidiva (90%) y tan solo 2 pacientes no recidivaron (10%).

Por tanto, la situación oncológica del cuello tiene gran importancia en el pronóstico del carcinoma epidermoide de lengua, especialmente en cuanto a la aparición de recidiva.

Para analizar estadísticamente el estadío N respecto a las variables "éxitus" y "recidiva" se aplicó el test de Fischer.

El análisis de la supervivencia con respecto a la afectación cervical mediante el test de Fischer determinó una p=0,21, es decir, mayor de 0,05 y, por lo tanto, no estadísticamente significativo.

Para el análisis de la recidiva tumoral con respecto al estadío N, el test de Fischer determinó una p=0,13, es decir, sin significación estadística.

Por lo tanto, a pesar de que se objetiva una tendencia estadística, en el presente estudio el N no se comporta como un factor pronóstico con significación estadística. Este dato introduce dudas a la hora de interpretar la muestra como representativa de cualquier población similar desde el momento que un factor pronóstico reconocido como el estadío N no resulta estadísticamente significativo en esta serie.

4.3. INTERPRETACION DE RESULTADOS

Para una adecuada interpretación de los resultados obtenidos en el estudio, se pretende contestar a una serie de hipótesis planteadas mediante simples análisis estadísticos. Estas hipótesis, establecidas a modo de cuestiones, son las siguientes:

1. ¿Es el marcaje vascular con endoglina (CD105) un factor pronóstico de supervivencia en el carcinoma epidermoide de lengua?

2. ¿Es el marcaje vascular con endoglina (CD105) un factor pronóstico de probabilidad de desarrollar recidiva tumoral en el carcinoma epidermoide de lengua?

3. ¿Es el marcaje vascular con CD31 un factor pronóstico de supervivencia en el carcinoma epidermoide de lengua?

4. ¿Es el marcaje vascular con CD31 un factor pronóstico de probabilidad de desarrollar recidiva tumoral en el carcinoma epidermoide de lengua?

5. ¿Es la cuantificación de angiogénesis específica peritumoral, es decir, el contaje diferencial entre CD31 y CD105, un factor pronóstico de supervivencia en el carcinoma epidermoide de lengua?

6. ¿Es la cuantificación de angiogénesis peritumoral, es decir, el contaje diferencial entre CD31 y CD105, un factor pronóstico de probabilidad de desarrollar recidiva tumoral en el carcinoma epidermoide de lengua?

7. ¿Es el marcaje vascular con CD105 un factor predictivo de respuesta a la radioterapia en el carcinoma epidermoide de lengua?

8. ¿Es el marcaje vascular con CD31 un factor predictivo de respuesta a la radioterapia en el carcinoma epidermoide de lengua?

9. ¿Es la cuantificación de angiogénesis peritumoral, es decir, el contaje diferencial entre CD31 y CD105, un factor predictivo de respuesta a la radioterapia en el carcinoma epidermoide de lengua?

10. ¿Es el marcaje vascular con endoglina (CD105) un factor predictivo de probabilidad de presentar metástasis linfáticas cervicales (N+) en el carcinoma epidermoide de lengua?

11. ¿Es el marcaje vascular con CD31 un factor predictivo de probabilidad de presentar metástasis linfáticas cervicales (N+) en el carcinoma epidermoide de lengua?

12. ¿Es la cuantificación de angiogénesis peritumoral, es decir, el contaje diferencial entre CD31 y CD105, un factor predictivo de probabilidad de presentar metástasis linfáticas cervicales (N+) en el carcinoma epidermoide de lengua?

En los siguientes apartados, se intentará dar respuesta a estas cuestiones hipotéticas mediante el análisis estadístico de los resultados obtenidos en este estudio. Para determinar la significación estadística, se ha utilizado la norma aceptada internacionalmente de $p<0.05$ como resultado estadísticamente significativo.

¿Es el marcaje vascular con endoglina (CD105) un factor pronóstico de supervivencia en el carcinoma epidermoide de lengua?

Para responder a esta hipótesis se ha procedido a comparar las variables "contaje vascular con CD105 100x" y "contaje vascular con CD105 400x" con la variable "éxitus". Se ha utilizado el método paramétrico de la prueba T de Student para comparar dos muestras independientes.

Estadísticos de grupo

	VAR "Exitus"	N	Media	Desviación típ.	Error típ. de la media
VAR "CD105 100x"	1,00	28	15,3571	14,99436	2,83367
	2,00	15	15,9333	11,15774	2,88092

Prueba de muestras independientes

		Prueba de Levene para la igualdad de varianzas		Prueba T para la igualdad de medias						
		F	Sig.	t	gl	Sig. (bilateral)	Diferencia de medias	Error típ. de la diferencia	95% Intervalo de confianza para la diferencia	
									Inferior	Superior
VAR "CD 105 100x	Se han asumido varianzas iguales	,626	,433	-,130	41	,897	-,57619	4,41709	-9,49669	8,34431
	No se han asumido varianzas iguales			-,143	36,485	,887	-,57619	4,04096	-8,76785	7,61547

En la tabla se observa que la significación bilateral es mayor de 0,05. Por lo tanto, no existe significación estadística.

Asímismo aplicamos el test de la mediana para contar el número de casos en cada grupo por encima o debajo de la mediana combinada, que en este caso es 11. Posteriormente se realiza una prueba chi-cuadrado.

Mediana = 11			
	Vivos	**Exitus**	
< 11	6	15	21
≥ 11	9	13	22
	15	28	43
Chi-cuadrado = 0,72	**NO SIGNIFICATIVO**		

Tampoco resulta significativo el valor de chi-cuadrado.

Con los resultados obtenidos del análisis estadístico se confirma la hipótesis nula en nuestro estudio: El contaje vascular con CD105 a 100x no se puede considerar como factor pronóstico de supervivencia en carcinoma epidermoide de lengua en nuestro estudio.

Para el estudio de la supervivencia en el tiempo se aplicó el análisis de regresión de Cox:

Chi Square= 0.2181; df=1; p= 0.6405					
Coefficients, Std Errs, Signif, and Conf Intervs...					
Var	Coeff.	StdErr	p	Lo95%	Hi95%
1	-0.0067	0.0146	**0.6470**	-0.0352	0.0218

Se realiza el mismo análisis estadístico con CD105 a 400x.

Estadísticos de grupo

	VAR "Exitus"	N	Media	Desviación típ.	Error típ. de la media
VAR "CD 105 400x"	1,00	28	7,0714	6,54856	1,23756
	2,00	15	6,9333	4,39913	1,13585

Prueba de muestras independientes

		Prueba de Levene para la igualdad de varianzas		Prueba T para la igualdad de medias						
		F	Sig.	t	gl	Sig. (bilateral)	Diferencia de medias	Error típ. de la diferencia	95% Intervalo de confianza para la diferencia	
									Inferior	Superior
VAR "CD 105 400x"	Se han asumido varianzas iguales	1,018	,319	,073	41	,942	,13810	1,88887	-3,67655	3,95274
	No se han asumido varianzas iguales			,082	38,694	,935	,13810	1,67980	-3,26047	3,53666

También se realizó el test de la mediana. En el caso del contaje con CD105 a 400x la mediana es 5.

Mediana = 5			
	Vivos	**Exitus**	
< 5	4	11	15
≥ 5	11	17	28
	15	28	43
Chi-cuadrado = 0,68		**NO SIGNIFICATIVO**	

La regresión de Cox aportó el siguiente resultado:

Chi Square= 0.0271; df=1; p= 0.8692					
Coefficients, Std Errs, Signif, and Conf Intervs...					
Var	Coeff.	StdErr	p	Lo95%	Hi95%
1	0.0057	0.0341	**0.8681**	-0.0608	0.0721

En el caso del contaje vascular con CD105 a 400x tampoco obtuvimos significación estadística en nuestro estudio para la variable supervivencia. Por lo tanto se confirma la hipótesis nula: El contaje vascular con CD105 a 400x no se puede considerar como factor pronóstico de supervivencia en carcinoma epidermoide de lengua en nuestro estudio.

¿Es el marcaje vascular con endoglina (CD105) un factor pronóstico de probabilidad de desarrollar recidiva tumoral en el carcinoma epidermoide de lengua?

Para responder a esta cuestión se ha procedido a comparar las variables "contaje vascular con CD105 100x" y "contaje vascular con CD105 400x" con la variable "recidiva". Al igual que en la hipótesis anterior se ha reralizado un análisis estadístico mediante el método paramétrico de la prueba T de Student para comparar dos muestras independientes.

El análisis del contaje vascular con CD105 100x mostró los siguientes resultados:

Estadísticos de grupo

	VAR "Recidiva"	N	Media	Desviación típ.	Error típ. de la media
VAR "CD105 100x"	1,00	35	15,9714	13,93575	2,35557
	2,00	8	13,7500	12,99176	4,59328

Prueba de muestras independientes

		Prueba Leven para l igualdɛ de varianz	Prueba T para la igualdad de medias

		F	Sig.	t	gl	Sig. (bilateral)	Diferencia de medias	Error típ. de la diferencia	95% Intervalo de confianza para la diferencia	
									Inferior	Superior
VAR CD105 100x	Se han asumido varianzas iguales	,001	,976	,411	41	,683	2,22143	5,39980	-8,68369	13,12655
	No se han asumido varianzas iguales			,430	11,009	,675	2,22143	5,16207	-9,13903	13,58189

La regresión de Cox para el análisis de la recidiva con CD105 a 100x en relación con la variable tiempo determinó el siguiente resultado:

Chi Square= 0.0362; df=1; p= 0.8492					
Coefficients, Std Errs, Signif, and Conf Intervs...					
Var	Coeff.	StdErr	p	Lo95%	Hi95%
1	-0.0023	0.0122	**0.8502**	-0.0260	0.0214

Por su parte, el análisis comparativo del contaje vascular con CD105 400x con la recidiva tumoral presentó el siguiente desarrollo:

Estadísticos de grupo

	VAR "Recidiva"	N	Media	Desviación típ.	Error típ. de la media
VAR "CD105 400x"	1,00	35	7,0571	6,11143	1,03302
	2,00	8	6,8750	4,76408	1,68436

Prueba de muestras independientes

		Prueba de Levene para la igualdad de varianzas		Prueba T para la igualdad de medias						
		F	Sig.	t	gl	Sig. (bilateral)	Diferencia de medias	Error típ. de la diferencia	95% Intervalo de confianza para la diferencia	
									Inferior	Superior
VAR "CD105 400x"	Se han asumido varianzas iguales	,222	,640	,079	41	,938	,18214	2,31336	-4,48978	4,85407

No se han asumido varianzas iguales			,092	12,881	,928	,18214	1,97590	-4,09054	4,45483

La regresión de Cox mostró el siguiente resultado:

Chi Square= 0.0847; df=1; p= 0.7710					
Coefficients, Std Errs, Signif, and Conf Intervs...					
Var	Coeff.	StdErr	p	Lo95%	Hi95%
1	0.0091	0.0309	0.7682	-0.0511	0.0693

Tanto en la comparación con CD105 100x como con CD105 400x encontramos una significación bilateral superior a 0,05. Por lo tanto no encontramos significación estadística y debemos aceptar la hipótesis nula: El contaje vascular con CD105 a 100x y a 400x no se puede considerar como factor pronóstico de recidiva en carcinoma epidermoide de lengua en nuestro estudio.

¿Es el marcaje vascular con CD31 un factor pronóstico de supervivencia en el carcinoma epidermoide de lengua?

Para responder a esta supuesta hipótesis se ha procedido a comparar la variable "contaje vascular con CD31 400x" con la variable "éxitus", y al correspondiente análisis con la prueba t de Student.

Estadísticos de grupo

	VAR "Exitus"	N	Media	Desviación típ.	Error típ. de la media
VAR "CD31 400x"	1,00	28	31,3929	17,70193	3,34535
	2,00	15	29,1333	16,31768	4,21321

Prueba de muestras independientes

		Prueba de Levene para la igualdad de varianzas		Prueba T para la igualdad de medias					
		F	Sig.	t	gl	Sig. (bilateral)	Diferencia de medias	Error típ. de la diferencia	95% Intervalo de confianza para la diferencia

									Inferior	Superior
VAR "CD31 400x"	Se han asumido varianzas iguales	,030	,862	,410	41	,684	2,25952	5,51685	-8,88198	13,40103
	No se han asumido varianzas iguales			,420	30,858	,677	2,25952	5,37982	-8,71475	13,23379

La regresión de Cox para el estudio de la supervivencia con CD31 en relación con el factor tiempo encontró los siguientes resultados:

Chi Square= 0.0049; df=1; p= 0.9439					
Coefficients, Std Errs, Signif, and Conf Intervs...					
Var	Coeff.	StdErr	p	Lo95%	Hi95%
1	0.0008	0.0111	**0.9438**	-0.0208	0.0223

Tampoco en este análisis encontramos significación estadística, por lo que debemos aceptar la hipótesis nula: El contaje vascular con CD31 a 400x no se puede considerar como factor pronóstico de supervivencia en carcinoma epidermoide de lengua en nuestro estudio.

¿Es el marcaje vascular con CD31 un factor pronóstico de probabilidad de desarrollar recidiva tumoral en el carcinoma epidermoide de lengua?

Para dar respuesta a esta hipótesis se ha procedido a comparar la variable "contaje vascular con CD31 400x" con la variable "recidiva", y a realizar el análisis con la prueba t de Student.

Estadísticos de grupo

	VAR "Recidiva"	N	Media	Desviación típ.	Error típ. de la media
VAR "CD31 400x"	1,00	35	30,2857	16,68316	2,81997
	2,00	8	32,0000	19,84223	7,01529

Prueba de muestras independientes

		Prueba de Levene para igualdad de varianza		Prueba T para la igualdad de medias						
		F	Sig.	t	gl	Sig. (bilateral)	Diferencia de medias	Error típ. de la diferencia	95% Intervalo de confianza para la diferencia	
									Inferior	Superior
VAR "CD31 400x"	Se han asumido varianzas iguales	,968	,331	-,253	4	,801	-1,71429	6,76525	-15,37698	11,94841
	No se han asumido varianzas iguales			-,227	9,39	,825	-1,71429	7,56085	-18,70928	15,28071

La regresión de Cox para el estudio temporal de la relación del contaje vascular con CD31 y la aparición de recidiva tumoral mostró los siguientes resultados:

Chi Square= 0.2886; df=1; p= 0.5911					
Coefficients, Std Errs, Signif, and Conf Intervs...					
Var	Coeff.	StdErr	p	Lo95%	Hi95%
1	-0.0052	0.0098	**0.5944**	-0.0244	0.0139

Al igual que en los análisis anteriores, no se ha encontrado significación estadística en la comparación de la cuantificación con CD31 con la aparición de recidivas. Por lo tanto, se acepta la hipótesis nula: El contaje vascular con CD31 a 400x no se puede considerar como factor pronóstico de recidiva en carcinoma epidermoide de lengua en nuestro estudio.

¿Es la cuantificación de angiogénesis específica peritumoral un factor pronóstico de supervivencia en el carcinoma epidermoide de lengua?

Para responder a esta supuesta hipótesis se ha procedido a comparar la variable "contaje vascular diferencial" con la variable "éxitus". El contaje vascular diferencial, como hemos visto previamente, se ha obtenido de establecer la diferencia entre contaje con CD31 y CD105 a campos de 400x.

Con ello se pretende estudiar el papel desempeñado por la angiogénesis específica no tumoral en la progresión del tumor primario y en la capacidad potencial para favorecer el desarrollo de metástasis locoregionales y a distancia.

Se realiza análisis estadístico con la prueba t de Student comparando la media de contaje vascular entre ambos grupos.

Estadísticos de grupo

	VAR "Exitus"	N	Media	Desviación típ.	Error típ. de la media
VAR "Contaje diferencial"	1,00	28	24,3214	13,97366	2,64077
	2,00	15	22,3333	13,27547	3,42771

Prueba de muestras independientes

		Prueba de Levene para la igualdad de varianzas		Prueba T para la igualdad de medias						
		F	Sig.	t	gl	Sig. (bilateral)	Diferencia de medias	Error típ. de la diferencia	95% Intervalo de confianza para la diferencia	
									Inferior	Superior
VAR "Contaje diferencial"	Se han asumido varianzas iguales	,03	,859	,452	41	,653	1,98810	4,39615	-6,89011	10,86630
	No se han asumido varianzas iguales			,459	30,060	,649	1,98810	4,32700	-6,84807	10,82426

El estudio del éxitus con el contaje vascular diferencial mediante regresión de Cox aportó los siguientes resultados:

Chi Square= 0.0005; df=1; p= 0.9822					
Coefficients, Std Errs, Signif, and Conf Intervs...					
Var	Coeff.	StdErr	p	Lo95%	Hi95%
1	0.0003	0.0140	**0.9822**	-0.0270	0.0276

Se confirma igualmente que no existe significación estadística. Por lo tanto, se acepta la hipótesis nula: El contaje vascular diferencial entre CD31 y CD105 a 400x, es decir, la cuantificación de la angiogénesis peritumoral, no se puede considerar como factor pronóstico de supervivencia en carcinoma epidermoide de lengua en nuestro estudio.

¿Es la cuantificación de angiogénesis peritumoral un factor pronóstico de probabilidad de desarrollar recidiva tumoral en el carcinoma epidermoide de lengua?

Para responder a esta cuestión se ha procedido a comparar la variable "contaje vascular diferencial" con la variable "recidiva".

Del mismo modo que en la hipótesis anterior, se procedió a confirmación mediante análisis estadístico de las medias con t de Student.

Estadísticos de grupo

	VAR "Recidiva"	N	Media	Desviación típ.	Error típ. de la media
VAR "Contaje diferencial"	1,00	35	23,2286	13,07239	2,20964
	2,00	8	25,3750	16,63849	5,88259

Prueba de muestras independientes

		Prueba Levene p igualda varian		Prueba T para la igualdad de medias						
		F	Sig.	t	gl	Sig. (bilateral)	Diferencia de medias	Error típ. de la diferencia	95% Intervalo de confianza para la diferencia	
									Inferior	Superior
VAR "Contaje diferencial"	Se han asumido varianzas iguales	2,054	,159	-,398	4	,692	-2,1464	5,3871	-13,02601	8,73315
	No se han asumido varianzas iguales			-,342	9,07	,740	-2,1464	6,2839	-16,34313	12,05028

La regresión de Cox para estudiar la recidiva tumoral con el contaje vascular diferencial en el tiempo mostró los siguientes resultados:

Chi Square= 0.6033; df=1; p= 0.4373					
Coefficients, Std Errs, Signif, and Conf Intervs...					
Var	Coeff.	StdErr	p	Lo95%	Hi95%
1	-0.0094	0.0122	**0.4418**	-0.0332	0.0144

Con estos resultados se demuestra la ausencia de significación estadística y la validación de la hipótesis nula: El contaje vascular diferencial entre CD31 y CD105 a 400x, es decir, la cuantificación de la angiogénesis alrededor de la masa tumoral, no se puede considerar como factor pronóstico de supervivencia en carcinoma epidermoide de lengua en nuestro estudio.

¿Es el marcaje vascular con endoglina (CD105) un factor predictivo de respuesta a la radioterapia en el carcinoma epidermoide de lengua?

Para dar respuesta a esta hipótesis se ha procedido a comparar las variables "contaje vascular con CD105 100x" y "contaje vascular con CD105 400x" con las variables "éxitus" y "recidiva" en pacientes radiados.

Se realiza análisis estadístico con la prueba t de Student para validar este resultado.

Estadísticos de grupo

	VAR "Exitus"	N	Media	Desviación típ.	Error típ. de la media
VAR "CD105 100x"	1,00	19	15,4211	13,91768	3,19293
	2,00	7	10,1429	6,01189	2,27228

Prueba de muestras independientes

		Prueba de Levene para la igualdad de varianzas		Prueba T para la igualdad de medias						
		F	Sig.	t	gl	Sig. (bilateral)	Diferencia de medias	Error típ. de la diferencia	95% Intervalo de confianza para la diferencia	
									Inferior	Superior
VAR "CD105 100x"	Se han asumido varianzas iguales	2,549	,123	,961	24	,346	5,27820	5,49238	-6,05752	16,61392
	No se han asumido varianzas iguales			1,347	23,085	,191	5,27820	3,91894	-2,82709	13,38348

La regresión de Cox compara en el tiempo la variable "éxitus" con el contaje vascular con CD105 a 100x:

Chi Square= 0.6005; df=1; p= 0.4384					
Coefficients, Std Errs, Signif, and Conf Intervs...					
Var	Coeff.	StdErr	p	Lo95%	Hi95%
1	0.0144	0.0179	**0.4212**	-0.0205	0.0492

Para el CD105 a 400x se realizó el mismo estudio:

Estadísticos de grupo

	VAR "Exitus"	N	Media	Desviación típ.	Error típ. de la media
VAR "CD105 400x"	1,00	19	7,2632	7,14020	1,63807
	2,00	7	4,2857	2,56348	,96890

Prueba de muestras independientes

		Prueba d Levene pa la igualda de varianz		Prueba T para la igualdad de medias						
		F	Sig.	t	gl	Sig. (bilateral)	Diferencia de medias	Error típ. de la diferencia	95% Intervalo de confianza para la diferencia	
									Inferior	Superior
VAR "CD105 400x"	Se han asumido varianzas iguales	2,243	,147	1,06	24	,297	2,97744	2,79214	-2,78524	8,74013
	No se har asumido varianzas iguales			1,56	23,989	,131	2,97744	1,90317	-,95060	6,90549

El estudio de la supervivencia en el tiempo con la prueba de regresión de Cox en el contaje vascular con CD105 a 400x muestra los siguientes resultados:

Chi Square= 1.1275; df=1; p= 0.2883					
Coefficients, Std Errs, Signif, and Conf Intervs...					
Var	Coeff.	StdErr	p	Lo95%	Hi95%
1	0.0359	0.0312	**0.2497**	-0.0249	0.0968

Se comprueba que, aunque existe una tendencia estadística, no se obtiene significación estadística, por lo que se acepta la hipótesis nula: En nuestro estudio el contaje vascular con CD105 no es un factor predictivo de supervivencia en pacientes con carcinoma epidermoide de lengua sometidos a radioterapia.

Se realiza análisis estadístico con la prueba t de Student, para CD105 100x en relación con la aparición de recidivas en pacientes radiados.

Estadísticos de grupo

	VAR "Recidiva"	N	Media	Desviación típ.	Error típ. de la media
VAR "CD105 100x"	1,00	24	15,0000	12,39214	2,52954
	2,00	2	2,0000	1,41421	1,00000

Prueba de muestras independientes

		Prueba de Levene para la igualdad de varianzas		Prueba T para la igualdad de medias						
		F	Sig.	t	gl	Sig. (bilateral)	Diferencia de medias	Error típ. de la diferencia	95% Intervalo de confianza para la diferencia	
									Inferior	Superior
VAR "CD105 100x"	Se han asumido varianzas iguales	1,386	,251	1,456	24	,158	13,00000	8,93087	-5,43241	31,43241
	No se han asumido varianzas iguales			4,779	19,690	**,000**	13,00000	2,72003	7,32038	18,67962

El análisis temporal mediante regresión de Cox de la recidiva tumoral con CD105 a 100x determina resultados contradictorios:

Chi Square= 0.8443; df=1; p= 0.3582					
Coefficients, Std Errs, Signif, and Conf Intervs...					
Var	Coeff.	StdErr	p	Lo95%	Hi95%
1	0.0143	0.0150	**0.3405**	-0.0150	0.0436

En campos de 400x, la regresión de Cox muestra los siguientes resultados para relacionar la recidiva tumoral con el contaje vascular con tinción de CD105:

Chi Square= 1.2770; df=1; p= 0.2585

Coefficients, Std Errs, Signif, and Conf Intervs...

Var	Coeff.	StdErr	p	Lo95%	Hi95%
1	0.0351	0.0289	**0.2246**	-0.0213	0.0916

Se comprueba la significación estadística con la prueba t de Student. Por lo tanto, a tenor de este resultado, debemos aceptar la hipótesis planteada: El contaje vascular con CD105 a 100x y a 400x se puede considerar como factor predictivo de respuesta a la radioterapia en cuanto a la aparición de recidiva en cáncer de lengua en nuestro estudio.

Sin embargo, el estudio temporal mediante regresión de Cox del contaje vascular con CD105 en relación con la respuesta a la radioterapia determina una tendencia estadística, aunque con resultados no significativos, que nos imposibilitan para aceptar la hipótesis planteada. Por ello, concluimos que el contaje vascular con CD105 a 100x y a 400x tampoco se puede considerar como factor predictivo de respuesta a la radioterapia en cuanto a la aparición de recidiva en carcinoma epidermoide de lengua en nuestro estudio.

¿Es el marcaje vascular con CD31 un factor predictivo de respuesta a la radioterapia en el carcinoma epidermoide de lengua?

Para responder a esta hipótesis se ha procedido a comparar la variable "contaje vascular con CD31 400x" con las variables "éxitus" y "recidiva" en pacientes radiados.

El análisis con la prueba t de Student mostró lo siguiente:

Estadísticos de grupo

	VAR "Exitus"	N	Media	Desviación típ.	Error típ. de la media
VAR "CD31 400x"	1,00	19	31,1053	18,23579	4,18358
	2,00	7	21,5714	9,25306	3,49733

Prueba de muestras independientes

		Prueba de Levene para la igualdad de varianzas		Prueba T para la igualdad de medias						
		F	Sig.	t	gl	Sig. (bilateral)	Diferencia de medias	Error típ. de la diferencia	95% Intervalo de confianza para la diferencia	
									Inferior	Superior
VAR "CD31 400x"	Se han asumido varianzas iguales	3,471	,075	1,310	24	,202	9,53383	7,27604	-5,48318	24,55085
	No se han asumido varianzas iguales			1,748	21,074	,095	9,53383	5,45285	-1,80358	20,87125

La regresión de Cox para el estudio temporal de la respuesta a la radioterapia con CD31 a 400 x en cuanto a la supervivencia tumoral muestra los siguientes resultados:

Chi Square= 1.0530; df=1; p= 0.3048

Coefficients, Std Errs, Signif, and Conf Intervs...

Var	Coeff.	StdErr	p	Lo95%	Hi95%
1	0.0146	0.0140	**0.2947**	-0.0126	0.0419

Por lo tanto, aunque también se observa una tendencia estadística, no encontramos significación estadística, y determinamos que en nuestro estudio el contaje vascular con CD31 no es un factor predictivo de supervivencia en pacientes con carcinoma epidermoide de lengua sometidos a radioterapia.

Realizamos el mismo análisis para el CD31 a 400x con respecto a la aparición de recidivas en pacientes radiados de nuestro grupo de estudio.

La prueba t de Student mostró los siguientes resultados:

Estadísticos de grupo

	VAR "Recidiva"	N	Media	Desviación típ.	Error típ. de la media
VAR "CD31 400x + RDT"	1,00	24	29,1250	17,03784	3,47783
	2,00	2	21,5000	13,43503	9,50000

Prueba de muestras independientes

		Pruebɛ Levene p igualda varian:		Prueba T para la igualdad de medias						
		F	Sig.	t	gl	Sig. (bilateral)	Diferencia de medias	Error típ. de la diferencia	95% Intervalo de confianza para la diferencia	
									Inferior	Superior
VAR "CD31 400x + RDT"	Se han asumido varianzas iguales	,348	,561	,61	24	,546	7,6250C	12,4403ː	-18,05055	33,30055
	No se han asumido varianzas iguales			,75	1,28ŧ	,565	7,6250C	10,1165ɕ	-69,76835	85,01835

La regresión de Cox determinó los siguientes resultados:

Chi Square= 0.1865; df=1; p= 0.6659					
Coefficients, Std Errs, Signif, and Conf Intervs...					
Var	Coeff.	StdErr	p	Lo95%	Hi95%
1	0.0054	0.0125	**0.6633**	-0.0190	0.0299

De estos resultados se observa que no se encuentra significación estadística para el análisis estadístico comparativo del contaje con CD31 a 400x con respecto a la recidiva en pacientes radiados. Por lo tanto, se acepta la hipótesis nula: En nuestro estudio el contaje vascular con CD31 no es un factor predictivo de aparición de recidiva en pacientes afectos de carcinoma epidermoide de lengua sometidos a radioterapia.

¿Es la cuantificación de angiogénesis peritumoral un factor predictivo de respuesta a la radioterapia en el carcinoma epidermoide de lengua?

Para dar respuesta a esta cuestión se ha procedido a comparar la variable "contaje vascular diferencial" con las variables "éxitus" y "recidiva" en pacientes radiados.

El análisis estadístico para el contaje diferencial con respecto al éxitus en pacientes radiados mostró los siguientes resultados:

Estadísticos de grupo

	VAR "Exitus"	N	Media	Desviación típ.	Error típ. de la media
VAR "Contaje diferencial + RDT"	1,00	19	23,8421	14,31884	3,28497
	2,00	7	17,2857	8,05635	3,04501

Prueba de muestras independientes

		Prueba de Levene para la igualdad de varianzas		Prueba T para la igualdad de medias						
		F	Sig.	t	gl	Sig. (bilateral)	Diferencia de medias	Error típ. de la diferencia	95% Intervalo de confianza para la diferencia	
									Inferior	Superior
VAR "Contaje diferencial + RDT"	Se han asumido varianzas iguales	2,734	,111	1,137	24	,267	6,55639	5,76478	-5,34153	18,45432
	No se han asumido varianzas iguales			1,464	19,354	,159	6,55639	4,47919	-2,80705	15,91984

El estudio temporal de la supervivencia tumoral respecto a la angiogénesis peritumoral mediante la regresión de Cox muestra los siguientes resultados:

Chi Square= 0.5439; df=1; p= 0.4608

Coefficients, Std Errs, Signif, and Conf Intervs...

Var	Coeff.	StdErr	p	Lo95%	Hi95%
1	0.0137	0.0184	**0.4555**	-0.0222	0.0497

De estos resultados se extrae la ausencia de significación estadística. Por tanto, en nuestro estudio no se puede considerar la cuantificación de la angiogénesis peritumoral como un factor predictivo de la respuesta a la radioterapia en cuanto a la supervivencia de los pacientes.

Se procedió a realizar el análisis comparativo del contaje diferencial con respecto a la recidiva en pacientes radiados:

Estadísticos de grupo

	VAR "Recidiva"	N	Media	Desviación típ.	Error típ. de la media
VAR "Contaje diferencial + RDT"	1,00	24	22,2500	13,39776	2,73481
	2,00	2	20,0000	12,72792	9,00000

Prueba de muestras independientes

		Prueba Leve para igualc de varian		Prueba T para la igualdad de medias						
		F	Sig.	t	gl	Sig. (bilateral)	Diferencia de medias	Error típ. de la diferencia	95% Intervalo de confianza para la diferencia	
									Inferior	Superior
VAR "Contaje diferencial + RDT"	Se han asumido varianzas iguales	,128	,723	,229	24	,821	2,25000	9,84044	-18,05966	22,55966
	No se han asumido varianzas iguales			,239	1,193	,845	2,25000	9,40634	-80,03570	84,53570

El análisis en el tiempo de la predicción de recidiva tumoral en pacientes radiados con cuantificación vascular diferencial mediante regresión de Cox muestra los siguientes resultados:

Chi Square= 0.0039; df=1; p= 0.9505

Coefficients, Std Errs, Signif, and Conf Intervs...

Var	Coeff.	StdErr	p	Lo95%	Hi95%
1	-0.0010	0.0162	**0.9506**	-0.0325	0.0305

Como se puede observar no se obtiene significación estadítica, por lo que se acepta la hipótesis nula: En nuestro estudio no se puede considerar la cuantificación de la angiogénesis peritumoral como un factor predictivo de la respuesta a la radioterapia en cuanto a la aparición de recidiva en pacientes con carcinoma epidermoide de lengua.

¿Es el marcaje vascular con endoglina (CD105) un factor predictivo de probabilidad de presentar metástasis linfáticas cervicales (N+) en el carcinoma epidermoide de lengua?

Para responder a esta hipótesis se ha procedido a comparar las variables "contaje vascular con CD105 100x" y "contaje vascular con CD105 400x" con la variable "N", y análisis estadístico mediante la prueba t de Student.

Estadísticos de grupo

	VAR "N"	N	Media	Desviación típ.	Error típ. de la media
VAR "CD105 100x"	,00	21	14,2857	11,93793	2,60507
	1,00	16	19,6875	16,26333	4,06583

Prueba de muestras independientes

		Prueba de Levene para la igualdad de varianzas		Prueba T para la igualdad de medias						
		F	Sig.	t	gl	Sig. (bilateral)	Diferencia de medias	Error típ. de la diferencia	95% Intervalo de confianza para la diferencia	
									Inferior	Superior
VAR "CD105 100x"	Se han asumido varianzas iguales	2,552	,119	-1,166	35	,251	-5,40179	4,63145	-14,80413	4,00056
	No se han asumido varianzas iguales			-1,119	26,495	,273	-5,40179	4,82881	-15,31853	4,51496

Estadísticos de grupo

	VAR "N"	N	Media	Desviación típ.	Error típ. de la media
VAR "CD105 400x"	,00	21	7,4286	6,60736	1,44184
	1,00	16	7,6875	5,23729	1,30932

Prueba de muestras independientes

		Prueba de Levene para la igualdad de varianzas		Prueba T para la igualdad de medias						
		F	Sig.	t	gl	Sig. (bilateral)	Diferencia de medias	Error típ. de la diferencia	95% Intervalo de confianza para la diferencia	
									Inferior	Superior
VAR "CD105 400x"	Se han asumido varianzas iguales	,003	,957	-,129	35	,898	-,25893	2,01038	-4,34021	3,82236
	No se han asumido varianzas iguales			-,133	34,922	,895	-,25893	1,94762	-4,21313	3,69527

Como se puede observar, no se obtiene significación estadística ni con el contaje vascular con CD105 a 100x ni a 400x. Por lo tanto, se acepta la hipótesis nula: En nuestro estudio el contaje vascular con CD105 no es un factor predictivo de probabilidad de desarrollar metástasis linfáticas cervicales en pacientes con carcinoma epidermoide de lengua.

¿Es el marcaje vascular con CD31 un factor predictivo de probabilidad de presentar metástasis linfáticas cervicales (N+) en el carcinoma epidermoide de lengua?

Para responder a esta hipótesis se ha procedido a comparar la variable "contaje vascular con CD31 400x" con la variable "N", y a realizar análisis estadístico con la prueba t de Student.

Estadísticos de grupo

	VAR "N"	N	Media	Desviación típ.	Error típ. de la media
VAR "CD31 400x"	,00	21	32,4762	17,61709	3,84436
	1,00	16	30,5000	18,49324	4,62331

Prueba de muestras independientes

		Prueba de Levene para la igualdad de varianzas		Prueba T para la igualdad de medias						
		F	Sig.	t	gl	Sig. (bilateral)	Diferencia de medias	Error típ. de la diferencia	95% Intervalo de confianza para la diferencia	
									Inferior	Superior
VAR "CD31 400x"	Se han asumido varianzas iguales	,010	,922	,331	35	,743	1,97619	5,97243	-10,14848	14,10086
	No se han asumido varianzas iguales			,329	31,588	,745	1,97619	6,01283	-10,27782	14,23020

Tampoco se encuentra significación estadística, y se acepta la hipótesis nula: En nuestro estudio el contaje vascular con CD31 no se puede considerar un factor predictivo de probabilidad de desarrollar metástasis linfáticas cervicales en pacientes con carcinoma epidermoide de lengua.

¿Es la cuantificación de angiogénesis peritumoral un factor predictivo de probabilidad de presentar metástasis linfáticas cervicales (N+) en el carcinoma epidermoide de lengua?

Para responder a esta hipótesis se ha procedido a comparar la variable "contaje vascular diferencial" con la variable "N", y a analizar estadísticamente esta relación con la prueba t de Student.

Estadísticos de grupo

	VAR "N"	N	Media	Desviación típ.	Error típ. de la media
VAR "Contaje diferencial"	,00	21	25,0476	14,33693	3,12858
	1,00	16	22,8125	14,48778	3,62195

Prueba de muestras independientes

		Prueba de Levene para la igualdad de varianzas	Prueba T para la igualdad de medias

		F	Sig	t	gl	Sig. (bilateral)	Diferencia de medias	Error típ. de la diferencia	95% Intervalo de confianza para la diferencia	
									Inferior	Superior
VAR "Contaje diferencial"	Se han asumido varianzas iguales	,057	,81	,46	35	,643	2,23512	4,77911	-7,46700	11,93723
	No se han asumido varianzas iguales			,46	32,263	,644	2,23512	4,78607	-7,51067	11,98091

En este análisis tampoco se obtiene significación estadístico. Por ello se acepta la hipótesis nula: En nuestro estudio el contaje vascular diferencial entre CD31 y CD105 a 400x, es decir, la cuantificación específica de angiogénesis peritumoral, no se puede considerar como un factor predictivo de probabilidad de desarrollar metástasis linfáticas cervicales en pacientes con carcinoma epidermoide de lengua.

En estos análisis estadísticos se han encontrado resultados estadísticamente significativos y resultados no estadísticamente significativos. A la hora de la interpretación de los mismos conviene reflexionar sobre el hecho de que el no encontrar diferencias estadísticamente significativas no determina que no podamos admitir que existen diferencias. Simplemente significa que el intervalo de confianza es mayor del 5%, que es el intervalo internacionalmente admitido para la mayoría de estudios científicos y que hemos admitido para éste. El hecho de que los resultados no se encuentren dentro de ese intervalo de confianza aceptado no significa que la muestra no sea representativa ni que el factor estudiado no sea cierto.

De la misma forma, tampoco se podría aseverar de forma dogmática un resultado estadísticamente significativo.

A pesar de todo ello, se encuentra una tendencia estadística, no significativa, en los análisis estadísticos que correlacionan el contaje vascular en las distintas tinciones a diferentes diluciones con la predicción de respuesta a la radioterapia en pacientes con carcinoma epidermoide de lengua, tanto al analizar la supervivencia global como la recidiva en pacientes radiados. Este dato merece ser tenido en consideración a la hora de interpretar los resultados. Se requieren estudios adicionales para valorar más en profundidad el auténtico significado clínico y terapéutico de estos resultados.

4.4. LIMITACIONES DEL ESTUDIO

Cualquier investigación médica presenta algunas limitaciones que pueden condicionar los resultados, la fiabilidad de los mismos y las conclusiones obtenidas. Para minimizarlas, resulta imprescindible su conocimiento y su análisis. En este apartado pretendemos enumerar las limitaciones que nuestro trabajo pudiera presentar, así como llevar a cabo una valoración de su potencial implicación en los resultados del estudio.

1. Tamaño muestral.

La muestra de 43 pacientes es suficiente para realizar un estudio estadístico. En la literatura no se encuentra consenso sobre el número mínimo de elementos para realizar un análisis estadístico fidedigno. Sin embargo, parece aceptarse en la mayor parte de foros una muestra superior a 30 elementos.

En nuestro estudio, la principal problemática vendría determinada por los subgrupos obtenidos en el análisis estadístico, algunos de los cuales comprenden menos de 30 elementos.

De cualquier forma, en la literatura médica sólo se encuentra un estudio de angiogénesis tumoral cuantificada con CD105 en cáncer de lengua con más de 43 casos, y no se realiza estudio con CD31 ni contaje diferencial[486]. Por lo tanto, en la actualidad éste es el estudio de estas características con mayor número de casos clínicos.

2. Recogida de datos.

La recogida de datos se ha realizado sobre las historias clínicas. Evidentemente es posible la pérdida de algún elemento en la recogida de datos, es decir, casos que no hayan sido archivados en la base de datos. De esta forma, es posible que los 43 casos no supongan el total de los casos tratados en nuestro centro hospitalario durante ese periodo de tiempo.

En cualquier caso, ello no supondría una modificación en los resultados del estudio, puesto que no corresponde a un estudio epidemiológico primario.

3. Veracidad de los datos.

Como hemos mencionado, los datos provienen directamente de los historiales clínicos de cada paciente. En dichas historias han intervenido diferentes profesionales, lo cual podría suponer una falta de homogeneidad en el registro de datos clínicos.

4. Tiempo de seguimiento.

El hecho de cerrar el estudio en el año 1996 y de cerrar el seguimiento de los pacientes en Abril de 2004 nos proporciona un seguimiento mínimo de 8 años, periodo claramente suficiente para obtener conclusiones fidedignas.

5. Selección de muestras histológicas.

La selección de las muestras histológicas se ha obtenido del banco de piezas tumorales del Servicio de Anatomía Patológica, y ha sido llevada a cabo por un especialista en Anatomía Patológica. Por lo tanto, consideramos que no debe suponer una limitación al estudio.

6. Marcadores angiogénicos.

Previamente nos hemos referido a los marcadores inmunológicos utilizados en el presente trabajo. En nuestra opinión, el principal error introducido es la falta de especificidad absoluta de las tinciones inmunológicas por los vasos sanguíneos en el caso del CD31, y por los neovasos tumorales en el caso del CD105.

La mayor parte de ensayos realizados con tinciones inmunohistoquímicas ya reconocen la falta de especificidad de dichas tinciones por un tejido diana. Ello supone indudablemente la introducción de un factor de error en los ensayos, que es preciso asumir.

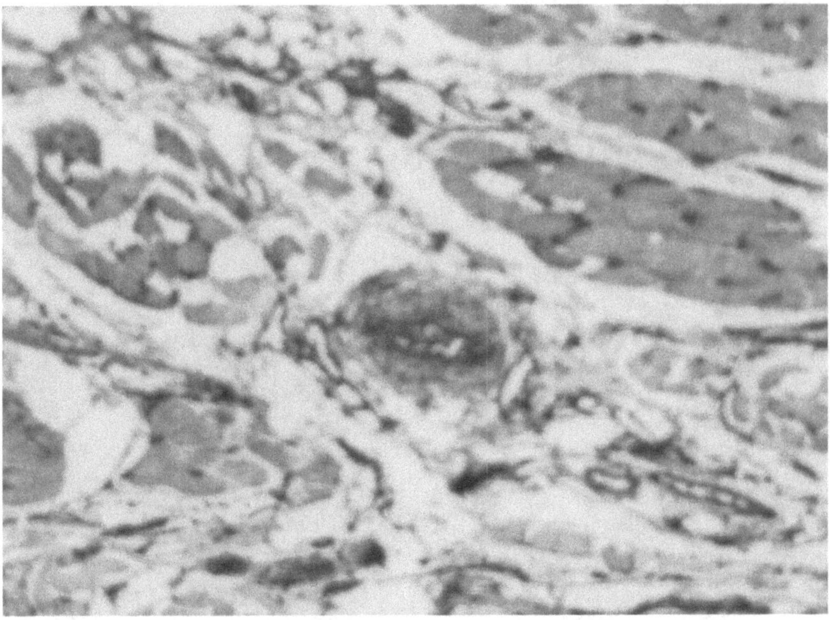

Figura 54. Tinción inmunohistoquímica con CD31 en caso de carcinoma epidermoide de lengua de la muestra del estudio (Magnificación x400). Se objetiva marcaje de estructura muscular además del marcaje vascular.

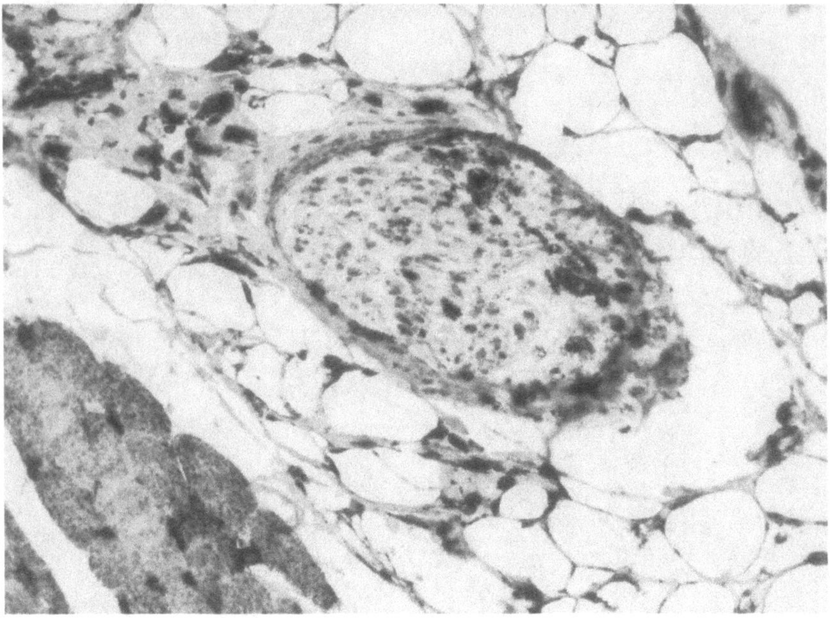

Figura 55. Tinción inmunohistoquímica con CD31 en caso de carcinoma epidermoide de lengua de la muestra del estudio (Magnificación x400). Se objetiva marcaje de estructura nerviosa además del marcaje vascular.

7. Técnica de tinción.

Las tinciones han sido realizadas por un técnico de laboratorio especializado en tinciones inmunohistoquímicas, e incluso a diferentes diluciones. Por ello consideramos que la técnica de tinción no introduce errores considerables en la metodología del estudio.

8. Contaje vascular.

Es evidente que existe un margen de error en el contaje vascular, puesto que existen múltiples estructuras que son dudosas de calificar como vasos sanguíneos. De cualquier forma, el hecho de que todos los contajes vasculares hayan sido realizados por el mismo observador permite homogeneizar esas consideraciones y minimizar el error introducido en el análisis estadístico.

9. Metodología estadística.

El análisis estadístico ha sido supervisado por especialistas con amplio conocimiento de la metodología estadística, y se ha basado en un programa informático, SPSS 12.0, que es el que se utiliza en la mayor parte de los análisis estadísticos que se llevan a cabo en Medicina en la actualidad.

10. Exposición de los resultados.

La interpretación de los resultados se basa en la observación de los obtenidos en un análisis estadístico fidedigno. Por tanto, no consideramos que introduzca un elemento de error en las conclusiones del estudio.

CAPITULO V

DISCUSION

A lo largo del presente trabajo, ya ha quedado bien establecido que el factor pronóstico más significativo en el carcinoma escamoso de cavidad oral y orofaringe es la presencia o ausencia de ganglios linfáticos cervicales metastatizados. A pesar de que la importancia del estadío N como indicador de supervivencia tumoral está claramente demostrada desde hace décadas, avalada por numerosos estudios de supervivencia tumoral[487-489], podemos considerar que la vigencia de esta clásica teoría persiste plenamente en la actualidad[490]. De hecho, algunos de los parámetros fundamentales en los que se basa la clasificación de los estadíos tumorales vigentes en la práctica clínica contemporánea del cáncer oral vienen determinados por la situación tumoral a nivel cervical[20,491]. Este consenso ha proporcionado un lenguaje común y un método de decisión terapéutica estandarizado, aunque no ha establecido indicadores pronósticos totalmente definidos. Probablemente ello sea debido a la presencia de otros factores significativamente determinantes del pronóstico tumoral[477,492].

Sin embargo, en el presente estudio se ha intentado validar la significancia pronóstica de la situación cervical en pacientes con cáncer de lengua. Se ha utilizado como factores para determinar la evolución pronóstica la presencia o no de recidiva tumoral y la supervivencia, es decir si el paciente ha sido éxitus o no. Como se ha podido objetivar en el apartado correspondiente, aunque se perciba una tendencia estadística, no se ha encontrado significación estadística en el análisis de ambos factores con respecto al estadío N. Ello determina que, si aceptamos que el estadío N es un factor pronóstico claramente establecido, la muestra se deba interpretar como poco representativa para valorar el estadío N.

En el presente estudio encontramos datos epidemiológicos sobre el carcinoma epidermoide de lengua similares a los que aparecen en otras series de la literatura médica, lo que viene a indicar que la muestra del estudio es fidedigna y representativa de lo que acontece en una población global. Sin embargo, en lo que se refiere al análisis de un factor pronóstico conocido como el estadío N, los resultados se apartan de las directrices esperadas, lo que discrepa sobre la representatividad de la muestra respecto a las metástasis linfáticas cervicales. Esta presunción de que esta serie no es una muestra representativa de la población introduce algunas dudas en la validez del estudio respecto a la diseminación cervical del cáncer de lengua en este estudio.

Algunos aspectos clínicos también han demostrado un papel esencial en el pronóstico del cáncer oral. Entre ellos cabría destacar el retraso en el diagnóstico, por la posibilidad de influencia sobre este factor con medidas de educación social. En la actualidad se considera que la mayoría de las neoplasias malignas de cavidad oral y orofaringe se diagnostican en estadíos avanzados, cuando el tumor primario supera el T2 (mayor de 2 cm) y más del 60% de los casos presentan evidencia de afectación linfática regional en el momento del diagnóstico[493]. En este estudio, el 81.40% de los pacientes fueron intervenidos en estadíos T2 o mayor. Por su parte, un 46.51% de los pacientes fueron diagnosticados como N+ tras el informe anatomopatológico, es decir, después de la intervención quirúrgica. Probablemente un porcentaje superior de casos presentarían clínicamente adenopatías cervicales en el momento de acudir a consulta.

Varios estudios han demostrado una correlación significativa entre pronóstico y estadío tumoral en el momento de la presentación[494-496]. Estas enfermedades avanzadas se asocian con elevada mortalidad, y su tratamiento conlleva una importante morbilidad en una región anatómica con una funcionalidad tan importante, y una mutilación estética y social considerable.

En el presente estudio hemos observado una tendencia similar en las curvas de supervivencia acumulada tanto global como libre de enfermedad. En tumores menores de 2 cm, las supervivencias acumuladas son superiores a las que se objetivan en tumores mayores de 2 cm.

En esta enfermedad, está claro que el diagnóstico precoz es crucial. Ho et al[492], en un reciente estudio retrospectivo, encontraron que más del 40% de los pacientes con carcinoma epidermoide de cavidad oral y orofaringe superaban el intervalo de 3 meses desde el primer síntoma de tumor hasta que consultaban a un médico para su diagnóstico. Entre los factores que se han asociado al retraso diagnóstico podemos incluir la falta de concienciación social, un inadecuado acceso a los cuidados médicos rutinarios, la irregular anatomía de la cavidad oral y orofaringe, que dificulta la exploración, y la ausencia de síntomas precoces alarmantes, que retrasa el ímpetu para buscar atención médica especializada. Además, algunos estudios consideran que hasta en un 30% de los casos contribuyen factores profesionales al retardo en el diagnóstico[492,493,497-499].

Los avances en la investigación médica, el desarrollo de numerosos experimentos animales, la proliferación de medios de comunicación médica, o la mayor inversión en investigación por parte de los gobiernos, son algunos de los factores que han contribuido a que los conocimientos que tenemos sobre el cáncer en la actualidad se vayan expandiendo de manera inexorable. Así, se han ido descubriendo progresivamente nuevos factores que se ha demostrado que desempeñan un papel relevante en el desarrollo y proliferación tumoral.

En la última década, las mutaciones genéticas críticas, que constituyen la clave en la secuencia de eventos que determinan la pérdida de regulación del ciclo celular y la progresión desde una lesión preneoplásica hasta un cáncer invasivo, han sido investigadas profundamente. Algunos trabajos han encontrado la presencia de DNA oncogénico de virus del papiloma humano en más de un 50% de los carcinomas orales y orofaríngeos[109,110,500].

El espesor del tumor en profundidad y la ploidía del DNA de las células tumorales han sido asociados con la recurrencia tumoral[23,501,502]. Las mutaciones del gen p53 y la sobreexpresión de su proteína han sido ampliamente reconocidas como marcadores pronósticos, y algunos estudios han demostrado que están incrementadas en pacientes con metástasis de tumores de cabeza y cuello[503,504].

Los avances en el análisis de las alteraciones moleculares en las células que determinan su transformación maligna han incrementado de forma considerable los conocimientos existentes sobre los mecanismos que determinan la aparición y progresión de neoplasias malignas. Se han individulizado numerosas moléculas que se asocian a transformación maligna. Ello ha dado lugar a una proliferación espectacular de marcadores moleculares que han demostrado una cierta relación con el estadío y el grado histológico tumoral, o que se han propuesto como indicativos del pronóstico y evolución clínica de la enfermedad. Sin embargo, muchos de estos marcadores de proliferación celular no han demostrado una clara relación con el comportamiento clínico del tumor. No obstante, nos han aportado un rico conocimiento sobre el ciclo celular y la oncobiología en cabeza y cuello[505-508].

En 2003, Schliephake[477] publica una revisión de la literatura reciente sobre la influencia pronóstica de estos marcadores tumorales, y los divide en cuatro grupos de acuerdo a su función: (1) Estimulantes de crecimiento tumoral: aceleración y proliferación del ciclo celular; (2) Supresión tumoral y defensa anti-tumoral: respuesta inmune y apoptosis; (3) Angiogénesis, y (4) Invasión tumoral y potencial metastásico: adhesión molecular y degradación de matriz. Los datos de su estudio revelan que la significación pronóstica de la mayoría de marcadores tumorales no está clara en la actualidad. Escasos estudios revisados sobre los marcadores tumorales de los cuatro grupos han demostrado asociación significativa con el pronóstico.

La *angiogénesis* desempeña un papel primordial en el crecimiento y desarrollo de tejidos normales, así como en gran diversidad de condiciones patológicas. Es un complejo proceso multisecuencial que se desarrolla mediante crecimiento de células endoteliales, migración y morfogénesis capilar. Esta secuencia de procesos está estrechamente regulada por una serie de moléculas o factores angiogénicos, positivos y negativos, y sus receptores, que regulan varios de estos eventos claves[509]. De esta forma, se ha acuñado el concepto de "switch angiogénico" para designar el balance entre factores estimulantes e inhibidores en cada momento y en cada circunstancia.

El mecanismo general de la angiogénesis es la consecuencia de la interacción entre todos estos factores positivos y negativos, tanto a nivel de tejidos normales como en tejidos patológicos como los tumorales. Aunque los mecanismos reguladores de la angiogénesis no son totalmente conocidos en la actualidad, existen evidencias que sugieren que acontece una cascada de sucesivos eventos, y que la intervención en uno de los pasos es suficiente para promover o prevenir la neovascularización.

Numerosos datos obtenidos de estudios experimentales con animales han puesto de manifiesto que el crecimiento tumoral requiere la formación de nuevos vasos sanguíneos. Por ejemplo, fenómenos de angiogénesis preceden al proceso de formación tumoral en modelos animales como ratones transgénicos o con carcinogénesis químicamente inducida[510,511], lo que sugiere que la progresión tumoral requiere un switch desde una fase pre-vascular hasta una fase angiogénica[323].

Los trabajos de Judah Folkman fueron pioneros a la hora de demostrar correlación estadística entre crecimiento tumoral y concentración vascular[139]. Estos trabajos se iniciaron a principios de la década de los 70s, y han ido progresando a lo largo de estos últimos 35 años. Fruto de esta prolífera labor investigadora y a su aportación al mejor conocimiento de los mecanismos fisiopatológicos del cáncer, Judah Folkman ha recibido un enorme reconocimiento científico internacional, hasta el punto de ser premiado con el Premio Príncipe de Asturias de Investigación Científica y Técnica en el 2004.

Folkman demostró que tumores implantados en órganos perfundidos aislados dejaban de crecer más allá de unos pocos milímetros de diámetro. Sin embargo, cuando se implantaban en ratones, esos mismos tumores crecían rápidamente[512]. De esta forma, se reconocía que el potencial angiogénico estaba ausente en órganos aislados, pero permanecía funcional en los tejidos receptores de animales vivos. Posteriormente se demostró relación estadísticamente significativa entre angiogénesis tumoral y recurrencia de cáncer de mama[235]. Resultados similares se han encontrado en otras localizaciones tumorales, como ha sido ampliamente expresado a lo largo de este trabajo[243-248,331,332]. La hipótesis propuesta por Folkman de que "cualquier crecimiento en el seno de la masa tumoral debe estar precedido por la proliferación de nuevos capilares sanguíneos" ha sido validada por numerosos estudios en las últimas décadas[324,513]. Se ha encontrado que el crecimiento tumoral se inhibe por anticuerpos de factores angiogénicos como el VEGF[514], angiogenina[515], y anti-FGFb[516]. Incluso se ha comprobado que inyecciones intraperitoneales de FGFb estimulan el crecimiento tumoral en ratas[517].

El concepto de crecimiento tumoral angiogénesis-dependiente se usó para explorar la posibilidad de cuantificar la agresividad tumoral a base de relacionarla con el contenido vascular. Weidener et al[235] encontraron una elevada correlación estadística entre número de vasos y supervivencia tumoral en contajes vasculares en campos microscópicos de 200 y 400 aumentos, en cáncer invasivo de mama. Al igual que en numerosos trabajos, el área tumoral estudiada se obtuvo del área de mayor concentración vascular intratumoral, lo que le confiere una confiabilidad alta. Otros estudios en diferentes tumores han encontrado además correlación significativa entre densidad vascular intratumoral y desarrollo de metástasis, de forma que han llegado a la conclusión de que el factor angiogénico es un factor predictivo de metástasis preciso e independiente[240,243,332].

En carcinomas de cavidad oral y orofaringe también se ha encontrado significación pronóstica del estado de angiogénesis tumoral[334,338,340-344,518,519]. La implantación de xenoinjertos de cáncer de cavidad oral en embriones de pollo ha demostrado el potencial angiogénico de los carcinomas de células escamosas[335]. Gasparini et al[334] demostraron que la densidad microvascular estaba incrementada en 50 pacientes con metástasis locoregionales con respecto a 20 pacientes sin enfermedad ganglionar en carcinomas epidermoides de cabeza y cuello. También encontraron que la concentración vascular era significativamente mayor en aquellos pacientes que presentaban metástasis.

Williams et al[341] se plantearon esta misma cuestión en tumores previamente al desarrollo de metástasis. A pesar de ser un marcador menos específico que la endoglina para identificar neovasos tumorales, utilizaron el factor VIII como marcador de angiogénesis sobre 66 pacientes afectos de cáncer de cavidad oral. En este estudio, la muestra de casos corresponde a cualquier localización de la cavidad oral. Un 90% de pacientes con tinción mayor o igual al 10% de la masa tisular desarrollaron metástasis ganglionares en los 2 años siguientes. Por el contrario, los pacientes con tinciones angiogénicas menores del 10% de la masa tumoral no presentaban recurrencias durante el mismo periodo de tiempo. Al analizar comparativamente la densidad vascular con la profundidad tumoral encontraron que el 98% de pacientes con tumores menores de 4 mm y menos de un 10% de tinción en la masa tumoral se podían pronosticar correctamente como pacientes sin recurrencia. El 100% de pacientes con tumores mayores de 4 mm y tinciones superiores al 10% de la masa tumoral desarrollaron recidiva locoregional. Los autores concluyeron que la angiogénesis es un factor predictivo de metástasis ganglionares, y un patrón de predictibilidad mayor en la combinación de espesor tumoral y angiogénesis con el desarrollo de adenopatías cervicales. En sus conclusiones, Williams et al proponen también una modificación de la actitud terapéutica para implicar el factor pronóstico de la angiogénesis: los pacientes con cuello clínicamente negativo y con alto riesgo por índice angiogénico y/o profundidad tumoral precisarían tratamiento profiláctico del cuello, mientras que los pacientes de bajo riesgo angiogénico podrían ser tratados con excisión local del tumor y evitar la disección cervical. De todas formas, la cuantificación de la angiogénesis en el estudio de Williams et al se realiza mediante porcentajes de tinción sobre la masa tumoral, lo que impediría su empleo como factor pronóstico previo a la cirugía exerética de la masa tumoral completa.

Pero todavía tenemos datos más sugerentes con la función de la angiogénesis en las lesiones de la mucosa oral. Pazouki et al[520] estudiaron secciones teñidas con inmunohistoquímica de especímenes de mucosa oral normal, diferentes grados de displasia y carcinomas de células escamosas. Las secciones fueron teñidas con marcadores inmunohistoquímicos panendoteliales como anticuerpos anti-factor de Von Willebrandt, el CD31, o anticuerpos para $\alpha_v\beta_3$ integrina, y cuantificada su expresión para valorar el grado de vascularización en lesiones transicionales de la mucosa oral, desde mucosa sana, pasando por lesiones displásicas y llegando a lesiones neoplásicas. Estos autores concluyeron que existe una marcada asociación entre vascularización tisular (angiogénesis) y progresión tumoral en la mucosa de la cavidad oral.

Sin embargo, la revisión literaria nos presenta datos contradictorios. Dray et al[338] publican en 1995 una revisión de 106 carcinomas primarios de cabeza y cuello en estadíos tempranos, sin afectación cervical ni metástasis a distancia. Para determinar si la angiogénesis tumoral se correlaciona con el desarrollo de metastasis y la supervivencia en estos estadíos tempranos, realizan una cuantificación de la microvascularidad con tinción inmunohistoquímica con anticuerpos monoclonales frente a factor de Von Willebrandt de forma previa al tratamiento, y correlacionan el contaje con la evolución posterior en seguimientos de 3 a 15 años. Estos autores realizan su estudio sobre carcinomas epidermoides de cabeza y cuello, no específicos de ninguna localización. En sus conclusiones determinan que, aunque niveles incrementados de angiogénesis constituyen un fenómeno que se objetiva en tumores de cabeza y cuello, no encuentran evidencia de que el contaje microvascular en carcinomas epidermoides tempranos de cabeza y cuello sea una herramienta útil para predecir la agresividad tumoral y la probabilidad de metastatizar.

Otro aspecto controvertido se refiere a la vascularización existente peritumoral, y que podría ser "secuestrada" o "reclutada" por el tumor para recibir la nutrición necesaria para su progresión local y a distancia. Ello ha dado pie a incorporar a nuestra línea de investigación un estudio sobre vascularización no neoangiogénica, que se ha etiquetado como "vascularización peritumoral", y establecer estudios estadísticos sobre su potencial significación. Los resultados obtenidos no han demostrado significativa validez clínica, terapéutica o pronóstica.

En nuestra opinión es interesante realizar un análisis comparativo de los diferentes parámetros con el contaje diferencial entre CD31 y CD105. Este contaje diferencial expresa la proporción de neovasos que no son específicamente tumorales. De esta forma, además de proporcionar importante información sobre el papel que los neovasos no tumorales desempeñan en la nutrición del tumor y en su progresión, nos aporta interesante información comparativa para validar nuestros resultados. Si obtenemos un resultado estadísticamente significativo con un parámetro concreto para tinción con CD31 y CD105, y no significativo para dicho parámetro con respecto al contaje diferencial, estamos incrementando la fiabilidad del resultado de que corresponde a la angiogénesis específicamente tumoral esa correlación estadística con respecto al parámetro analizado.

En la literatura médica no hemos encontrado un estudio de similares características para poder establecer análisis comparativos ni discutir su significación. Un estudio de Shieh et al[345] publicado en 2004 apunta una mayor vascularidad en la periferia del tumor en fases iniciales del desarrollo tumoral. Este estudio se realiza sobre carcinoma epidermoide de cavidad oral, sin limitar la localización del tumor primario. Según los autores, a medida que el tumor va progresando se produce un incremento de la vascularización intratumoral y neoformación vascular en correlación con esa progresión del cáncer oral. ¿Viene ello a indicar que efectivamente existe un fenómeno de "reclutamiento" vascular por parte de la masa tumoral para recibir el aporte nutricional necesario para su progresión? En nuestro estudio hemos encontrado un contaje diferencial, es decir, una vascularización peritumoral mayor en tumores T1, que va disminuyendo a medida que se incrementa el estadío T, a excepción de los T4. Este dato parece indicar que la vascularización peritumoral va disminuyendo a medida que aumenta el tamaño de la lesión tumoral primaria, puesto que el estadío T4 viene determinado por invasión de estructuras adyacentes más que por el tamaño tumoral. De todas formas, es difícil establecer conclusiones sobre ello, y se requieren nuevos estudios y con una muestra más específica para determinar el auténtico valor oncobiológico de este fenómeno de "reclutamiento" vascular tumoral.

En el área de cabeza y cuello, la intensa vascularización existente ha sido interpretada por algunos autores como un factor que debería favorecer la progresión tumoral sin necesidad de generar nuevos vasos sanguíneos[368]. Por tanto, estos tumores serían menos dependientes de neoangiogénesis. En nuestro estudio, no hemos podido establecer comparaciones adecuadas para obtener conclusiones al respecto.

Como se puede observar a lo largo del presente trabajo, la literatura existente al respecto es amplia, y los resultados controvertidos. No obstante, la evolución de estos esfuerzos investigadores ha permitido el descubrimiento de nuevos agentes marcadores de neovascularización, e incluso más específicos para vasos en diferentes fases de maduración, o con especiales características como pueden ser los vasos tumorales.

La *endoglina (CD105)* es un receptor para la molécula TGF-β1, y se encuentra sobreexpresada en angiogénesis tumoral. El anticuerpo de la endoglina se une preferentemente a las células endoteliales activadas que están participando en procesos de angiogénesis, como acontece en los tumores, así como en procesos de cicatrización de heridas, psoriasis, desarrollo de tejidos embrionarios, y tejidos infartados.

Como hemos visto, la endoglina (CD105) es una glicoproteina homodimérica de membrana, de 180 kDa, y el complejo receptor del TGF-β (transforming growth factor – beta) [521]. Conocemos que la endoglina se expresa en las células endoteliales activadas durante el proceso angiogénico, y se considera un marcador más específico de neoangiogénesis inducida por tumores[457]. Al mismo tiempo, recientes estudios han demostrado que la reactividad del CD105 en vasos sanguíneos de tumores malignos se correlaciona con la potencial emisión de metástasis tumorales[454,457,522-525].

En un estudio de Schimming y Marmé[454], sobre 51 casos de carcinoma escamoso de cavidad oral, se encontró que la endoglina reacciona específicamente con células endoteliales angiogénicas, y que los niveles de expresión de endoglina estaban incrementados significativamente en tejido tumoral en comparación con mucosa normal. Además, la expresión de endoglina resultó ser mayor en tumores T1 en comparación con tumores T2, T3 y T4, aunque su expresión no resultó ser correlativamente mayor con cada estadío.

En nuestro estudio encontramos un dato similar. La expresión de endoglina es mayor en tumores T1, y va disminuyendo a medida que se incrementa el estadío T. Este resultado se obtiene con tinciones de CD105 tanto a 100 como a 400 aumentos. Similares observaciones se encuentran con la tinción de CD31. Podríamos por ello afirmar, aunque con las correspondientes reservas en cuanto a significación oncobiológica y clínica, que nuestro estudio confirma en carcinoma epidermoide de lengua los resultados obtenidos por Schimming y Marmé[454] de que los cánceres orales presentan mayor vascularización en estadíos iniciales.

Ya nos hemos referido ampliamente a las limitaciones que nuestro estudio presenta. A pesar de ello, según la revisión de la literatura médica realizada, constituye el estudio con mayor número de casos sobre influencia pronóstica de la angiogénesis tumoral específica cuantificada con CD31 y CD105 en el carcinoma escamoso de lengua, y el segundo estudio más numeroso de cuantificación de angiogénesis con CD105 en cáncer de lengua[486].

Solamente hemos encontrado en la literatura otro estudio centrado en el carcinoma epidermoide de lengua sobre casos reales en humanos, con un seguimiento de 1 a 10 años, pero sin un análisis comparativo de la densidad vascular con CD31 y CD105 [486]. De esta forma, podemos considerar que este trabajo constituye el inicio de una nueva línea de investigación en un tipo de cáncer que sigue incrementando su incidencia y su mortalidad, que sigue produciendo una creciente alarma social, y cuyos resultados terapéuticos no se han visto mejorados de forma importante en las últimas décadas.

En el estudio mencionado de Chuang et al[486], publicado en 2006, se estudia el valor pronóstico predictivo de la angiogénesis en estadíos precoces de cáncer de lengua, en concreto en 94 pacientes con neoplasias T1 y T2. La cuantificación de la angiogénesis se determina con tinciones inmunohistoquímicas con VEGF (vascular endotelial growth factor) y con CD105 (endoglina) sobre las piezas de biopsia. Sin embargo, los autores no nos describen con precisión si esas muestras histológicas corresponden a la biopsia incisional con fines diagnosticos o a fragmentos de la pieza definitiva.

En su estudio, Chuang et al encuentran correlación estadísticamente significativa entre niveles elevados de expresión de VEGF y de CD105 con estadío tumoral relativamente avanzado ($p<0.001$ y $p<0.001$), positividad ganglionar ($p<0.001$ y $p<0.001$), presencia de necrosis tumoral ($p=0.22$ y $p=0.01$), y mayor invasión del tumor en profundidad ($p<0.001$ y $p<0.001$). De estos cuatro parámetros, en nuestro estudio únicamente hemos analizado el estatus ganglionar. En el análisis de la positividad de N con respecto al contaje vascular con CD105 hemos obtenido una $p=0.273$ para el contaje con 100x y una $p=0.895$ para el contaje con 400x. Chuang et al encuentran una $p<0.001$ con contaje a 200x.

El hecho de que los autores de dicho estudio se hayan limitado a estadíos precoces T1 y T2 les ha permitido subdividir la muestra en tan solo 2 grupos de estadiaje, de suficiente cuantía para realizar análisis estadísticos fidedignos. En nuestro estudio, la estratificación de la muestra por estadíos T determina subgrupos de reducido tamaño, que limitan en gran medida la posibilidad de analizar hipótesis formuladas con un grado aceptable de fiabilidad. De todas formas, llama poderosamente la atención el elevado número de pacietes con cáncer de lengua en estadíos precoces. En nuestro medio, desafortunadamente la mayor parte de pacientes acuden a nuestras consultas en estadíos avanzados, lo que limita la posibilidad de evaluar la potencial progresión tumoral desde fases iniciales. En nuestro estudio de 43 pacientes, y sin considerar el N, tan solo 8 pacientes (18.60%) se encontraban en estadío T1, y 20 pacientes (46.51%) en estadío T2.

En el mismo estudio referido, los autores encuentran correlación estadísticamente significativa del contaje microvascular con CD105 a 200x con la presencia de invasión perineural ($p=0.003$). En nuestro estudio, este análisis tampoco pudo ser llevado a cabo.

Sin embargo, Chuang et al no encuentran correlación estadísticamente significativa entre la expresión de CD105 y otros parámetros como edad, género, grado histológico, o invasión vascular. En nuestro estudio tampoco se ha llevado a cabo una correlación entre estos factores.

En lo que respecta al análisis de supervivencia, Chuang et al refieren una tasa acumulada de supervivencia de 86.6% a los 5 años, para su serie de cánceres de lengua T1-T2, con un seguimiento promedio de 44.1 meses. En nuestra serie, con cánceres en todos los estadíos, la supervivencia registrada es de 34.88%. La supervivencia media de la muestra de pacientes fue de 62.47 meses, con un rango de 4 a 125 meses.

Mientras que el estudio de Chuang et al reporta correlación estadísticamente significativa entre la tasa de supervivencia acumulada a los 5 años y las características clínicopatológicas y la expresión de VEGF y CD105, en nuestro estudio encontramos una p de 0.647 y 0.868 de la supervivencia con respecto a la expresión de CD105 a 100x y 400x, respectivamente, mediante el modelo de regresión de Cox. Por lo tanto, no encontramos correlación significativa y aceptamos la hipótesis nula de que la expresión de CD105 no constituye un factor pronóstico de supervivencia. Más aún, realizamos un test de la mediana para este análisis, similar al que desarrollan Chuang et al en su trabajo. Estos autores determinan una mediana de 15 en su muestra, y establecen una comparación entre contajes de alta expresividad y baja expresividad de CD105, calculando el corte separador en 18.8. En nuestro análisis de la supervivencia con respecto a la expresión de CD105 a 100x encontramos una mediana de 11, y diferenciamos la muestra en mayores y menores de 11 para establecer una tabla de contingencia de 2x2. Aplicamos el test de chi-cuadrado y obtuvimos una p= 0.72, es decir no significativo. Repetimos el mismo estudio con la expresión de CD105 a 400x, donde obtuvimos una mediana de 5, y comparamos los grupos por encima y por debajo de 5. Se aplicó la test chi-cuadrado para obtener una p=0.68, es decir, al igual que en el caso anterior, sin significación estadística. Desconocemos el factor diferenciador de resultados obtenidos entre ambos estudios. Podría interpretarse que dicha diferencia viene determinada por el diferente tamaño de la muestra, o bien porque la muestra base sobre la que realizan su estudio Chuang et al se limita a estadíos precoces T1-T2. En cualquier caso, no podemos precisar a qué se atribuyen los diferentes resultados obtenidos.

En la literatura médica se ha documentado que la expresión alta de VEGF en cánceres orales se correlaciona de forma significativa con el estatus ganglionar positivo, aunque no con la supervivencia[370]. Sin embargo, contrariamente a esto, también se han publicado resultados contradictorios que determinan la ausencia de correlación significativa[526]. Estas diferencias se pueden interpretar derivadas de la definición de expresión de VEGF en el tejido tumoral. El trabajo de Chuang et al encuentra que la elevada expresión de VEGF en cánceres de lengua precoces se correlaciona también de forma significativa con la aparición de metástasis linfáticas y con peor tasa de supervivencia acumulada de acuerdo al método de Kaplan-Meier. Sin embargo, estos mismos autores encuentran que tan solo la expresión de CD105, pero no la de VEGF, es un factor pronóstico independiente para estimación de supervivencia de acuerdo con análisis multivariante con el método de regresión de Cox.

Respecto a la expresividad de CD105 ya hemos comentado el trabajo de Schimming y Marmé[454], que determinan, al igual que Chuang et al[486] en lengua, correlación estadísticamente significativa entre alta expresión de CD105 en microvasos de tejido tumoral y diseminación linfática en carcinomas epidermoides de cavidad oral. Por el contrario, en nuestro estudio, el análisis comparativo de la expresividad de CD105 en relación con la positividad de ganglios linfáticos mediante la prueba t de Student, determinó resultados de significación bilateral de 0.273 para contaje a 100x y de 0.895 para contaje a 400x. Por lo tanto, no se encuentra correlación estadísticamente significativa, y nuestros resultados contradicen los obtenidos en los dos estudios mencionados.

Tampoco hemos encontrado correlación estadística entre la expresividad de CD31 y la presencia de ganglios linfáticos ($p=0.745$). De la misma forma, el análisis comparativo entre angiogénesis peritumoral y diseminación linfática no mostró significación estadística en nuestro estudio ($p=0.644$). Con ello determinamos que la angiogénesis no se puede considerar un factor predictivo de desarrollo de metástasis linfáticas en cáncer de lengua en nuestra serie de pacientes.

De todas formas, en este punto conviene recordar que el hecho de no encontrar significación estadística no significa que las hipótesis no sean aceptables, es decir, en este caso no determina que la actividad angiogénica no tenga influencia en el desarrollo de metástasis linfáticas cervicales. La significación estadística representa un parámetro que se toma de forma convencional. La probabilidad de que los factores a estudiar sean ciertos es tan escasa y tan variable que es necesario obtener conclusiones con las reservas propias de la extrapolación de un resultado estadístico.

A tenor de todo ello, parece claro que los mecanismos que determinan el comienzo y la progresión de los fenómenos de angiogénesis permanecen poco claros en la tumorigénesis de cabeza y cuello.

Papel predictivo de la respuesta a radioterapia

El papel de la radioterapia en el cáncer de cabeza y cuello ha sido ampliamente estudiado y registrado en la literatura médica[527-529]. Independientemente de las variables existentes en los protocolos terapéuticos entre unos centros y otros, y de las variaciones entre diferentes servicios de un mismo centro, en la actualidad el modelo más frecuente de tratamiento curativo de cáncer de lengua sigue siendo la cirugía más radioterapia complementaria. Las diferentes modalidades terapéuticas aceptadas en cada estadío tumoral no han mejorado significativamente los resultados de supervivencia a largo plazo. Ello ha determinado la propuesta de diferentes patrones terapéuticos.

En nuestro estudio, y basándonos en que nuestra experiencia clínica nos dicta que un número elevado de pacientes con cáncer de lengua se someten a tratamiento en estadíos avanzados, hemos hecho especial énfasis en valorar la posible existencia de factores predictores de la respuesta a radioterapia. Más del 60% de los pacientes incluidos en nuestro estudio, concretamente 26 de los 43 pacientes (60.46%) han sido sometidos a radioterapia complementaria. Y sin embargo, los resultados han sido desalentadores. De los 26 pacientes radiados, 24 (92.31%) sufrieron recidiva, y tan solo 2 pacientes (7.69%) no sufrieron recidiva tumoral. De los pacientes radiados, 19 fueron éxitus (73.08%) y 7 permanecen vivos (26.92%). La supervivencia media fue de 53.42 meses, con un rango de 4 a 125 meses.

Estos datos tan insatisfactorios animan a buscar cualquier potencial información adicional para determinar pronóstico y predecir posible respuesta ante determinadas terapias. En la literatura se encuentran escasos estudios que traten de definir el papel predictor de la angiogénesis en la respuesta a la radioterapia en neoplasias de cabeza y cuello[300,530-,531]. Ninguno de ellos cuantifica la angiogénesis con CD105 y/o CD31. Tampoco encontramos estudios que se centren exclusivamente en cáncer de lengua.

Sin embargo, se encuentran estudios recientes sobre otros factores que desempeñan un papel en la respuesta del cáncer de cabeza y cuello a la radioterapia. De hecho se ha demostrado, por ejemplo, que la presencia de polimorfismo en los genes reparadores del DNA celular $ERCC_1$, $ERCC_5$ y XPA confiere una peor respuesta a la radioterapia en pacientes con tumor de cabeza y cuello incipiente[532]. Estos polimorfismos parecen determinar que la proteina sea más activa en su función reparadora del DNA, por lo que la radioterapia sería menos eficiente.

En nuestro estudio hemos encontrado que el contaje vascular no se puede considerar un factor predictivo de supervivencia tras radioterapia en cáncer de lengua. Resultados de p igual a 0.191 para CD105 100x, 0.131 para CD105 400x, y 0.095 para CD31, con la prueba t de Student, muestran una tendencia estadística, pero no significación estadística para confirmar esta hipótesis. Con el modelo de regresión de Cox se obtienen parámetros similares de p igual a 0.421 para CD105 100x, 0.249 para CD105 400x, y 0.294 para CD31, que confirman la tendencia estadística, pero no significación estadística.

Por el contrario, hemos encontrado significación estadística al relacionar el contaje vascular con CD105 a 100x y 400x con la aparición de recidivas en pacientes radiados: 0.023 y 0.047 respectivamente con la U de Mann-Whitney. Incluso esta significación estadística se confirmó con la t de Student. Por ello aceptamos la hipótesis de que en nuestro estudio el contaje vascular con CD105 se puede considerar como un factor predictor individualizado de recidiva tras radioterapia en cáncer de lengua. Sin embargo, el modelo de regresión de Cox determinó resultados opuestos al estudiar la recidiva en pacientes radiados: p igual a 0.340 para el análisis comparativo con CD105 100x, p igual a 0.224 con CD105 400x, y p igual a 0.633 con CD31.

Por ello podemos determinar que, aunque existe una tendencia estadística, no hemos encontrado resultados estadísticamente significativos, y en nuestro estudio no podemos afirmar que el contaje vascular sea un factor predictivo de respuesta a radioterapia en carcinoma epidermoide de lengua.

Asimismo, el hecho de que el contaje diferencial entre CD31 y CD105 no muestre significación estadística en los pacientes radiados, ni con la supervivencia ni con la aparición de recidivas, se interpreta como que la vascularización peritumoral no tiene influencia en la respuesta terapéutica a radioterapia en cáncer de lengua.

Sin embargo, la revisión de la literatura médica encuentra diversos estudios que ponen de manifiesto la variable importancia del papel de la angiogénesis como factor predictivo de la respuesta a radioterapia[533-535]. Incluso se ha publicado que esta respuesta terapeútica a radioterapia puede ser biomodulada por diferentes principios, entre los que destaca la actuación sobre dianas reguladoras del fenómeno de la angiogénesis[536-542].

Es bien conocido que la radiación ionizante produce la muerte celular por varios mecanismos diferentes, tales como la lesión del DNA celular que lleva a la rotura de la doble hélice y la alteración de la membrana celular. En el cáncer, el beneficio de la radioterapia complementaria se basa en el hecho de que la irradiación presenta una mayor acción en la zona periférica de la masa tumoral, rodeada por el tejido normal, donde las células tumorales están bien irrigadas y su número es menor. El nivel de oxigenación, y por lo tanto de vascularización, de los tejidos tumorales diana influye de forma absoluta en la respuesta tisular y celular ante la radiación ionizante. La escasa oxigenación tumoral es una característica claramente reconocida como relacionada con "radioresistencia". Por ello, una baja densidad vascular en la zona periférica de la masa tumoral sólida sería un potente marcador de baja perfusión de oxígeno y, por tanto, de hipoxia y de baja respuesta a la radiación ionizante. Por otra parte, una densidad vascular elevada y una alta capacidad angiogénica no es sinónimo de elevado flujo sanguíneo dado que la distribución geométrica del componente vascular/epitelial, el colapso vascular determinado por el incremento de presión sanguínea intersticial, o la vascularización no funcional debida a una estructura inmadura de los vasos, pueden alterar el establecimiento de un flujo sanguíneo adecuado, y dar como resultado una situación de hipoxia[535].

Lo que parece claro con todo esto es que todavía hay muchos conocimientos por descubrir y muchas incógnitas por resolver en esta línea de investigación, y que en los próximos años asistiremos a la progesiva aparición de nuevos datos que probablemente irán dando explicación científica a todos estos aspectos, así como permitan el desarrollo de nuevas líneas de actuación terapéutica contra el cáncer.

Capitulo VI

Conclusiones

1. En el presente trabajo se confirma la idea de que el carcinoma epidermoide de lengua es más frecuente en varones que en mujeres. La edad más frecuente de aparición de cáncer de lengua es entre la sexta y la octava décadas de la vida. La mayor parte de los pacientes con cáncer de lengua son fumadores y bebedores.

2. En nuestro medio, los carcinomas epidermoides de lengua se diagnostican más habitualmente en estadíos avanzados. La cirugía y la radioterapia complementaria permanecen como herramientas terapéuticas estándar para el tratamiento del carcinoma epidermoide de lengua.

3. El cáncer de lengua, globalmente considerado, sin estratificar por estadíos, presenta una elevada tendencia a presentar recidiva tumoral. La mayor parte de las recidivas acontecen en los dos primeros años posteriores al tratamiento del carcinoma epidermoide de lengua.

4. A medida que aumenta el tamaño tumoral, el riesgo de desarrollar recidiva es mayor, y la supervivencia se reduce considerablemente. Los tumores mayores de 2 cm presentan peor pronóstico, en cuanto a supervivencia global y libre de enfermedad, que los tumores menores de 2 cm. La presencia de ganglios cervicales positivos (estadío N positvo) también reduce la supervivencia global y el periodo libre de enfermedad. La mayor parte de los éxitus por carcinoma epidermoide de lengua tienen lugar en los 3 primeros años.

5. La cuantificación de la angiogénesis mediante contaje de vasos en campo microscópico de alta magnificación una vez teñidos con anticuerpos frente a antígenos endoteliales CD31 y CD105 se puede considerar como un método fiable en carcinoma epidermoide de lengua, en concordancia con los resultados obtenidos en otros estudios similares.

6. No se han encontrado evidencias de que la cuantificación de la angiogénesis mediante contaje vascular con anticuerpos frente a antígenos endoteliales CD105 y CD31 se puede considerar como un factor pronóstico del carcinoma epidermoide de lengua, al menos en lo que respecta a la supervivencia global y a la supervivencia libre de enfermedad.

7. La densidad vascular cuantificada con anticuerpos frente a receptores CD105 y CD31 es mayor en pacientes con carcinoma epidermoide que fallecen que en los que permanecen vivos.

8. La densidad vascular y la vascularización peritumoral son mayores en carcinomas epidermoides de lengua en estadío T1, y van disminuyendo a medida que se incrementa el tamaño tumoral primario.

9. En nuestro estudio no se han encontrado evidencias de que la cuantificación inmunohistoquímica de la angiogénesis mediante contaje vascular en campos microscópicos de alta magnificación una vez teñidos con anticuerpos frente a antígenos endoteliales CD31 y CD105 sea un factor predictivo de la respuesta a tratamiento complementario con radioterapia en carcinoma epidermoide de lengua. Por lo tanto, el índice angiogénico no se puede considerar como un parámetro que pueda predecir la respuesta potencial a radioterapia complementaria en carcinoma epidermoide de lengua.

10. Por último, será preciso profundizar en el futuro en esta línea de investigación abierta, y confirmar los resultados obtenidos con nuevos estudios que incorporen nuevas metodologías de cuantificación vascular, así como el estudio de series de pacientes en otros medios de población, y en otras localizaciones anatómicas de la cavidad oral y orofaringe.

CAPITULO VII

BIBLIOGRAFIA

1. Greenlee RT, Murray T, Bolden S, Wingo PA. Cancer Statistics. 2000. **CA Cancer J Clin** 2000; 50: 7-33.

2. Shah JP. Head and Neck Surgery. Second Edition. Mosby-Wolfe. London, 1996.

3. Dimitroulis G, Avery S. Oral Cancer: A sinopsis of pathology and management. Butterworth-Heinemann. Oxford, 1998.

4. Patterns of cancer in five continents. **IARC Sci Publ** 1990; 102: 1-160.

5. McDowell JD. An overview of epidemiology and common risk factors for oral squamous cell carcinoma. **Otolaryngol Clin N Am** 2006; 39: 277-94.

6. Neville BW, Day TA. Oral cancer and precancerous lesions. **C A Cancer J Clin** 2002; 52: 195-215.

7. Villar Rodríguez A. Monografías clínicas en Oncología: Cancer de Cabeza y Cuello. Ediciones Doyma. Barcelona, 1989.

8. Byers R. Squamous cell carcinoma of the oral tongue in patients less than 30 years of age. **Am J Surg** 1975; 13: 475-478.

9. McGregor G, Davis N, Robins RE. Squamous cell carcinoma of the tongue and lower oral cavity in patients less than 40 years of age. **Am J Surg** 1982; 145: 88-92.

10. Friedlander PL, Schantz SP, Shaha AR, Yu G, Shah JP. Squamous cell carcinoma of the tongue in young patients: a matched pair analysis. **Head Neck** 1997; 20: 363-368.

11. Siegelmann-Danieli N, Hanlon A, Ridge A, Padmore R, Fein DA, Langer CJ. Oral tongue cancer in patients less than 45 years old: institutional experience and comparison with older patients. **J Clin Oncol** 1998; 16: 745-753.

12. Myers JN, Elkin T, Roberts D, Byers R. Squamous cell cancer of the tongue in young adults: increasing incidence and factors that predict outcomes. **Otolaryngol Head Neck Surg** 2000; 122: 44-51.

13. Chen AY, Myers JN. Cancer of the oral cavity. **Curr Probl Surg** 2000, 37: 634-731.

14. Walton L, Masouredis C. The epidemiology of maxillofacial malignancy. **Oral Maxillofac Surg Clin North Am** 1993, 5: 189.

15. Canto MT, Devesa SS. Oral cavity and pharynx cancer incidence rates in the United States, 1975-1998. **Oral Oncol** 2002; 38: 610-617.

16. Caplan DJ, Hertz-Picciotto I. Racial differences in survival of oral and pharyngeal cancer patients in North Carolina. **J Public Health Dent** 1998; 58: 36-43.

17. Arbes SJ Jr, Olshan AF, Caplan DJ, Schoenbach VJ, Slade GD, Symons MJ. Factors contributing to the poorer survival of black Americans diagnosed with oral cancer. **Cancer Causes Control** 1999; 10: 513-523.

18. Ries LAG, Eisner MP, Kosary CL. Edwards Bk, editor. SEER cancer statistics review. Betsheda (MD): Nacional Cancer Institute; 1975-2002.

19. Moore C, Catlin D. Anatomical origins and locations of oral cancer. **Am J Surg** 1967, 114: 510-513.

20. American Joint Commitee on Cancer (AJCC). Manual for staging of cancer. 3rd ed. JB Lippincott Co. Philadelphia, 1988.

21. Palme CE, Gullane PJ, Gilbert RW. Current treatment options in squamous cell carcinoma of the oral cavity. **Surg Oncol Clin N Am** 2004; 13: 47-70.

22. Campana JP, Meyers AD. The surgical management of oral cancer. **Otolaryngol Clin N Am** 2006; 39: 331-48.

23. Spiro RH, Huvos AG, Wong GY, Spiro JD, Gnecco CA, Strong EW. Predictive value of tumor thickness in squamous carcinoma confined to the tongue and floor of the mouth. **Am J Surg** 1986; 152: 345-350.

24. Mohit-Tabatabai MA, Sobel HJ, Rush BF, Mashberg A. Relation of thickness of floor of mouth stage I and II cancers to regional metastasis. **Am J Surg** 1986; 152: 351-353.

25. Howaldt HP. Proposal for a modified T-classification for oral cancer. **J Craniomaxillofac Surg** 1993; 21: 96-101.

26. McGregor IA. The pursuit of function and cosmesis in managing of oral cancer. **Br J Plast Surg** 1993; 46: 22-31.

27. Teknos TN, Coniglio JU, Netterville JL. Guidelines to patient management. In: Bailey BJ, Calhoun KH. Head and Neck Surgery – Otolaryngology.

Second Edition. 1369-1376. Lippincott-Raven Publishers. Philadelphia, 1998.

28. Jesse RH. General considerations. In: Suen JY, Myers EN, eds. Cancer of the Head and Neck. 1. Churchill-Livingstone. London, 1981.

29. Pelczar BT, Weed HT, Schuller DE. Identifying high-risk patients before head and neck oncologic surgery. **Arch Otolaryngol Head Neck Surg** 1993; 119: 861-864.

30. Hybels RL. Preoperative evaluation. **Otolaryngol Clin North Am** 1981; 14: 557.

31. Grau JJ, Estapé J, Blanch JL, Vilalta A, Castro V, Biete A, Firvida JL. Efecto de la quimioterapia de inducción en el carcinoma escamoso de boca o labio. **Neoplasia** 1993; 4:116-121.

32. Housset M, Baillet F, Dessard O. A retrospective study of three treatment techniques for T1-T2 base of tongue lessions: Surgery plus postoperative radiation, external radiation plus interstitial implantation, and external radiation alone. **Int J Radiat Oncol Biol Phys** 1987; 13: 511-516.

33. Fletcher GH. The role of irradiation in the treatment of squamous cell carcinomas of the mouth and throat. In: Nahum AM, Bush S, Davidson TM, Bone RC, McKay CA, Kain S, eds. Head and neck surgery. 441. Houghton Mifflin Professional Publishers. Boston, 1979.

34. García-Rozado A. Radioterpia y quimioterapia. En: Manual del residente. Cirugía Oral y Maxilofacial.1169-1191. Smithkline Beecham. Madrid, 1997.

35. Parsons JT. The effect of radiation on normal tissues of the head and neck. En: Million RR, Cassidi NJ, eds. Management of the head and neck cancer: A multidisciplinary approach. 2nd edition. JB Lippincott. Philadelphia, 1994.

36. Strong EW. Preoperative radiation and radical neck dissection. **Surg Clin North Am** 1969; 49: 271-276.

37. Zelefsky MJ, Harrison LB, Fass DE. Postoperative radiation therapy for advanced oropharyngeal carcinoma: Long term treatment results. **Cancer** 1992; 70: 2388-2395.

38. Larson DL, Lindberg RD, Lane E, Goepfert H. Major complications of radiotherapy in cancer of the oral cavity and oropharynx: A 10 year retrospective study. **Am J Surg** 1983; 146: 531-536.

39. Vaughan ED, Bainton R, Martín IC. Improvements in morbidity of mouth cancer using microvascular free flap reconstructions. **J Craniomaxillofac Surg** 1992; 20: 132-134.

40. Schliephake H, Jamil MU. Impact of intraoral soft-tissue reconstruction on the development of quality of life after ablative surgery in patients with oral cancer. **Plast Reconstr Surg** 2002; 109: 421-430.

41. Mantravadi RVP, Skolnik EM, Haas RE, Applebaum EL. Patterns of cancer recurrence in the postoperatively irradiated neck. **Arch Otolaryngol** 1983; 109:753-756.

42. Leemans CR, Tiwari R, Nauta JJ, Van der Waal I, Snow GB. Recurrence at the primary site in head and neck cancer and the significance of neck lymph node metastases in head and neck carcinoma. **Cancer** 1994; 73: 187-190.

43. Snow GB. Evaluation and staging. In: Snow GB, Clark JR, eds. Multimodality therapy for head and neck cancer. Thieme Medical Publishers. New York, 1992.

44. Kalnins IK, Leonard AG, Sako K. Correlation between prognosis and degree of lymph node involvement in carcinoma of the oral cavity. **Am J Surg** 1977; 134: 450-454.

45. Schuller DE, McGuirt WF, McCabe BF. The prognostic significance of metastatic cervical lymph nodes. **Laryngoscope** 1980; 90: 557-570.

46. Leemans CR, Tiwari R, Nauta J, Van der Waal I, Snow GB. Regional lymph node involvement and its significance in the development of distant metastasis in head and neck carcinoma. **Cancer** 1993; 71: 452-456.

47. Shah JP. Cervical lymph node metastasis, its diagnostic, therapeutic, and prognostic implications. **Oncology** 1990; 4: 61-69.

48. Savoury LW, Gluckman JL. Cervical metastasis. In: Paparella Mm, Shumrick DA, Gluckman JL, Meyerhoff WL, eds. Otolaryngology. Vol III: 44. WB Saunders. Philadelphia, 1991.

49. Franceschi D, Gupta R, Spiro RH. Improved survival in the management of squamous carcinoma of the oral tongue. **Am J Surg** 1993; 166: 360-365.

50. Snow GB, Balm AJM, Arendse JW. In: Larson DL, Guillamondegui OM, Ballantyne AJ, eds. Cancer in the neck. Macmillan. New York, 1986.

51. Yuen AP, Wong YM, Tang KC. Elective neck dissection versus observation in the treatment of early oral tongue carcinoma. **Head Neck** 1997; 19: 583-588.

52. Haddadin KJ, Soutar DS, Oliver RJ, Webster MH, Robertson AG, MacDonald DG. Improved survival for patients with clinically T1/T2 N0 tongue tumors undergoing a prophylactic neck dissection. **Head Neck** 1999; 21: 517-525.

53. Shoaib T, Soltar DS, MacDonald DG, Camillero IG, Dunaway DJ, Gray HW, McCurrach GM, Bessent RG, MacLeod TIF, Robertson AG. The accuracy of head and neck carcinoma sentinel lymph node biopsy in the clinically N0 neck. **Cancer** 2001; 91: 2077-2083.

54. Stoeckli SJ, Steinert H, Pfaltz M, Schmid S, Sentinel lymph node evaluation in squamous cell carcinoma of the head and neck. **Otolaryngol Head Neck Surg** 2001; 125: 221-226.

55. Wolf GT, Makuch RW, Baker SR. Predictive factors for tumor response to preoperative chemotherapy in patients with Head and Neck Squamous Carcinoma. **Cancer** 1984; 54: 2869-2877.

56. Davis RK, Stoker K, Harker G, Davis K, Gibbs Jr FA, Harnsberger HR, Stevens MH, Parkin JL, Johnson LP. Prognostic indicators in head and neck cancer patients receiving combined therapy. **Arch Otolaryngol Head Neck Surg** 1989; 115: 1443-1445.

57. Snyderman CH, Heo DS, Johnson JT, D'Amico F, Barnes L, Whiteside TL. Functional and phenotypic analysis of lymphocytes in head and neck cancer. **Arch Otolaryngol Head Neck Surg** 1991; 117: 899-905.

58. Schantz SB, Goepfert TH. Multimodal therapy in distant metastasis: The impact of natural killer activity. **Arch Otolaryngol Head Neck Surg** 1987; 113: 1207-1213.

59. Katz AE. Immunologic staging of patients with carcinoma of the head and neck. **Laryngoscope** 1983; 93: 445-463.

60. Schantz SP, Liu FJ. An immunologic profile of young adults with head and neck cancer. **Cancer** 1989; 64: 361-366.

61. Subdo J, Lee J, Lippman S, Mork J, Sagen S, Flatner N, Ristimäki A, Subdo A, Mao L, Zhou X. **Lancet** 2005; 366. 1359-1366.

62. Ravasz LA, Slootweg PJ, Hordijk GJ, Smit F, Van der Tweel I. The status of the resection margin as a prognostic factor in the treatment of head and neck carcinoma. **J Craniomaxillofac Surg** 1991; 19: 314-318.

63. Jones KR, Lodge-Rigal RD, Reddick RL, Tudor GE, Shockley WW. Prognostic factors in the recurrence of stage I and II squamous cell carcinoma of the oral cavity. **Arch Otolaryngol Head Neck Surg** 1992; 118: 483-485.

64. Richard JM, Sancho-Garnier H, Micheau C, Saravane D, Cachin Y. Prognostic factors in cervical lymph node metastases in upper respiratory and digestive tract carcinomas: Study of 1713 cases during a 15 year period. **Laryngoscope** 1987; 97: 97-101.

65. Bundgaard T, Sorensen FB, Gaihede M, Sogaard H, Overgaard J. Stereologic, histopathologic, flow-cytometric and clinical parameters in the prognostic evaluation of 74 patients with squamous cell carcinomas. **Cancer** 1992; 70: 1-13.

66. Vilches Y, De Castro J, González Barón M. Factores pronósticos del cáncer de cabeza y cuello. En: González Barón M. Cáncer de cabeza y cuello. Capítulo IV: 53-72. Ed Ergón. Madrid, 1995.

67. Field JK, Spandidos DA, Malliri A, Gosney JR, Yiagnisis M, Stell PM. Elevated p53 expression correlates with a history of heavy smoking in squamous cell carcinoma of the head and neck. **Br J Cancer** 1991; 65: 573-577.

68. Dolcetti R, Doglioni C, Maestro R, Gasparotto D, Barzan L, Pastore A, Romanelli M, Boiocchi M. p53 overexpression is an early event in the development of human squamous cell carcinoma of the larynx: genetic and prognostic implications. **Int J Cancer** 1990; 52: 178-182.

69. Watling DL, Gown AM, Coltrera MD. Overexpression of p53 in head and neck cancer. **Head Neck** 1992; 14: 437-444.

70. Dreyfuss AI, Clark JR. Analysis of prognostic factors in squamous cell carcinomas of the head and neck. **Hematol Oncol Clinics North Am** 1991; 5: 701-712.

71. Martin HE. The history of lingual cancer. **Am J Surg** 1940; 48: 703-16.

72. Elizondo Lazcano FJ. Estudio de los factores pronósticos en el cáncer de lengua móvil. Ploidía del ADN y ciclo proliferativo determinados por citometría de flujo. Importancia pronóstica. Tesis doctoral. Barcelona, 1992.

73. McCarthy PJ, Million RR. History of diagnosis and treatment of cancer in the head and neck. En: Million RR, Cassisi NJ, eds. Management of head and neck cancer. A multidisciplinary approach. Páginas 1-28. J. B. Lippincott Company. Philadelphia, 1984.

74. Droulias C, Whitehurst JO. The lymphatics of the tongue in relation to cancer. **Am Surg** 1976; 42: 670-674.

75. Locke JL. Movement patterns in spoken language. **Science** 2000; 288: 449-51.

76. Hiiemae KM, Palmer JB, Medicis SW, Hegener J, Jackson BS, Lieberman DE. Hyoid and tongue surface movements in speaking and eating. **Arch Oral Biol** 2002; 47: 11-27.

77. Green JR, Wang YT, Tongue-surface movement patterns during speech and swallowing. **J Acoust Soc Am** 2003; 113: 2820-33.

78. Knuuttila H, Pukander J, Maatta T, Pakarinen L, Vilkman E. Speech articulation after subtotal glossectomy and reconstruction with a myocutaneous flap. **Acta Otolaryngol** 1999; 119: 621-6.

79. Bressmann T, Sader R, Whitehill TL, Samman N. Consonant intelligibility and tongue mobility in patients with partial glossectomy. **J Oral Maxillofac Surg** 2004; 62: 298-303.

80. Niemi M, Laaksonen JP, Vahatalo K, Tuomainen J, Aaltonen O, Happonen RP. Effects of transitory lingual nerve impairment on speech: an acoustic study of vowel sounds. **J Oral Maxillofac Surg** 2002; 60: 647-52; disc. 653.

81. Power DA. On cancer of the tongue. **Br J Surg** 1919; 6: 336.

82. Silverman Veamer S, Migliorati CA, Lozada-Nur F, Greenspan D, Conamat MA. Oral finding in people with oral high risk for AIDS: a study of 375 homosexual males. **J Am Dent Assoc** 1986; 112: 187.

83. McLaughlin JK, Gridley G, Bloc G. Dietary factors in oral and pharyngeal cancer. **J Nat Cancer Inst** 1988; 80: 1237.

84. Khafif A, López-Garza JR, Medina JE. Is dissection of level IV necessary in patients with T1-T3 N0 tongue cancer? **Laryngoscope** 2001; 111: 1088-1090.

85. Woolgar JA. Histological distribution of cervical lymph node metastases for intraoral/oropharyngeal squamous cell carcinomas. **Br J Oral Maxillofac Surg** 1999; 37: 175-80.

86. Byers RM, Weber RS, Andrews T, McGill D, Kare R, Wolf P. Frequency and therapeutic implications of "skip metastases" of the neck from squamous carcinoma of the oral tongue. **Head Neck** 1997; 19: 14-9.

87. Marchetta FC, Sako K, Murphy JB. The periosteum of the mandible and intraoral carcinoma. **Am J Surg** 1971; 122: 711-713.

88. Spiro RH, Strong EH. Epidermoid carcinoma of the mobile tongue treated by partial glossectomy alone. **Am J Surg** 1971; 122: 707-710.

89. Fujitani T, Ogasawara H, Hattori H, Takahara T, Inoue K, Mizojiri G. Seventeen years experience in the treatment of carcinoma of the mobile tongue. **Auris Nasus Larynx** 1986; 13: 43-52.

90. Mendelson BC, Woods JE, Beahrs OH. Neck dissection in the treatment of carcinoma of the anterior two thirds of the tongue. **Surg Gynecol Obstet** 1976; 143: 75-80.

91. Xie X, Clausen OPF, Boysen M. Prognostic significance of p21$^{WAF1/CIP1}$ expression in tongue squamous cell carcinomas. **Arch Otolaryngol Head Neck Surg** 2002; 128: 897-902.

92. Myers EN, Semental Jr AA. Cancer of the oral cavity. En: Myers EN, Suen JY, Myers JN, Hanna EYN. Cancer of the head and neck. 4th edition. Chapter 13: 279-319. Saunders, 2003 Philadelphia.

93. Takagi M, Kayano T, Yamamoto H, Shibuya H, Hoshina M, Shioda S, Enomoto S . Causes of oral tongue treatment failures. Analysis of autopsy cases. **Cancer** 1992; 69: 1081-1087.

94. Sarkaria JN, Harari PM. Oral tongue cancer in young adults less than 40 years of age: Rationale for aggressive therapy. **Head Neck** 1994; 16: 107-111.

95. Shiboski CH, Schmidt BL, Jordan RC. Tongue and tonsil carcinoma: increasing trends in the US population ages 20-44 years. **Cancer** 2005; 103: 1843-1849.

96. Pitman KT, Johnson JT, Wagner RL, Myers EN. Cancer of the tongue in patients less than 40. **Head Neck** 2000; 22: 297-302.

97. Friedlander PL, Schantz SP, Shaha AR, Gopei YU, Sha JP. Squamous cell carcinoma of the tongue in young patients: A matched pair analysis. **Head Neck** 1998; 20: 363-368.

98. Popovter A, Shpitzer T, Bahar G, Marshak G, Ulanovski D, Feinmesser R. Squamous cell carcinoma of the oral tongue in young patients. **Laryngoscope** 2004; 115: 915-917.

99. Davidson BJ, Root WA, Trock BJ. Age and survival from squamous cell carcinoma of the oral tongue. **Head Neck** 2001; 23; 273-279.

100. Schanztz S. Carcinogenesis, markers, staging and prognostic of head and neck cancer. **Curr Opin Oncol** 1993; 5: 483-490.

101. Clark LJ. Oncogens and ENT: A review of the molecular biological advancesin squamous cell carcinoma of the head and neck. **Clin Otolaryngol** 1993; 18: 4-13.

102. Parttridege M, Gullick WJ, Langdon JD, Sherriff M. Expression of epidermal growth factor receptor on oral squamous cell carcinoma. **Br J Oral Maxillofac Surg** 1988; 26: 381-389.

103. Miyaguchi M, Olofsson J, Hellquist HB. Expresión of epidermal growth factor receptor in glottic carcinoma and its relation to recurrence after radiotherapy. **Clin Otolaryngol** 1991; 16: 466-469.

104. Carter RL. Pathology of squamous carcinomas of the head and neck. **Curr Op Oncology** 1993; 5: 491-495.

105. Somers KD, Cartwright SL, Schechter GL. Amplification of the int-2 gene in human head and neck squamous cell carcinomas. **Oncogene** 1990; 5: 915-920.

106. Merrit WD, Weisller MC, Turk BF, Gilmer TM. Oncogene amplification in squamous cell carcinoma of the head and neck. **Arch Otolaryngol Head Neck Surg** 1990; 116: 1394-1398.

107. Hirata S, Odajima T, Kohama GI, Ishigaki S, Niitsu Y. Significance of glutathione S-transferase as tumor marker in patients with oral cancer. **Cancer** 1992; 70: 2381-2387.

108. Yong-Sheng Z, Sham JS, Xing-Tai O, Yuan-Qing G, Shou-Ang Z, Jin-Shen L, Hong Q. Immunoglobulin A against viral capsid antigen of EBV and indirect mirror examination of the nasopharynx in the detection of asymptomatic nasopharyngeal carcinoma. **Cancer** 1992; 69: 3-7.

109. Smith EM, Hoffman HT, Summersgill KS, Kirchner HL, Turek LP, Haugen TH. Human papillomavirus and risk of oral cancer. **Laryngoscope** 1998; 108: 1098-103.

110. Mork J, Lie AK, Glattre E, Hallmans G, Jellum E, Koskela P, Moller B, Pukkala E, Schiller JT, Youngman L, Lehtinen M, Dillner J. Human papillomavirus infection as a risk factor for squamous-cell carcinoma of the head and neck. **N Eng J Med** 2001; 344: 1125-31.

111. Harris C, Hollstein M. Clinical implications of the p53 tumor-supressor gene. **N Engl J Med** 1993; 329: 1318-1327.

112. Lin CS, Jen YM, Cheng MF, Lin YS, Su, WF, Hwang JM, Chang LP, Chao HL, Liu DW, Lin HY, Shum WY. Squamous cell carcinoma of the buccal mucosa: an aggressive cancer requiring multimodality treatment. **Head Neck** 2006; 28: 150-157.

113. Sisk EA, Soltys SG, Zhu S, Fisher SG, Carey TE, Bradford CR. Human papillomavirus and p53 mutational status as prognostic factors in head and neck carcinoma. **Head Neck** 2002; 24: 941-949.

114. Schipper J, Frixen U, Behrens J, Unger A, Jahnke K, Birchmeierw E. Cadherin expression in squamous cell carcinomas of the nead and neck: inverse correlation with tumor differentiation and lymph node metastasis. **Cancer Res** 1991; 51: 6368-37.

115. Cortesina G, Sacchi M, Galeazzi E, De Stefani A. Inmunology of the head and neck cancer: perspectivas. **Head Neck** 1992; 15: 230-235.

116. Walter E, Dahlmann N, Gorgulla H. Tumor markers in the diagnosis and follow-up of head and neck cancer: role of CEA, CA 19-9, SCC, TK and DTTPase. **Head Neck** 1992; 15: 230-235.

117. Fontana X, Dassonville O, Neri J, Vallicioni J, Santini J, Milano G, Combon P, Lapalus F, Demard F. Sedimentation rate and serum tymidhe kinase activity: prognostic factors in squamous head and neck cancer. **Head Neck** 1993; 15: 425-432.

118. Ackerman LV. Verrucous carcinoma of the oral cavity. **Surgery** 1948; 23: 670-8.

119. Wolf GT, Carey TE, Schmaltz SP, McClatchey KD, Poore J, Glaser L, Hayashida DJ, Hsu S. Altered antigen expression predicts outcome in squamous cell carcinoma of the head and neck. **J Natl Cancer Inst** 1990; 82: 1566-1572.

120. Kutz KA, Hoffman HT, Zimmerman MB, Robinson RA. Decreased E-cadherin but not beta-catenin expression is associated with vascular invasion and decreased survival in head and neck squamous carcinomas. **Otolaryngol Head Neck Surg** 2006; 134: 142-146.

121. Denaro A, Caruso R, Rossi M, D'Arrigo C, Malaponte G, Mazzarino MG, Cutrona D. Circulating immunocomplexes and laryngeal carcinoma. **Arch Otolaryngol** 1985; 111: 595-597.

122. Schantz SP, Savage HE, Brown BW, Reuben JM, Hong WK, Rossen RD. Association of levels of circulating C1q binding macromolecules with induction chemotherapy response in head and neck cancer patients. **Cancer Res** 1988; 48: 5868-5873.

123. Dreyfuss AI, Clark JR, Andersen JW. Lipid-associated sialic acid, squamous cell carcinoma antigen, carcinoembryonic antigen, and lactic dehydrogenase levels as tumor markers of the head and neck. **Cancer** 1992; 70: 2499-2503.

124. Liotta LA, Steeg PS, Settler-Stevenson WG. Cancer metastasis and angiogenesis: an imbalance of positive and negative regulation. **Cell** 1991; 64: 327-336.

125. Fidler IJ, Ellis LM. The implications of angiogenesis to the biology and therapy of cancer metastasis. **Cell** 1994; 79: 185-188.

126. Folkman J. Angiogenesis in cancer, vascular, rheumatoid and other disease. **Nature Med** 1995; 1: 27-31.

127. Fidler IJ, Kerbel RS, Ellis LM. Biology of cancer: Angiogenesis. In: De Vita Jr VT, Hellman S, Rosenberg SA. Cancer: Principles and practice of Oncology. 6th edition. Vol. 1. Cap. 9: 137-147. Lippincott Williams & Wilkins. 2001, Philadelphia, USA.

128. Auerbach W, Auerbach R. Angiogenesis inhibition: a review. **Pharmacol Ther** 1994; 63: 265-311.

129. Gragoudas ES, Adamis AP, Cunningham ET Jr, Feinsod M, Guyer DR, VEGF Inhition Study in Ocular Neovascularization Clinical Trial Group. Pegaptanib for neovascular age-related macular degeneration. **N Engl J Med** 2004; 351: 2805-2816.

130. Rosenfeld PJ, Brown DM, Heier JS, Boyer DS, Kaiser PK, Cheng CY, Kim RY. Ranibizumab for neovascular age-related macular degeneration. **N Engl J Med** 2006; 355: 1419-1431.

131. Hertig AT. Angiogenesis in the early human chorion and in the primary placenta of the macaque monkey. **Contrib Embryol** 1935; 25: 37-81.

132. Sandison JC. Contraction of blood vessels and observations on the circulation in transparent chamber in the rabbit´s ear. **Anat Rec** 1932; 54: 105-127.

133. Clark ER, Clark EL. Microscopic observations on the extraendothelial cells of living mammalian blood vessels. **Am J Anat** 1932; 49: 441-447.

134. Clark ER, Clark EL. Observations on changes in blood vascular endothelium in the living animal. **Am J Anat** 1935; 57: 385-438.

135. Kreyberg L. The significance of histological typing in the study of the epidemiology of primary epithelial lung tumours: A study of 466 cases. **Br J Cancer** 1954; 8: 199-208.

136. Thiessen NW. The vascularity of benign and malignant lesions of the stomach. **Surg Gynec Obstet** 1936; 63: 149-156.

137. Ide AG, Baker NH, Warren SL. Vascularization of the Brown-Pearce rabbit epithelioma transplant as seen in the transparent ear chamber. **Am J Roentgenol** 1939; 42: 891-899.

138. Warren BA. En: Peterson HI, editor. Tumor blood circulation: Angiogenesis, vascular morphology and blood flow of experimental human tumors. 1-47. CRC Press. Boca Ratón, FL, 1979.

139. Folkman J, Long DM, Becker FF. Growth and metastasis of tumor in organ cultures. **Cancer** 1963; 16:453-467.

140. Folkman J, Cole P, Zimmerman S. Tumor behavior in isolated perfused organs: in vitro growth and metastases of biopsy material in rabbit thyroid and canine intestinal segment. **Ann Surg** 1966; 164: 491-502.

141. Folkman J, Long DM, Becker FF. Tumor growth in organ culture. **Surg Forum** 1962; 13: 164-166.

142. Folkman J. Tumor angiogenesis: Therapeutic implications. **N Engl J Med** 1971; 285: 1182-1186.

143. Folkman J. Anti-angiogenesis: new concept for therapy of solid tumors. **Ann Surg** 1972; 175: 409-416.

144. Gimbrone Jr MA, Leapman SB, Cotran RS, Folkman J. Tumor dormancy in vivo by prevention of neovascularization. **J Exp Med** 1972; 136: 261-276.

145. Folkman J, Hochberg M. Self-regulation of growth in three dimensions. **J Exp Med** 1973; 138: 745-753.

146. Tannock IF. The relation between cell proliferation and the vascular system in a transplanted mouse mammary tumor. **Br J Cancer** 1968; 22: 258-273.

147. Tannock IF. Population kinetics of carcinoma cells, capillary endothelial cells, and fibroblasts in a transplanted mouse mammary tumor. **Cancer Res** 1970; 30: 2470-2476.

148. Greenblatt M, Shubik P. Tumor angiogenesis: transfilter diffusion studies in the hamster by transparent chamber technique. **J Natl Cancer Inst** 1968; 41: 111-124.

149. Ehrmann RL, Knoth M. Choriocarcinoma. Transfilter stimulation of vasoproliferation in the hamster cheek pouch. Studied by light and electron microscopy. **J Natl Cancer Inst** 1968; 41: 1329-1341.

150. Folkman J, Merler E, Abernathy C, Williams G. Isolation of a tumor factor responsible for angiogenesis. **J Exp Med** 1971; 133: 275-288.

151. Tuan D, Smith S, Folkman J, Merler E. Isolation of the nonhistone proteins of a rat Walker carcinoma 256. **Biochemistry** 1973; 12: 3159-3165.

152. Klagsbrun M, Knighton D, Folkman J. Tumor angiogenesis activity in cells grown in tissue culture. **Cancer Res** 1976; 36: 110-114.

153. Phillips P, Steward JK, Kumar S. Tumour angiogenesis factor (TAF) in human and animal tumours. **Int J Cancer** 1976; 17: 549-558.

154. Fenselau A, Mello RJ. Growth stimulation of cultured endothelial cells by tumor cell homogenates. **Cancer Res** 1976; 36: 3269-3273.

155. McAuslan BR, Hoffman H. Endothelium stimulating factor from Walker carcinoma cells. Relation to tumor angiogenic factor. **Exp Cell Res** 1979; 119: 181-190.

156. Gimbrone Jr MA, Cotran RS, Leapman SB, Folkman J. Tumor growth and neovascularisation: an experimental model using rabbit cornea. **J Natl Cancer Inst** 1974; 52: 413-427.

157. Muthukkaruppan VR, Aurbach R. Angiogenesis in the mouse cornea. **Science** 1979; 205: 1416-1418.

158. Langer R, Folkman J. Polymers for the sustained release of proteins and other macromolecules. **Nature** 1976; 263: 797-800.

159. Ausprunk DH, Knighton DR, Folkman J. Differentiation of vascular endothelium in the chick chorioallantois: a structural and autoradiographic study . **Dev Biol** 1974; 38: 237-247.

160. Birdwell CR, Gospodarowicz D, Nicolson GL. Factors from 3T3 cells stimulate proliferation of cultures vascular endothelial cells. **Nature** 1977; 268: 528-531.

161. Gimbrone Jr MA, Cotran RS, Folkman J. Endothelial regeneration: studies with human endothelial cells in culture. **Ser Haematol** 1973; 6: 453-455.

162. Folkman J, Haudenschild CC, Zetter BR. Long-term culture of capillary endothelial cells. **Proc Natl Acad Sci USA** 1979; 76: 5217-5221.

163. Ausprunk DH, Folkman J. Migration and proliferation of endothelial cells in preformed and newly formed blood vessels during tumor angiogenesis. **Microvas Res** 1977; 14: 53-65.

164. Gross JL, Moscatelli D, Rifkin DB. Purification of a factor from human placenta that stimulates capillary endothelial cells protease production, DNA synthesis, and migration. **Proc Natl Acad Sci USA** 1983; 80: 2623-2627.

165. Zetter BR. Migration of capillary endothelial cells is stimulated by tumour-derived factors. **Nature** 1980; 285: 41-43.

166. Azizkhan RG, Azizkhan JC, Zetter BR, Folkman J. Mast cell heparin stimulates migration of capillary endothelial cells in vitro. **J Exp Med** 1980; 152: 931-944.

167. Hanahan D, Folkman J. Patterns and emerging mechanisms of the angiogenic switch during tumorigenesis. **Cell** 1996; 86: 353-364.

168. Senger DR, Galli SJ, Dvorak AM, Perruzzi CA, Harvey VS, Dvorak HF . Tumor cells secrete a vascular permeability factor that promotes accumulation of ascites fluid. **Science** 1983; 219: 983-985.

169. Connolly DT, Heuvelman DM, Nelson R, Olander Jv, Eppley BL, Delfino JJ, Siegel NR, Leimgruber RM, Feder J. Tumor vascular permeability factor stimulates endothelial cell growth and angiogenesis. **J Clin Invest** 1989; 84:1470-1478.

170. Ferrara N, Henzel WJ. Pituitary follicular cells secrete a novel heparin-binding growth factor specific for vascular endothelial cells. **Biochem Biophys Res Commun** 1989; 161: 851-858.

171. Gospodarowicz D, Abraham JA, Schilling J. Isolation and characterization of a vascular endothelial cell mitogen produced by pituitary-derived folliculo stellate cells. **Proc Natl Acad Sci USA** 1989; 86: 7311-7315.

172. Thomas KA. Vascular endothelial growth factor, a potent and selective angiogenic agent. **J Biol Chem** 1996; 271: 603-606.

173. Dvorak HF, Nagy JA, Berse B, Brown LF, Yeo KT, Yeo TK, Dvorak AM, Van de Water L, Sioussat TM, Senger DR. Vascular permeability factor, fibrin, and the pathogenesis of tumor stroma formation. **Ann NY Acad Sci** 1992; 667: 101-111.

174. Ferrer FA, Miller LJ, Lindquist R, Kowalczyk P, Laudone VP, Albertsen PC, Kreutzer DL. Expression of vascular endothelial growth factor receptors in human prostate cancer. **Urology** 1999; 53: 567-572.

175. Ziegler BL, Valtieri M, Porada GA, De Maria R, Müller R, Masella B, Gabbianelli M, Casella I, Pelosi E, Bock T, Zanjani ED, Peschle C. KDR receptor: a key marker defining hematopoietic stem cells. **Science** 1999; 285: 1553-1558.

176. Veikkola T, Karkkainen M, Claesson-Welsh L, Alitalo K. Regulation of angiogenesis via vascular endothelial growth factor receptors. **Cancer Res** 2000; 60: 203-212.

177. Olofsson B, Korpelainen E, Pepper MS, Mandriota SJ, Aase K, Kumar V, Gunji Y, Jeltsch MM, Shibuya M, Alitalo K, Eriksson U. Vascular endothelial growth factor B (VEGF-B) binds to VEGF receptor-1 and regulates plasminogen activator activity in endothelial cells. **Proc Natl Acad Sci USA** 1998; 95: 11709-11714.

178. Tsurusaki T, Kanda S, Sakai H, Kanetake H, Saito Y, Alitalo K, Koji T. Vascular endothelial growth factor-C expression in human prostatic carcinoma and its relationship to lymph node metastasis. **Br J Cancer** 1999, 80: 309-313.

179. Veikkola T, Alitalo K. VEGFs receptors, and angiogenesis. **Semin Cancer Biol** 1999; 9: 211-220.

180. Salven P, Lymboussaki A, Heikkila P, Jääeskela-Saari H, Enholm B, Von Euler G, Eriksson U, Alitalo K, JoensuuH. Vascular endothelial growth factors VEGF-B and VEGF-C are expressed in human tumors. **Am J Pathol** 1998; 153: 103-108.

181. Lymboussaki A, Partanen TA, Olofsson B, Thomas-Crusseljs J, Fletcher CD, De Waal RM, Kaipainen A, Alitalo K. Expression of the vascular endothelial growth factor C receptor VEGFR-3 in lymphatic endothelium of the skin and in vascular tumors. **Am J Pathol** 1998; 153: 395-403.

182. Fukumoto S, Morifuji M, Katakura Y, Ohishi M, Nakamura S. Endostatin inhibits lymph node metastasis by a down-regulation of the vascular endothelial growth factor C expression in tumour cells. **Clin Exp Metastasis** 2005; 22: 31-38.

183. Marconcini L, Marchio S, Morbidelli L, Cartocci E, Albini A, Ziche M, Bussolino F, Oliviero S. c-Fos induced growth factor / vascular endothelial growth factor D induces angiogenesis in vivo and in vitro. **Proc Natl Acad Sci USA** 1999; 96: 9671-9676.

184. Achen MG, Jeltsch M, Kukk E, Mäkinen T, Vitali A, Wilks AF, Alitalo K, Stacker SA. Vascular endothelial growth factor D (VEGF-D) is a ligand for the tyrosine kinases VEGF receptor 2 (Flk-1) and VEGF receptor 3 (Flt4). **Proc Natl Acad Sci USA** 1998; 95: 548-553.

185. Meyer M, Clauss M, Lepple-Wienhues A, Waltenberger J, Augustin HG, Ziche M, Lanz C, Buttner M, Rziha HJ, Dehio C. A novel vascular endothelial growth factor encoded by Orf virus, VEGF-E, mediates angiogenesis via signalling through VEGFR-2 (KDR) but not VEGFR-1 (Flt-1) receptor tyrosine kinases. **EMBO J** 1999; 18: 363-374.

186. Ogawa S, Oku A, Sawano A, Yamaguchi S, Yazaki Y, Shibuya M. A novel type of vascular endothelial growth factor VEGF-E (NZ-7 VEGF), preferentially utilizes KDR / Flk-1 receptor and carries a potent mitotic activity without heparin-binding domain. **J Biol Chem** 1998; 273: 31273-31282.

187. Hirakawa S, Kodama S, Kuntsfeld R, Kajiya K, Brown LF, Detmar M. VEGF-A induces tumor and sentinel lymph node lymphangiogenesis and promotes lymphatic metastases. **J Experim Medicine** 2005; 201: 1089-1099.

188. Papapetropoulos A, García-Cardena G, Dengler TJ, Maisonpierre PC, Yancopoulos GD, Sessa WC. Direct actions of angiopoietin-1 on human endothelium: evidence for network stabilization, cell survival, and interaction with other angiogenic growth factors. **Lab Invest** 1999; 79: 213-223.

189. Davis S, Yancopoulos GD. The angiopoietins: Yin and Yang in angiogenesis. **Curr Topics Microbiol Immunol** 1999; 79: 213-222.

190. Holash J, Maisonpierre PC, Compton D, Boland P, Alexander CR, ZaqZaq D, Yancopoulos GD, Wiegand SJ. Vessel cooperation, regression, and growth in tumors mediated by angiopoietins and VEGF. **Science** 1999; 284: 1994-1998.

191. Moore BB, Arenberg DA, Addison CL, Keane MP, Strieter RM. Tumor angiogenesis is regulated by CXC chemokines. **J Lab Clin Med** 1998; 132: 97-103.

192. Seoane J, Le HV, Shen L, Anderson SA, Masague J. Integration of smad and forkhead pathways in the control of neuroepithelial and glioblastoma cell proliferation. **Cell** 2004; 117:211-213.

193. Kumar R, Yoneda J, Bucana CD, Fidler IJ. Regulation of distinct steps of angiogenesis by different angiogenic molecules. **Int J Oncol** 1998; 12: 749-757.

194. Polverini PJ, Leibovich JS. Induction of neovascularization in vivo and endothelial proliferation in vitro by tumor-associated macrophages. **Lab Invest** 1984; 51: 635-642.

195. Sunderkrotter C, Steinbrink K, Goebeler M, Bhardwaj R, Sorg C. Macrophages and angiogenesis. **J Leukoc Biol** 1994; 55: 410-422.

196. Gutman M, Singh RK, Yoon S, Xie K, Bucana CD, Fidler IJ. Leukocyte-induced angiogenesis and subcutaneous growth of B16 melanoma. **Cancer Biother** 1994; 9: 163-170.

197. Noh R, Karp GI, Devereaux DF. The effect of doxorubicin and mitoxanthrone on wound healing. **Cancer Chemother Pharmacol** 1991; 29: 141-144.

198. Takahashi Y, Bucana CD, Liu W, Yoneda J, Kitadai Y, Clery KR, Ellis LM. Platelet derived endothelial growth factor in human colon cancer angiogenesis: role of infiltrating cells. **J Natl Cancer Inst** 1996; 88: 1146-1151.

199. Polverini PJ. How the extracellular matrix and macrophages contribute to angiogenesis-dependent disease. **Eur J Cancer** 1996; 32A: 2430-2437.

200. Di Pietro LA, Polverini PJ. Angiogenic macrophages produce the angiogenic inhibitor thrombospondin-1. **Am J Pathol** 1993; 143: 678-684.

201. Lingen MW, Polverini PJ, Bouck N. Retinoic acid induces cells cultured from oral squamous cell carcinomas to become antiangiogenic. **Am J Pathol** 1996; 149: 247-258.

202. Shweiki D, Itin A, Stoffer D, Keshet E. Vascular endothelial growth factor induced by hypoxia may mediate hypoxia-initiated angiogenesis. **Nature** 1992; 359: 843-845.

203. Levy AP, Levy NS, Wegner S, Goldberg MA. Transcriptional regulation of the rat vascular endotelial growth factor gene by hypoxia. **J Biol Chem** 1995; 270: 13333-13340.

204. Carmeliet P, Dor Y, Herbert JM, Fukumura D, Brusselmans K, Dewerchin M, Neeman M, Bono F, Abramovitch R, Maxwell P, Koch CJ, Ratcliffe P, Moons L, Jain RK, Collen D, Keshet E. Role of HIF-1 in hypoxia-mediated apoptosis, cell proliferation and tumour angiogenesis. **Nature** 1998; 394: 485-490.

205. Griffiths L, Dach GU, Bicknell R, Harris AL, Stratford IJ. The influence of oxygen tension and pH on the expression of platelet-derived endothelial growth factor/thymidine phosphorylase in human breast tumor cells grown *in vitro* and *in vivo*. **Cancer Res** 1997; 57: 570-572.

206. Hartmann A, Kunz M, Kostlin S, Gillitzer R, Toksoy A, Bröcker EB, Klein CE. Hypoxia-induced up-regulation of angiogenin in human malignant melanoma. **Cancer Res** 1999; 59: 1578-1583.

207. Desbaillets I, Diserens AC, Tribolet N, Hamou MF, Meir EGV. Upregulation of interleukin-8 by oxygen-deprived cells in glioblastoma suggests a role in leukocyte activation, chemotaxis, and angiogenesis. **J Exp Med** 1997; 186: 1201-1212.

208. Akagi Y, Liu W, Xie K, Zebrowski B, Ellis LM. Regulation of vascular endothelial growth factor expression in human colon cancer by insulin-like growth factor-I. **Cancer Res** 1998; 58: 4008-4014.

209. Akagi Y, Liu W, Xie K, Zebrowski B, Shaheen RM, Ellis LM. Regulation of vascular endothelial growth factor expression in human colon cancer by interleukin-I. **Br J Cancer** 1999; 80: 1506-1511.

210. Tsai JC, Goldman CK, Gillespie GY. Vascular endothelial growth factor in human glioma cell lines: induced secretion by EGF, PDGF-BB, and bFGF. **J Neurosurg** 1995; 82: 864-873.

211. Bouvet M, Ellis LM, Nishizaki M, Fujiwara T, Liu W, Bucana CD, Fang B, Lee JJ, Roth JA. Adenovirally mediated wild-type p53 gene transfer down-regulates vascular endothelial growth factor expression and inhibits angiogenesis in human colon cancer. **Cancer Res** 1998; 58: 2288-2292.

212. Pal S, Claffey KP, Dvorak HF, Mukhopadhyay D. The Von Hippel – Lindau gene product inhibits vascular permeability factor / vascular endothelial growth factor expression in renal cell carcinoma by blocking protein kinase C pathways. **J Biol Chem** 1997; 272: 27509-27512.

213. Levy AP, Levy NS, Goldberg MA. Hypoxia-inducible protein binding to vascular endothelial growth factor mRNA and its modulation by the Von Hippel – Lindau protein. **J Biol Chem** 1996; 271: 25492-25497.

214. Yuan A, Yu CJ, Luh KT, Kuo SH, Lee YC, Yang PC. Aberrant p53 expression correlates with expression of vascular endothelial growth factor mRNA and interleukin-8 mRNA and neoangiogenesis in non-small cell lung cancer. **J Clin Oncol** 2002; 20: 900-910.

215. Freemantle SJ, Dmitrovsky E. Clinical link between p53 and angiogenesis in lung cancer. **J Clin Oncol** 2002; 20: 883-884.

216. Reiher F, Ozer O, Pins M, Jovanovic BD, Eggener S, Campbell SC. p53 and microvessel density in primary resection specimen of superficial bladder cancer. **J Urol** 2002; 167: 1469-74.

217. Yu JL, Rak JW, Coomber BL, Hicklin DJ, Kerbel RS. Effect of p53 status on tumor response to antiangiogenic therapy. **Science** 2002; 295: 1526-1528.

218. Kerbel RS. Tumor angiogenesis: past, present and the near future. **Carcinogenesis** 2000; 21: 505-515.

219. Dameron KM, Volpert OV, Tainsky MA, Bouk N. Control of angiogenesis in fibroblasts by p53 regulation of thrombospondin-1. **Science** 1994; 265: 1502-1504.

220. Tolsma SS, Volpert OV, Good DJ, Frazier WA, Polverini PJ, Bouck N. Peptides derived from two separate domains of the matrix protein thrombospondin-1 have anti-angiogenic activity. **J Cell Biol** 1993; 122: 497-511.

221. Singh RK, Gutman M, Bucana CD, Sanchez R, Llansa N, Fidler IJ. Interferons alpha and beta downregulate the expression of basic fibroblast growth factor in human carcinoma. **Proc Natl Acad Sci USA** 1995; 92: 4562-4566.

222. Ezekowitz RAB, Mulliken JB, Folkman J. Interferon alpha-2a therapy for life-threatening hemangiomas of infancy. **N Engl J Med** 1992; 326: 1456-1463.

223. Clapp C, Martial JA, Guzman RC, Rentier-Delrue F, Weiner RI. The 16-kilodalton N-terminal fragment of human prolactin is a potent inhibitor of angiogenesis. **Endocrinology** 1993; 133: 1292-1299.

224. O´Reilly MS, Holmgren L, Shing Y, Chen C, Rosenthal RA, Moses M, Lane WS, Cao Y, Sage EH, Folkman J. Angiostatin: a novel angiogenesis inhibitor that mediates the supresión of metastases by a Lewis lung carcinoma. **Cell** 1994; 79: 315-328.

225. O´Reilly MS, Boehm T, Shing Y, Fukai N, Vasios G, Lane WS, Flynn E, Birkhead JR, Olsen BR, Folkman J. Endostatin: an endogenous inhibitor of angiogenesis and tumor growth. **Cell** 1997; 88: 277-285.

226. Zhai Y, Ni J, Jiang GW, Lu J, Xing L, Lincoln C, Carter KC, Janat F, Kozak D, Xu S, Rojas L, Aggarwal BB, Ruben S, Li LY, Gentz R, Yu GL. VEGI, a novel cytokine of the tumor necrosis factor family, is an angiogenesis inhibitor that supresses the growth of colon carcinomas *in vivo*. **FASEB J** 1999; 13: 181-189.

227. Pike SE, Yao L, Jones KD, Cherney B, Appella E, Sakaguchi K, Nakhasi H, Teruya-Feldstein J, Wirth P, Gupta G, Tosato G. Vasostatin, a calreticulin fragment, inhibits angiogenesis and supresses tumor growth. **J Exp Med** 1998; 188: 2349-2356.

228. Vasquez F, Hastings G, Ortega MA, Lane TF, Oikemus S, Lombardo M, Iruela-Arispe ML. METH-1, a human ortholog of ADAMTS-1, and METH-2 are members of a new family of proteins with angioinhibitory activity. **J Biol Chem** 1999; 274: 23349-23357.

229. Gupta SK, Hassel T, Singh JP. A potent inhibitor of endothelial cell proliferation is generated by proteolytic cleavage of the chemokine platelet factor 4. **Proc Natl Acad Sci USA** 1995; 92: 7799-7803.

230.O´Reilly MS, Pirie-Shepherd S, Lane WS, Folkman J. Antiangiogenic activity of the cleaved conformation of the Serpin antithrombin III. **Science** 1999; 285: 1926-1928.

231. Folkman J. Angiogenesis inhibitors generated by tumors. **Mol Med** 1995; 1: 120-122.

232. Ellis LM, Staley CA, Liu W, Fleming RYD, Parikh NU, Bucana CD, Gallick GE. Downregulation of vascular endothelial growth factor in a human colon carcinoma cell line transfected with an antisense expression vector specific for c-src. **J Biol Chem** 1998; 273: 1052-1057.

233. Rak J, Mitsuhashi Y, Bayko L, Filmus J, Sasazuki T, Kerbel RS. Mutant ras oncogenes upregulate VEGF/VPF expression: implications for inductions and inhibition of tumor angiogenesis. **Cancer Res** 1995; 55: 4575-4580.

234. Viloria-Petit AM, Rak J, Hung MC, Rockwell P, Goldstein N, Fendly B, Kerbel RS. Neutralizing antibodies against EGF and ErbB-2/neu receptor tyrosine kinases downregulate VEGF production by tumor cells in vitro and in vivo: angiogenic implications for signal transduction therapy of solid tumors. **Am J Pathol** 1997; 151: 1523-1530.

235. Weidner N, Semple JP, Welch WR, Folkman J. Tumor angiogenesis and metastasis - correlation in invasive breast cancer. **N Engl J Med** 1991; 324: 1-8.

236. Weidner N, Folkman J, Pozza F, Bevilacqua P, Allred EN, Moore DH, Meli S, Gasparini G. Tumor angiogenesis: a new significant and independent prognostic indicator in early-stage breast carcinoma. **J Natl Cancer Inst** 1992; 84: 1875-1887.

237. Horak ER, Leek R, Klenk N, LeJeune S, Smith K, Stuart N, Greenall M, Stepniewska K, Harris AL. Angiogenesis, assessed by platelet/endothelial cell adhesion molecule antibodies, as an indicator of node metastases and survival in breast cancer. **Lancet** 1992; 340: 1120-1124.

238. Hall NR, Fish D, Hunt N, Goldin RD, Guillou PJ, Monson JR. Is the relationship between angiogenesis and metastasis in breast cancer real? **Surg Oncol** 1992; 1: 223-229.

239. Bosari S, Lee AKC, DeLellis RA, Wiley BD, Heatley GJ, Silverman ML. Microvessel quantitation and prognosis in invasive breast carcinoma. **Hum Pathol** 1992; 23: 755-761.

240. Toi M, Kashitani J, Tominaga T. Tumor angiogenesis is an independent prognostic indicator in primary breast carcinoma. **Int J Cancer** 1993; 55: 371-374.

241. VanHoef ME, Knox WF, Dhesi SS, Howell A, Schor AM. Assessment of tumour vascularity as a prognostic factor in lymph node negative invasive breast cancer. **Eur J Cancer** 1993; 29A: 1141-1145.

242. Gasparini G, Weidner N, Bevilacqua P, Maluta S, Palma PD, Caffo O. Tumor microvessel density, p53 expression, tumor size, and peritumoral lymphatic vessel invasion are relevant prognostic markers in node-negative breast carcinoma. **J Clin Oncol** 1994; 12: 454-466.

243. Weidner N, CarrollPR, Flax J, Flumenfeld W, Folkman J. Tumor angiogenesis correlates with metastases in invasive prostate carcinoma. **Am J Pathol** 1993; 143: 401-409.

244. Graham CH, Rivers J, Kerbel RS, Stankiewicz KS, White WL. Extent of vascularization as a prognostic indicator in thin (<0.76 mm) malignant melanomas. **Am J Pathol** 1994; 145: 510-514.

245. Hollingsworth HC, Kohn EC, Steinberg SM, Rothenberg ML, Meriono MJ. Tumor angiogenesis in advanced stage ovarian carcinoma. **Am J Pathol** 1995; 147: 33-41.

246. Takahashi Y, Clearly KR, Mai M, Kitadai Y, Bucana CD, Ellis LM. Significance of vessel count and vascular endothelial growth factor and its receptor (KDR) in intestinal-type gastric cancer. **Clin Cancer Res** 1996; 2: 1679-1684.

247. Maeda K, Chung YS, Takatsuka S, Ogawa Y, Onoda N, Sawada T, Kato Y, Nitta A, Arimoto Y, Kondo Y. Tumour angiogenesis and tumour cell proliferation as prognostic indicators in gastric carcinoma. **Br J Cancer** 1995; 72: 319-323.

248. Takahashi Y, Kitadai Y, Bucana CD, Cleary KR, Ellis LM. Expression of vascular endothelial growth factor and its receptor (KDR) correlates with vascularity, metastasis, and proliferation of human colon cancer. **Cancer Res** 1995; 55: 3964-3968.

249. Ellis LM, Fidler IJ. Angiogenesis and breast cancer metastasis. **Lancet** 1995; 346: 388-390.

250. Fidler IJ. Tumor heterogeneity and the biology of cancer invasion and metastasis. **Cancer Res** 1978; 38: 2651-2660.

251. Poste G, Fidler IJ. The pathogenesis of cancer metastasis. **Nature** 1979; 283: 139-146.

252. Fidler IJ, Hart IR. Biological diversity in metastatic neoplasms: origins and implications. **Science** 1982; 217: 998-1003.

253. Singh RK, Bucana CD, Gutman M, Fan D, Wilson MR, Fidler IJ. Organ site-dependent expression of basic fibroblast growth factor in human renal cell carcinoma cells. **Am J Pathol** 1994; 145: 365-374.

254. Kitadai Y, Ellis LM, Takahashi Y, Bucana CD, Anzai H, Tahara E, Fidler IJ. Multiparametric *in situ* mRNA hybridization analysis to detect metastasis-related genes in surgical specimens of human colon carcinomas. **Clin Cancer Res** 1995; 1: 1095-1102.

255. Stetler-Stevenson WG, Kleiner Jr DE. Molecular biology of cancer: Invasion and metastases. In: De Vita Jr VT, Hellman S, Rosenberg SA. Cancer: Principles and practice of Oncology. 6th edition. Vol. 1. Cap. 8: 123-136. Lippincott Williams & Wilkins. 2001, Philadelphia, USA.

256. Vermeulen PB, Gasparini G, Fox SB, Toi M, Martin L, McCulloch P, Pezzella F, Viale G, Weidner N, Harris AL, Dirix LY. Quantification of angiogenesis in solid human tumours: an international consensus on the methodology and criteria of evaluation. **Eur J Cancer** 1996; 32A: 2474-2484.

257. Makris A, Powles TJ, Kakolyris S, Dowsett M, Ashley SE, Harris AL. Reduction in angiogenesis after neoadjuvant chemoendocrine therapy in patients with operable breast carcinoma. **Cancer** 1999; 85: 1996-2000.

258. Angeletti CA, Lucchi M, Fontanini G, Mussi A, Chella A, Ribechini A. Prognostic significance of tumoral angiogenesis in completely resected late stage lung carcinoma (stage IIIA-N2): impact of adjuvant therapies in a subset of patients at high risk of recurrence. **Cancer** 1996; 78: 409-415.

259. Viens P, Jacquemier J, Bardou VJ, Bertucci F, Penault-Llorca F, Puig B, Gravis G, Oziel-Taieb S, Resbeut M, Houvenaeghel G, Camerlo J, Birbaum D, Hassoun J, Maraninchi D. Association of angiogenesis and poor prognosis in node-positive patients receiving anthracycline-based adjuvant chemotherapy. **Breast Cancer Res Treat** 1999; 54: 205-212.

260. Gasparini G, Harris AL. Clinical importance of the determination of tumor angiogenesis in breast carcinoma: much more than a prognostic tool. **J Clin Oncol** 1995; 13: 765-782.

261. Gasparini G, Toi M, Miceli R, Vermeulen PB, Dittadi R, Biganzoli E, Morabito A, Fanelli M, Gatti C, Suzuki H, Tominaga T, Dirix LY, Gion M.

Clinical relevance of vascular endothelial growth factor and thymidine phosphorylase in patients with node-positive breast cancer treated with either adjuvant chemotherapy or hormone therapy. **Cancer J Sci Am** 1999; 5: 101-111.

262. Uze G, Lutgalla G, Morgensen KE. α y β Interferons and their receptors and their friends and relations. **J Interferon Cytokine Res** 1995; 15: 3-26.

263. Tamm I, Lin SL, Pfeffer LM. Interferons alpha and beta as cellular regulatory molecules. In: Gresser I, editor. Interferon 9. London: Academic Press, 1987: 13.

264. Rossi G. Interferons and cell differentiation. In: Gresser I, editor. Interferon 6. London: Academic Press, 1985: 31.

265. Reznitzky D, Yarden A, Zipori D, Kimchi A. Autocrine β-related interferon controls c-myc suppression and growth arrest during hematopoietic cell differentiation. **Cell** 1986; 46: 31-40.

266. Strander H. Interferon treatment of human neoplasia: effects on the inmune system. **Adv Cancer Res** 1986; 46: 36.

267. Gresser I, Belardelly F, Maury C, Maunoury MT, Tovey MG. Injection of mice with antibody to interferon enhances the growth of transplantable murine tumors. **J Exp Med** 1983; 158: 2095-2107.

268. Ferrantini M, Proietti E, Santodonato L, Gabriele L, Peretti M, Plavec I, Meyer F, Kaido T, Gresser I, Belardelli F. α1-Interferon gene transfer into metastatic Friend leukemia cells abrogated tumorigenicity in inmunocompetent mice: antitumor therapy by means of interferon-producing cells. **Cancer Res** 1993; 53: 1107-1112.

269. Gutterman JU. Cytokine therapeutics: lessons from interferon α. **Proc Natl Acad Sci USA** 1994; 91: 1198- 1205.

270. Sica G, Fabbroni L, Castagnetta L, Cacciatore M, Pavone-Macaluso M. Antiproliferative effect of interferons in human prostate carcinoma cell lines. **Urol Res** 1989; 17: 111-115.

271. Johns TG, Mackay IR, Callister KA, Hertzog PJ, Devenish RJ, Linnane AW. Antiproliferative potencies of interferons on melanoma cell lines and xenografts: higher efficacy of interferon-β. **J Natl Cancer Inst** 1992; 84: 1185-1190.

272. Heyns AP, Leedor A, Vlodavsky I, Kaiser N, Fridman R, Panet A. The antiproliferative effect of interferon and the mitogenic activity of growth factors are independent cell cycle events. **Exp Cell Res** 1985; 161: 297-306.

273. Friesel R, Komoriya A, Maciag T. Inhibition of endothelial cell proliferation by gamma-interferon. **J Cell Biol** 1987; 104: 689-696.

274. Hicks C, Breit SN, Penny R. Response of microvascular endothelial cells to biological response modifiers. **Immunol Cell Biol** 1989; 67: 271-277.

275. Ruszczack Z, Detmar M, Imcke E, Orfanos CE. Effects of rIFN-α, -β, -γ on the morphology, proliferation and cell surface antigen expression of human dermal microvascular endothelial cells *in vitro*. **J Invest Dermatol** 1990; 95: 693-699.

276. Orchard PJ, Smith CM, Woods WG. Treatment of hemangioendotheliomas with interferon-alpha. **Lancet** 1989; 2: 565-567.

277. White CW, Sondheimer HM, Crouch EC, Wilson H, Fan LL et al. Treatment of pulmonary hemangiomatosis with recombinant interferon-α-2a. **N Engl J Med** 1989; 320: 1197-1200.

278. Mitsuyasu RT. Interferon alpha in the treatment of AIDS-related Kaposi´s sarcoma. **Br J Haematol** 1991; 79: 69-73.

279. Kaban LB, Mulliken JB, Ezekowitz RA, Ebb D, Smith PS, Folkman J. Antiangiogenic therapy of a recurrent giant cell tumor of the mandible with interferon alpha-2a. **Pediatrics** 1999; 103: 1145-1149.

280. Stadler WM, Kuzel TM, Raghavan D, Levine E, Vogelzang NL, Roth B, Dorr FA. Metastatic bladder carcinoma: advances in treatment. **Eur J Cancer** 1997; 33: 23-26.

281. Nguyen M, Watanabe H, Budson AE, Richie JP, Hayes DF, Folkman J. Elevated levels of an angiogenic peptide, basic fibroblast growth factor, in the urine of patients with a wide spectrum of cancers. **J Natl Cancer Inst** 1994; 86: 356-361.

282. Nanus DM, Schmitz-Drager BJ, Motzer RJ, Lee AC, Vlamis V, Cordon-Cardo C, Albino AP, Reuter VE. Expression of basic fibroblast growth factor in primary human renal tumors: correlation with poor survival. **J Natl Cancer Inst** 1993; 85: 1597-1599.

283. Dinney CPN, Bielenberg DR, Perrotte P, Reich R, Eve BY, Bucana CD, Fidler IJ. Inhibition of basic fibroblast growth factor expression, angiogenesis and growth of human bladder carcinoma in mice by sistemic interferon α administration. **Cancer Res** 1998; 58: 808-814.

284. Lode HN, Moehler T, Xiang R, Jonczyk A, Gillies SD, Cheresh DA, Reisfeld RA. Synergy between an antiangiogenic integrin alpha antagonist and an antibody-cytokine fusion protein eradicates spontaneous tumor metastases. **Proc Natl Acad Sci USA** 1999; 96: 1591-1596.

285. Warren RS, Yuan H, Matli MR, Gillet NA, Ferrara N. Regulation by vascular endothelial growth factor of human colon cancer tumorigenesis in a mouse model of experimental liver metastasis. **J Clin Invest** 1995; 95: 1789-1797.

286. Shaheen RM, Davis DW, Liu W, Zebrowski BK, Wilson MR, Bucana CD, McConkey DJ, McMahon G, Ellis LM. Antiangiogenic therapy targeting the tyrosine kinase receptor for vascular endothelial growth factor receptor inhibits the growth of colon cancer liver metastasis and induces tumor and endothelial cell apoptosis. **Cancer Res** 1999; 59: 5412-5416.

287. Pasqualini R, Ruoslahti E. Organ targeting *in vivo* using phage display peptide libraries. **Nature** 1996; 380: 364-366.

288. Takahashi Y, Mai M, Wilson MR. Site-dependent expression of vascular endothelial growth factor, angiogenesis and proliferation in human gastric carcinoma. **Int J Oncol** 1996; 8: 701-705.

289. Teicher BA. Potentiation of cytotoxic cancer therapies by antiangiogenic agents. In: Teicher BA, ed. Antiangiogenic therapies in cancer therapy. Totowa, NJ: Humana Press, 1999: 277.

290. Pegram MD, Lipton A, Hayes DF, Weber BL, Baselga JM, Tripathy D, Baly D, Baughman SA, Twaddell T, Glaspy JA, Slamon DJ. Phase II study of receptor-enhanced chemosensitivity using recombinant humanized anti-p185HER2/neu monoclonal antibody plus cisplatin inpatients with HER2/neu overexpressing metastatic breast cancer refractory to chemotherapy treatment. **J Clin Oncol** 1998; 16: 2659-2671.

291. Chaplin DJ, Pettit GR, Parkins CS, Hills SA. Antivascular approaches to solid tumour therapy: evaluation of tubulin binding agent. **Br J Cancer** 1996; 74 (Suppl. 27): S86-S88.

292. Dark GG, Hill SA, Prise VE, Tozer GM, Pettit GR, Chaplin DJ. Combretastatin A-4, an agent that displays potent and selective toxicity toward tumor vasculature. **Cancer Res** 1997; 57: 1829-1834.

293. Iyer S, Chaplin DJ, Rosenthal DS, Boulares AH, Li LY, Smulson ME. Induction of apoptosis in proliferating human endothelial cells by the tumor-specific antiangiogenesis agent combretastatin A-4. **Cancer Res** 1998; 58: 4510-4514.

294. Huang X, Molema G, King S, Watkins L, Edgington TS, Thorpe PE. Tumor infarction in mice by antibody-directed targeting of tissue factor to tumor vasculature. **Science** 1997; 275: 482-484.

295. Koukourakis MI, Giatromanolaki A, Sivridis E, Fezoulidis I. Cancer vascularization: implications in radiotherapy? **Int J Radiot Oncol Biol Phys** 2000; 48: 545-553.

296. Kumar P, Benedict R, Urzua F, Fischbach C, money D, Polverini P. Combination treatment significantly enhances the efficacy of antitumor therapy by preferentially targeting angiogenesis. **Lab Invest** 2005; 85: 756-767.

297. Shintani S, Li C, Mihara M, Klosek SK, Terakado N, Hino S, Hamakawa H. Anti-tumor effect of radiation response by combined treatment with angiogenesis inhibitor, TNP-470, in oral squamous cell carcinoma. **Oral Oncol** 2006; 42: 66-72.

298. Huang SM, Harari PM. Modulation of radiation response after epidermal growth factor receptor blockade in squamous cell carcinomas: inhibition of damage repair, cell cycle kinetics, and tumor angiogenesis. **Clin Cancer Res** 2000; 6: 2166-2174.

299. Ravi D, Ramadas K, Mathew BS, Panikkar KR, Fair MK, Pillai MR. Apoptosis, angiogenesis and proliferation: trifunctional measure of tumour response to radiotherapy for oral cancer. **Oral Oncol** 2001; 37: 164- 171.

300. Sartor CI. Epidermal growth factor family receptors and inhibitors: radiation response modulators. **Semin Radiat Oncol** 2003; 13:22-30.

301. Koukourakis MI, Giatromanolaki A, Sivridis E, Simopoulos K, Pissakas G, Gatter KC, Harris AL. Squamous cell head and neck cancer: evidence of angiogenic regeneration during radiotherapy. **Anticancer Res** 2001; 21: 4301-4309.

302. Mauceri HJ, Hanna NN, Beckett MA, Gorski DH, Staba MJ, Stellato K, Bigelow K, Heimann R, Gately S, Dhanabal M, Soff GA, Sukhatme VP, Kufe DW, Weichselbaum RR. Combined effects of angiostatin and ionizing radiation in antitumour therapy. **Nature** 1998; 394: 287-291.

303. Fearon ER, Vogelstein B. A genetic model for colorectal tumorigenesis. **Cell** 1990; 61: 759-767.

304. Graeber TG, Osmanian C, Jacks T, Housman DE, Koch CJ, Lowe SW, Giaccia AJ. Hypoxia-mediated selection of cells with diminished apoptotic potential in solid tumors. **Nature** 1996; 379: 88-91.

305. Akakura N, Kobayashi M, Horiuchi I, Suzuki A, Wang J, Chen J, Niizeki H, Kawamura K, Hosokawa M, Asaka M. Constitutive expression of hypoxia-inducible factor-1α renders pancreatic cancer cells resistant to apoptosis induced by hypoxia and nutrient deprivation. **Cancer Res** 2001; 61: 6548-6554.

306. Rak J, Filmus J, Kerbel RS. Reciprocal paracrine interactions between tumor cells and endothelial cells. The "angiogenesis progression" hypothesis. **Eur J Cancer** 1996; 32A: 2438-2450.

307. Blagosklonny MV. Hypoxia-inducible factor: Achilles´heel of antiangiogenic cancer therapy. **Int J Oncol** 2001; 19: 257-262.

308. Shellenberger TD, Mazumdar A, Henderson Y, Briggs K, Wang M, Chattopadhyay C, Jayakumar A, Frederick M, Clayman GL. Headpin: a serpin with endogenous and exogenous supression of angiogenesis. **Cancer Res** 2005; 65: 11501-9.

309. Masunaga S, Ono K, Nishimura Y, Kanamori S, Saga T, Suzuki M, Kinashi Y, Takagaki M, Kasai S, Nagasawa H, Uto Y, Hori H. Combined effects of tirapazamine and mild hyperthermia on anti-angiogenic agent (TNP-470) treated tumors-reference to the effect on intratumoral quiescent cells. **Int J Radiat Oncol Biol Phys** 2000; 47: 799-807.

310. Chaplin DJ, Pettit GR, Hill SA. Anti-vascular approaches to solid tumour therapy: evaluation of combretastatin A4 phosphate. **Anticancer Res** 1999; 19: 189-195.

311. Souliers D, Senzer NN, Vokes EE, Hidalgo M, Agarwala SS, Siu LL. Multicenter phase II study of erlotinib, an oral epidermal growth factor receptor tyrosine kinase inhibitor, in patients with recurrent or metastatic squamous cell cancer of the head and neck. **J Clin Oncol** 2004; 22: 77-85.

312. Burtness B. The role of cetuximab in the treatment of squamous cell cancer of the head and neck. **Expert Opin Biol Ther** 2005; 5: 1085-1093.

313. Chodak G. Angiogenic activity as a marker of neoplastic and preneoplastic lesions of the human bladder. **Ann Surg** 1980; 192: 762-771.

314. Sillman F, Boyce J, Fruchter R. The significance of atypical vessels and neovascularization in cervical neoplasia. **Am J Obstet Gynecol** 1981; 139: 154-159.

315. Jensen H, Chen I. Angiogenesis induced by "normal" human breast tissue: a probable marker for precancer. **Science** 1982; 218: 293-295.

316. Folkman J. Endothelial cells and angiogenic growth factors in cancer growth and metastasis: Introduction. **Cancer Metastasis Rev** 1990; 9: 171-174.

317. Folkman J, Klagsbrun M. Angiogenic factors. **Science** 1987; 232: 442-447.

318. Folkman J, Cotran RS. Relation of vascular proliferation to tumor growth. **Int Rev Exp Pathol** 1976; 16: 207-248.

319. Folkman J. Tumor angiogenesis factor. **Cancer Res** 1984; 34: 2109-2113.

320. Brennan PA, Mackenzie N, Quintero M. Hypoxia-inducible factor 1 alpha in oral cancer. **J Oral Pathol Med** 2005; 34: 385-389.

321. Presta M, Rifkin DB. New aspects of blood vessel growth: tumor and tissue-derived angiogenesis factors. **Haemostasis** 1988; 18: 6-17.

322. Furcht LT. Critical factors controlling angiogenesis: cell products, cell matrix and growth factors. **Lab Invest** 1986; 55: 505-509.

323. Folkman J, Shing Y. Angiogenesis. **J Biol. Chem** 1992, 267: 10931-10934.

324. Ingber D, Fujita T, Kishimoto S, Sudo K, Kanamaru T, Brem H, Folkman J. Synthetic analogue of fumagillin that inhibit angiogenesis and suppress tumour growth. **Nature** 1990; 348: 555-557.

325. Billington D. Angiogenesis and its inhibition: potential new therapies in oncology and non-neoplastic diseases. **Drug Design Discovery** 1991; 8: 3-35.

326. Jikihara H, Terada N, Yamamoto R, Nishikawa Y, Tanizawa O. Inhibitory effect of medroxyprogesteron acetate on angiogenesis induced by human endometrial cancer. **Am J Obstet Gynecol** 1992; 167: 207-211.

327. Shang ZJ, Li JR. Expression of endotelial oxide nitric synthase and vascular endotelial growth factor in oral squamous cell carcinoma: its correlation with angiogenesis and disease progression. **J Oral Pathol Med** 2005; 34: 134-139.

328. Shang ZJ, Li ZB, Li JR. In vitro effects of nitric oxide synthase inhibitor L-NAME on oral squamous cell carcinoma: a preliminary study. **Int J Oral Maxillofac Surg** 2006 ; 35: 539-543.

329. Weidner N, Folkman J, Pozza F, Bevilacqua P, Alfred EN, Moore DH, Meli S, Gasparini G. Tumor angiogenesis: a new significant and independent prognostic indicator in early-stage breast carcinoma. **J Natl Cancer Inst** 1992; 84: 1875-1887.

330. Srivastava A, Laidler P, Davies R, Horgan K, Huges L. The prognostic significance of tumour vascularity in intermediate-thickness (0.76-4.0 mm thick) skin melanoma: a quantitative histologic study. **Am J Pathol** 1988; 133: 419-423.

331. Ikinger U, Terwey B, Wurster K, Manegold C, Moehring K. Vascularization of malignant testicular tumors. **Urology** 1985; 26: 41-44.

332. Macchiarini P, Fontanini G, Hardin MJ, Squartini F, Angeletti CA. Relation of neovascularisation to metastasis of non-small-cell lung cancer. **Lancet** 1992; 340: 145-146.

333. Morris MJ, Scher HI. Novel strategies and therapeutics for the treatment of prostate carcinoma. **Cancer** 2002; 89: 1329-1348.

334. Gasparini G, Weidner N, Maluta S, Pozza F, Boracchi P, Mezzetti M, Testolin A, Bevilacqua P. Intratumoral microvessel density and p53 protein: correlation with metastasis in head-and-neck squamous-cell carcinoma. **Int J Cancer** 1993; 55: 739-744.

335. Petruzelli GJ, Snyderman CH, Johnson JT, Myers EN. Angiogenesis induced by head and neck squamous cell carcinoma xenografts in the chick embryo chorioallantoic membrane model. **Ann Otol Rhinol Laryngol** 1993; 102: 215-221.

336. El-Gazzar R, Macluskey M, Williams H, Ogden GR. Vascularity and expression of vascular endotelial growth factor in oral squamous cell carcinoma, resection margins, and nodal metastases. **Br J Oral Maxillofac Surg** 2006; 44: 193-197.

337. Penfold CN, Partridge M, Rojas R, Landon JD. The role of angiogenesis in the spread of oral squamous cell carcinoma. **Br J Oral Maxillofac Surg** 1996; 34: 37-41.

338. Dray TG, Hardin NJ, Sofferman RA. Angiogenesis as a prognostic marker in early head and neck cancer. **Ann Otol Rhinol Laryngol** 1995; 104: 724-729.

339. Lentsch EJ, Goudy S, Sosnowsky J, Major S, Bumpous JM. Microvessel density in head and neck squamous cell carcinoma primary tumours and its correlation with clinical staging parameters. **Laryngoscope** 2006; 116: 397-400.

340. Zätterström UK, Brun E, Willen R, Kjellen E, Wennerberg J. Tumor angiogenesis and prognosis in squamous cell carcinoma of the head and neck. **Head Neck** 1995; 17: 312-318.

341. Williams JK, Carlson GW, Cohen C, Derose PB, Hunter S, Jurkiewicz MJ. Tumor angiogenesis as a prognostic factor in oral cavity tumors. **Am J Surg** 1994; 168: 373-380.

342. Leedy DA, Trune DR, Kronz JD, Weidner N, Cohen JI. Tumor angiogenesis, the p53 antigen, and cervical metastasis in squamous cell carcinoma of the tongue. **Otolaryngol Head Neck Surg** 1994; 111: 417-422.

343. Gleich LL, Biddinger PW, Duperier FD, Gluckman JL. Tumor angiogenesis as a prognostic indicator in T2-T4 oral cavity squamous cell carcinoma: A clinical-pathologic correlation. **Head Neck** 1997; 19: 276-280.

344. Gleich LL, Biddinger PW, Pavelic ZP, Gluckman JL. Tumor angiogenesis in T1 oral cavity squamous cell carcinoma: Role in predicting tumor aggressiveness. **Head Neck** 1996; 18: 343-346.

345. Shieh YS, Lee HS, Shiah SG, Chu YW, Wu CW, Chang LC. Role of angiogenic and non-angiogenic mechanisms in oral squamous cell carcinoma: correlation with histologic differentiation and tumor progression. **J Oral Pathol Med** 2004; 33: 601-606.

346. Worden B Yang XP, Lee TL, Bagain L, Yeh NT, Cohen JG, Van Waes C, Chen Z. Hepatocyte growth factor/scatter factor differentially regulates expression of proangiogenic factors through Egr-1 in head and neck squamous cell carcinoma. **Cancer Res** 2005; 65: 7071-80.

347. Ueno Y. Implication of vascular endothelial growth factor (VEGF) in human head and neck cancer. **Nippon Jibiinkoka Gakkai Kahio** 2006; 109: 163-70.

348. Rogers SJ, Harrington KJ, Rhis-Evans P, O-Charoenrat P, Eccles SA. Biological significance of c-erbB family oncogenes in head and neck cancer. **Cancer Metastasis Rev** 2005; 24: 47-69.

349. Cohen EE. Novel therapeutic targets in squamous cell carcinoma of the head and neck. **Semin Oncol** 2004; 31: 755-768.

350. Oh SH, Kim WY, Kim JH, Younes MN, El-Naggar AK, Myers JN, Kies M, Cohen P, Khuri F, Hong WK, Lee HY. Identification on insulin-like growth factor binding protein-3 as a farnesyl transferase inhibitor SCH66336-induced negative regulator of angiogenesis in head and neck squamous cell carcinoma. **Clin Cancer Res** 2006; 12: 653-661.

351. Yazici YD, Kim S, Jasser SA, Wang Z, Carter KB Jr, Bucana CD, Myers JN. Antivascular therapy of oral tongue squamous cell carcinoma with PTK787. **Laryngoscope** 2005; 115: 2249-2255.

352. Nakamura T, Ozawa S, Kitagawa Y, Ueda M, Kubota T, Kitajima M. Antiangigenic agent SU6668 suppresses the tumour growth of xenografted A-431 cells. **Oncol Rep** 2006; 15: 79-83.

353. Modjtahedi H. Molecular therapy of head and neck cancer. **Cancer Metastasis Rev** 2005; 24: 129- 46.

354. Riedel F, Gotte K, Horman K, Grandis JR. Antiangiogenic therapy of head and neck squamous cell carcinoma by vascular endotelial growth factor antisense therapy. **Adv Otolaryngol** 2005; 62: 103-120.

355. Harada K, Supriatno, Yoshida H, Sato M. Vesnarinone inhibits angiogenesis and tumorigenicity of human oral squamous cell carcinoma cells by suppressing the expression of vascular endothelial growth factor and interleukin-8. **Int J Oncol** 2005; 27: 1489-1497.

356. Johnson FM, Saigal B, Talpaz M, Donato NJ. Dasatinib (BMS-354825) tyrosine kinase inhibitor suppresses invasion and induces cell cycle arrest and apoptosis of head and neck squamous cell carcinoma and non-small cell lung cancer cells. **Clin Cancer Res** 2005; 11 (19 Pt 1): 6924-6932.

357. Yang Y, Zhou ZT, Ge JP. Effects of genistein on DMBA-induced oral carcinogenesis in hamsters. **Carcinogenesis** 2006; 27: 578-583.

358. Qin H, Valentino J, Manna S, Tripathi PK, Bhattacharya-Chatterjee M, Foon KA, O'Malley BW Jr, Chatterjee SK. Gene therapy for head and neck cancer using vaccinia virus expressing IL-2 in a murine model, with evidence of immune suppression. **Mol Ther** 2001; 4: 551-558.

359. Teknos TM, Islam M, Arenberg DA, Pan Q, Carkskadon SL, Abarbanell AM, Marcus B, Paul S, Vandenberg CD, Carron M, Nor JE, Merajver SD. The effect of tetrathyomolibdate on cytokine expression, angiogenesis and tumor growth in squamous cell carcinoma of the head and neck. **Arch Otolaryngol Head and Neck Surg** 2005; 131: 204-211.

360. Ricker JL, Chen Z, Yang XP, Pribluda VS, Swartz GM. Van Waes C. 2-methoxyestradiol inhibits hypoxia-inducible factor 1 alpha, tumor growth and angiogenesis and augments paclitaxel efficacy in head and neck squamous cell carcinoma. **Clin Cancer Res** 2004; 10: 8865-8873.

361. Hitt R, Jimeno A, Rodríguez-Pinilla M, Rodríguez-Peralto JL, Millán JM, López-Martín A, Brandariz A, Pena C, Cortés-Funes H. Phase II trial of cisplatine and capecitabine in patients with squamous cell carcinoma of the head and neck, and correlative study of angiogenic factors. **Br J Cancer** 2004; 91: 2005-2011.

362. Raguse JD, Rath HJ, Bier J, Riess H, Ohettle H. Cilengitide (EMD 121974) arrests the growth of a heavily pretreated highly vascularised head and neck tumour. **Oral Oncol** 2004; 40: 228-230.

363. Kyzas PA, Stefanou D, Batistatou A, Agnantis NJ. Prognostic significance of VEGF inmunohistochemical expression and tumor angiogenesis in head and neck squamous cell carcinoma. **J Cancer Res Clin Oncol** 2005; 131: 624-630.

364. Herlyn M. Endothelial cells as targets for tumour therapy. **J Immunother** 1999; 22: 185.

365. Hannen EJ, Riediger D. The quantification of angiogenesis in relation to metastasis in oral cancer: a review. **Int J Oral Maxillofac Surg** 2004; 33: 2-7.

366. Li C, Shintani S, Terakado N, Klosek SK, Ishikawa T, Nakashiro K, Hamakawa H. Microvessel density and expression of vascular endothelial growth factor, basic fibroblast growth factor, and platelet-derived endothelial growth factor in oral squamous cell carcinomas. **Int J Oral Maxillofac Surg** 2005; 34: 559-565.

367. Kyzas PA, Stefanou D, Agnantis NJ. Inmunohistochemical expression of vascular endotelial growth factor correlates with positive surgical margins and recurrence in T1 and T2 squamous cell carcinoma (SCC) of the lower lip. **Oral Oncol** 2004; 40: 941-947.

368. Ascani G, Balercia P, Messi M, Lupi L, Goteri G, Filosa A, Stramazzotti D, Pieramici T, Rubini C. Angiogenesis in oral squamous cell carcinoma. **Acta Otorhinolaringol Ital** 2005; 25: 13-17.

369. Shintani S, Ishikawa T, Nonaka T, Li C, Nakashiro K, Wong DT, Hamakawa H. Growth-regulated oncogen-1 expression is associated with angiogenesis and lymph node metastasis in human oral cancer. **Oncology** 2004; 66: 316-22.

370. Wong YK, Liu CJ, Kwan PC, Chao SY. Microvascular density and vascular endothelial growth factor immunoreactivity as predictors of regional lymph node metastasis from betel-associated oral squamous cell carcinoma. **J Oral Maxillofac Surg** 2003; 61: 1257-1262.

371. Shpitzer T, Chaimoff M, Gal R, Stern Y, Feinmesser R, Segal K. Tumor angiogenesis as a prognostic factor in early oral tongue cancer. **Arch Otolaryngol Head and Neck Surg** 1996; 122: 865-868.

372. Forrotan SS, Ke Y, Jones AS, Helliwell TR. Basic fibroblast growth factor and angiogenesis in squamous carcinoma of the tongue. **Oral Oncol** 2000; 36: 437-443.

373. Hannen EJ, Van der Laak JA, Manni JJ, Pahlplatz MM, Freihofer HP, Slootewg PJ, Koole R, de Wilde PC. Improved prediction of metastasis in tongue carcinomas, combining vascular and nuclear tumor parameters. **Cancer** 2001; 92: 1881-1887.

374. Nakaya H, Kawashiri S, Tanaka A, Noguchi N, Kato K, Hase T, Yamamoto E. Influences of angiogenesis and lymphangiogenesis on cancerous invasion in experimentally induced tongue cacinoma. **J Oral Pathol Med** 2005; 34: 87-92.

375. Lopez de Cicco R, Watson JC, Bassi DE, Litwin S, Klein-Szanto AJ. Simultaneous expression of furin and vascular endothelial growth factor in human oral tongue squamous cell carcinoma progression. **Clin Cancer Res** 2004; 10: 4480-4488.

376. Heikkila P, Suojanen J, Pirila E, Vaananen A, Koivunen E, Sorsa T, Salo T. Human tongue carcinoma growth is inhibited by antigelatinolytic peptides. **Int J Cancer** 2006; 118: 2202-2209.

377. Mineta H, Miura K, Ogino T, Takebayashi S, Misawa K, Ueda Y. Vascular endothelial growth factor (VEGF) expression correlates with p53 and ki-67 expressions in tongue squamous cell carcinoma. **Anticancer Res** 2002; 22: 1039-1044.

378. Fernández-Ruiz E, St-Jacques S, Bellon T, Letarte M, Bernabeu C. Assignment of the human endoglin gene (END) to 9q34-->qter. **Cytogenet Cell Genet** 1993; 64: 204-207.

379. Cheifetz S, Bellon T, Cales C, Vera S, Bernabeu C, Massague J, Letarte M. Endoglin is a component of the transforming growth factor-beta receptor system in human endothelial cells. **J Biol Chem** 1992; 267: 19027-19030.

380. Rius C, Smith JD, Almendro N, Langa C, Botella LM, Marchuk DA, Vary CPH, Bernabeu C. Cloning of the promotor region of human endoglin, the target gene for hereditary hemorrhagic telangiectasia type I. **Blood** 1998; 92: 4677-4690.

381. Gougos A, Letarte M. Primary structure of endoglin, an RGD-containing glycoprotein of human endotelial cells. **J Biol Chem** 1990; 265: 8361-8364.

382. Lastres P, Bellón T, Cabañas C, Sánchez-Madrid A, Acevedo A, Gougos A, Letarte M, Bernabeu C. Regulated expression on human macrophages of endoglin, an Arg-Gly-Asp-containing surface antigen. **Eur J Immunol** 1992; 22: 393-397.

383. Bellón T, Corbi A, Lastres P, Calés C, Cebrián M, Vera S, Cheifetz S, Massagué J, Letarte M, Bernabeu C. Identification and expression of two forms of the human transforming growth factor-β-binding protein endoglin with distinct cytoplasmic regions. **Eur J Immunol** 1993; 23: 2340-2345.

384. Lastres P, Martín-Pérez J, Langa C, Bernabeu C. Phosphorylation of the human-transforming-growth-factor-β-binding protein endoglin. **Biochem J** 1994; 301: 765-768.

385. Graulich W, Nettelbeck DM, Fischer D, Kissel T, Muller R. Cell type specificity of the human endoglin promoter. **Gene** 1999; 227: 55-62.

386. Botella LM, Sánchez-Elsner T, Sanz-Rodríguez F, Kojima S, Shimada J, Guerrero-Esteo M, Cooreman MP, Ratziu V, Langa C, Vary CP, Ramírez JR, Friedman S, Bernabeu C. Transcriptional activation of endoglin and transforming growth factor - β signaling components by cooperative interaction between Sp1 and KLF6: their potential role in the response to vascular injury . **Blood** 2002; 100: 4001-4010.

387. Ross R. The pathogenesis of atherosclerosis—an update. **N Engl J Med** 1986; 314: 488-500.

388. Gougos A, Letarte M. Identification of a human endothelial cell antigen with monoclonal antibody 44G4 produced against a pre-B leukemic cell line. **J Immunol** 1988; 141: 1925-1933.

389. McAllister KA, Grogg KM, Johnson DW, Gallione CJ, Baldwin MA, Jackson CE, Helmbold EA, Markel DS, McKinnon WC, Murrell J, McCormick MK, Pericakvance MA, Heutink P, Ootra BA, Haitjema T, Westerman CJJ, Porteus ME, Guttmacher AE,Letarte M, Marchuk DA. Endoglin, a TGF-β binding protein of endothelial cells, is the gene for hereditary haemorrhagic telangiectasia type I. **Nat Genet** 1994; 8: 345-351.

390. Van den Driesche S, Mummery CL, Westermann CJ. Hereditary hemorrhagic telangiectasia: an update on transforming growth factor beta signaling in vasculogenesis and angiogenesis. **Cardiovasc Res** 2003; 58: 20-31.

391. Berg J, Porteous M, Reinhardt D, Gallione C, Holloway S, Umasunthar T, Lux A, McKinnon WC, Marchuk D, Guttmacher A. Hereditary haemorrhagic telangiectasia: A questionnaire based study to delineate the different phenotypes caused by endoglin and ALK1 mutations. **J Med Genet** 2003; 40: 585-590.

392. Bourdeau A, Dumond DJ, Letarte M. A murine model of hereditary hemorrhagic telangiectasia. **J Clin Invest** 1999; 104: 1343-1351.

393. Bourdeau A, Faughnan ME, McDonald ML, Paterson AD, Wanless IR, Letarte M. Potential role of modifier genes influencing transforming growth factor-β1 levels in the development of vascular defects in endoglin heterozygous mice with hereditary hemorrhagic telangiectasia. **Am J Pathol** 2001; 158: 2011-2020.

394. Blobe GC, Schiemann WP, Lodish HF. Mechanisms of disease: Role of transforming growth factor-β in human disease. **New Engl J Med** 2000; 342: 1350-1358.

395. Zhu HJ, Burgess AW. Regulation of transforming growth factor-β signaling. **Mol Cell Biol Res Commun** 2001; 4: 321-330.

396. Barbara NP, Wrana JL, Letarte M. Endoglin is an accessory protein that interacts with the signaling recpetor complex of multiple members of the transforming growth factor-β superfamily. **J Biol Chem** 1999; 274: 584-594.

397. Letamendía A, Lastres P, Botella LM, Raab U, Langa C, Velasco B, Attisano L, Bernabeu C. Role of endoglin in cellular responses to transforming growth factor-β. **J Biol Chem** 1998; 273: 33011-33019.

398. Lastres P, Letamendía A, Zhang H, Rius C, Almendro N, Raab U, López LA, Langa C, Fabra A, Letarte M, Bernabeu C. Endoglin modulates cellular response to TGF-β1. **J Cell Biol** 1996; 133: 1109-1121.

399. Li C, Hampson IN, Hampson L, Kumar P, Bernabeu C, Kumar S. CD105 antagonizes the inhibitory signaling of transforming growth factor β1 on human vascular endothelial cells. **FASEB J** 2000; 14: 55-64.

400. Ma X, Labinaz M, Goldstein J, Millere H, Keon WJ, Letarte M, O'Brien E. Endogllin is overexpressed after arterial injury and is required for transforming growth factor-β-induced inhibition of smooth muscle cell migration. **Arterioscler Thromb Vasc Biol** 2000; 20: 2546-2552.

401. Guerrero-Esteo M, Sánchez-Elsner T, Letamendía A, Bernabeu C. Extracellular and cytoplasmic domains of endoglin interact of the transforming growth factor-β receptors I and II. **J Biol Chem** 2002; 211: 29197-29209.

402. Carmeliet P, Jain RK. Angiogenesis in cancer and other diseases. **Nature** 2000; 407: 249-257.

403. Brekken RA, Li C, Kumar S. Strategies for vascular targeting in tumors. **Int J Cancer** 2002; 100: 123-130.

404. Raijkumar SV, Mesa RA, Tefferi A. A review of angiogenesis and anti-angiogenic therapy in hematologic malignancies. **J Hematother Stem Cell Res** 2002; 11: 33-47.

405. Scappaticci FA. Mechamisms and future directions for angiogenesis-based cancer therapies. **J Clin Oncol** 2002; 20: 3906-3927.

406. Denekamp J. Vascular attack as a therapeutic strategy for cancer. **Cancer Metastasis Rev** 1990; 9: 267-282.

407. Wang JM, Kumar S, Pye D, Van Agghtoven AJ, Krupinsky J, Hunter RD. A monoclonal antibody detects heterogenicity in vascular endothelium of tumours and normal tissues. **Int J Cancer** 1993; 54: 363-370.

408. Burrows FJ, Derbyshire EJ, Tazzari PL, Amlot P, Gazdar AF, King SW, Letarte M, Vitetta ES, Thorpe PE. Up-regulation of endoglin on vascular endothelial cells in human solid tumors: implications for diagnosis and therapy. **Clin Cancer Res** 1995; 1: 1623-1634.

409. Miller DW, Graulich W, Karges B, Stahl S, Ernst M, Ramaswamy A, Sedlacek HH, Müller R, Adamkiewicz J. Elevated expression of endoglin, a component of the TGF-β receptor complex, correlates with proliferation of tumor endothelial cells. **Int J Cancer** 1999; 81: 568-572.

410. Rokhlin OW, Cohen MB, Kubagawa H, Letarte M, Cooper MD. Differential expression of endoglin onfetal and adult hematopoietic cells in human bone marrow. **J Immunol** 1995; 154: 4456-4465.

411. O'Connell PJ, McKenzie A, Fisicaro N, Rockman SP, Pearse MJ, d'Apice AJF. Endoglin: A 180-kD endothelial cell and macrophage restricted differentiation molecule. **Clin Exp Immunol** 1992; 90: 154-159.

412. Qu R, Silver MM, Letarte M. Distribution of endoglin in early human development reveals high levels on endocardhial cushion tissue mesenchyme during valve formation. **Cell Tissue Res** 1998; 292: 333-343.

413. Altomonte M, Montagner R, Fonsatti E, Colizzi F, Cattarossi I, Brasoveanu LI, Nicotra MR, Cattelan A, Natali PG, Maio M. Expression and structural features of endoglin (CD105), a transforming growth factor β1 and β3 binding protein in human melanoma. **Br J Cancer** 1996; 74: 1586-1591.

414. Robledo MM, Hidalgo A, Lastres P, Arroyo AG, Bernabeu C, Sánchez-Madrid F, Teixidó J. Characterization of TGF-β1 binding proteins in human bone marrow stromal cells. **Br J Haematol** 1996; 93: 507-514.

415. Pierelli I, Scambia G, Bonanno G, Rutella S, Puggioni P, Battaglia A, Mozzetti S, Marone M, Menichella G, Rumi C, Mancuso S, Leone G. CD34+/CD105+ cells are enriched in primitive circulating progenitors reading in the G_0 phase of the cell cycle and contain all bone marrow and cord blood CD34+/CD38$^{low/-}$ precursors. **Br J Haematol** 2000; 108: 610-620.

416. Adam PJ, Clesham GJ, Weissberg PL. Expression of endoglin mRNA and protein in human vascular smooth muscle cells. **Biochem Biophys Res Commun** 1998; 247: 33-37.

417. Fonsatti E, Del Vecchio L, Altomonte M, Sigalotti L, Nicotra MR, Coral S, Natali PG, Maio M. Endoglin: An accessory component of the TGF-β-binding receptor-complex with diagnostic, prognostic, and bioimmunotherapeutic potential in human malignancies. **J Cell Physiol** 2001; 188: 1-7.

418. Cho SK, Bourdeau A, Letarte M, Zúñiga-Pflücker JC. Expression and function of CD105 during the onset of hematopoiesis from $Flk1^{+}$ precursors. **Blood** 2001; 98: 3635-3642.

419. Díez-Márquez L, Ortega-Velázquez R, Langa C, Rodríguez-Barbero A. López-Novoa JM, Lamas S, Bernabeu C. Expression of endoglin in human mesangial cells: modulation of extracellular matrix synthesis. **Biochim Biophys Acta** 2002; 1587: 36-44.

420. Hirakawa S, Hong YK, Harvey N, Schacht V, Matsuda K, Libermann T, Detmar M. Identification of vascular-lineage specific genes by transcrpitional profiling of isolated blood vascular and lymphatic endothelial cells. **Am J Pathol** 2003; 162: 575-586.

421. Wong SH, Hamel L, Chevalier S, Philip A. Endoglin expression on human microvascular endothelial cells: Association with betaglycane and formation of higher order complexes with TGF-β signalling receptors. **Eur J Biochem** 2000; 267: 5550-5560.

422. Wang JM, Kumar S, Pye D, Haboubi N, Al-Nakib L. Breast carcinoma: comparative study of tumor vasculature using two endothelial cell markers. **J Natl Cancer Inst** 1994; 86: 386-388.

423. Wikstrom P, Lissbrant IF, Stattin P, Egevad L, Bergh A. Endoglin (CD105) is expressed on immature blood vessels and is a marker for survival in prostate cancer. **Prostate** 2002; 51: 268-275.

424. Henriksen R, Gobl A, Wilander E, Oberg K, Miyazono K, Funa K. Expression and prognostic significance of TGF-β isotypes, latent TGF-β1 binding protein, TGF-β type I and type II receptors, and endoglin in normal ovary and ovarian neoplasms. **Lab Invest** 1995; 73: 213-220.

425. Fonsatti E, Jekunen AP, Kairemo KJ, Coral S, Snellman M, Nicotra MR, Natali PG, Altomonte M, Maio M. Endoglin is a suitable target for efficient imaging of solid tumors: in vivo evidence in a canine mammary carcinoma model. **Clin Cancer Res** 2000; 6: 2037-2043.

426. Haruta Y, Seon BK. Distinct human leukemia-associated cell surface glycoprotein GP160 defined by monoclonal antibody SN6. **Proc Natl Acad Sci USA** 1986; 83: 7898-7902.

427. Wang JM, Wilson PB, Kumar S, Pye D, Hunter RD. Quantitation of endothelial cell specific protein E-9 employing a single monoclonal antibody in an indirect sandwich ELISA. **J Immunol Methods** 1994; 171: 55-64.

428. Li C, Guo B, Wilson PB, Stewart A, Byrne G, Bundred N, Kumar S. Plasma levels of soluble CD105 correlate with metastasis in patients with breast cancer. **Int J Cancer** 2000; 89: 122-126.

429. Dales JP, García S, Andrac L, Carpentier S, Ramuz O, Lavaut MN, Allasia C, Bonnier P, Charpin C. Prognostic significance of angiogenesis evaluated by CD105 expression compared to CD31 in 905 breast carcinomas: correlation with long-term patient outcome. **Int J Oncol** 2004; 24: 1197-1204.

430. Takahashi N, Kawanishi-Tabata R, Haba A, Tabata M, Haruta Y, Tsai H, Seon BK. Association of serum endoglin with metastasis in patients with colorectal, breast, and other solid tumors, and supressive effect of chemotherapy on the serum endoglin. **Clin Cancer Res** 2001; 7: 524-532.

431. Calabró L, Fonsatti E, Bellomo G, Alonci A, Colizzi F, Sigalotti L, Altomonte M, Musolino C, Maio M. Differential levels of soluble endoglin (CD105) in myeloid malignancies. **J Cell Physiol** 2003; 194: 171-175.

432. Choi KS, Bae MK, Jeong JW, Moon HE, Kim KW. Hypoxia-induced angiogenesis during carcinogenesis. **J Biochem Mol Biol** 2003; 36: 120-127.

433. Conley BA, Smith JD, Guerrero-Esteo M, Bernabeu C, Vary CP. Endoglin,a TGF-beta receptor-associated protein,is expressed by smooth muscle cells in human atherosclerotic plaques. **Atherosclerosis** 2000; 153: 323-335.

434. Sánchez-Elsner T, Botella LM, Velasco B, Langa C, Bernabeu C. Endoglin expression is regulated by transcriptional cooperation between the hypoxia and transforming growth factor-β pathways. **J Biol Chem** 2002; 277: 43799-43808.

435. Ota TM, Fujii M, Sugizaki T, Ishii M, Miyazawa K, Aburatani H, Miyazono K. Targets of transcriptional regulation by two distinct type I receptors for transforming growth factor-beta in human umbilical vein endothelial cells. **J Cell Physiol** 2002; 193: 299-318.

436. Jonker L, Arthur HM. Endoglin expression in early development is associated with vasculogenesis and angiogenesis. **Mech Dev** 2002; 110: 193-196.

437. Maier JAM, Delia D, Thorpe PE, Gasparini G. In vitro inhibition of endothelial cell growth by the antiangiogenic drug AGM-1470 (TNP-470) and the anti-endoglin antibody TEC-11. **Anti-Cancer Drugs** 1997; 8: 238-244.

438. Kumar S, Ghellal A, Li C, Byrne G, Haboubi N, Wang JM, Bundred N. Breast carcinoma: vascular density determined using CD105 antibody correlates with tumor prognosis. **Cancer Res** 1999; 59: 856-861.

439. Brewer CA, Setterdahl JJ, Li MJ, Johnston JM, Mann JL, McAsey ME. Endoglin expresión as a measure of microvessel density in cervical cancer. **Obstet Gynecol** 2000; 96: 224-228.

440. Akagi K, Ikeda Y, Sumiyoshi Y, Kimura Y, Kinoshita J, Miyazaki M, Abe T. Estimation of angiogenesis with anti-CD105 immunostaining in the process of colorectal cancer development. **Surgery** 2002; 131: S109-S113.

441. Tanaka F, Otake Y, Yanagihara K, Kawano Y, Miyahara R, Li M, Yamada T, Hanaoka N, Inui K, Wada H. Evaluation of angiogenesis in non-small cell lung cancer: Comparison between anti-CD34 antibody and anti-CD105 antibody . **Clin Cancer Res** 2001; 7: 3410-3415.

442. Pruneri G, Ponzoni M, Ferreri AJ, Decarli N, Tresoldi M, Raggi F, Baldessari C, Freschi M, Baldini L, Goldaniga M, Neri A, Carboni N, Bertolini F, Viale G. Microvessel density, a surrogate marker of angiogenesis, is significantly related to survival in multiple myeloma patients. **Br J Haematol** 2002; 118: 817-820.

443. Pruneri G, Bertolini F, Baldini L, Valentini S, Goldaniga M, Soligo D, Carboni N, Viale G, Lambertenghi-Deliliers G. Angiogenesis occurs in hairy cell leukaemia (HCL) and in NON/SCID mice transplanted with the HCL line Bonna-12. **Br J Haematol** 2003; 120: 695-698.

444. Tanaka F, Ishikawa S, Yanagihara K, Miyahara R, Kawano Y, Li M, Otake Y, Wada H. Expression of angiopoietins and its clinical significance in non-small cell lung cancer. **Cancer Res** 2002; 62: 7124-7129.

445. Tanaka F, Otake Y, Yanagihara K, Kawano Y, Miyahara R, Li M, Ishikawa S, Wada H. New approaches for non-small cell lung cancer: Local treatments. **Lung Cancer** 2003; 39: 289-296.

446. Letamendía A, Lastres P, Almendro N, Raab U, Buhring HJ, Kumar S, Bernabeu C. Endoglin, a component of the TGF-β receptor system, is a differentiation marker of human choriocarcinoma cells. **Int J Cancer** 1998; 76: 541-546.

447. Liu Y, Jovanovic B, Pins M, Lee C, Bergan RC. Overexpression of endoglin in human prostate cancer suppresses cell detachment, migration and invasion. **Oncogene** 2002; 21: 8272-8281.

448. Massagué J. The transforming growth factor-β family. **Annu Rev Cell Biol** 1990; 6: 597-641.

449. Koff A, Ohtsuki M, Polyak K, Roberts JM, Massagué J. Negative regulation of G1 in mammalian cells: inhibition of cyclin E-dependent kinase by TGF-β. **Science** 1993; 260: 536-539.

450. Yang YE, Moses HL. Transforming growth factor β1-induced changes in cell migration, proliferation and angiogenesis in the chicken chorioallantoic membrane. **J Cell Biol** 1990; 111: 731-741.

451. Folkman J. What is the evidence that tumors are angiogenesis dependent? **J Natl Cancer Inst** 1989; 82: 4-6.

452. Bouck N, Stellmach V, ILSA SC. How tumors become angiogenic. **Adv Cancer Res** 1996; 69: 135-174.

453. Li C, Wang J, Wilson PB, Kumar P, Levine E, Hunter RD, Kumar S. Role of transforming growth factor beta 3 in lymphatic metastasis in breast cancer. **Int J Cancer** 1998; 79: 455-459.

454. Schimming R, Marme D. Endoglin (CD105) expression in squamous cell carcinoma of the oral cavity. **Head Neck** 2002; 24: 151-156.

455. Schimming R, Reusch P, Kuschnierz J, Schmelzeisen R. Angiogenic factors in squamous cell carcinoma of the oral cavity: do they have prognostic relevance? **J Craniomaxillofac Surg** 2004; 32: 176-181.

456. Nagatsuka H, Hibi K, Gunduz M, Tsujigiwa H, Tamamura R, Sugahara T, Sasaki A, Nagai N. Various inmunostaining patterns of CD31, CD34 and endoglin and their relationship with lymph node metastasis in oral squamous cell carcinoma. **J Oral Pathol Med** 2005; 34: 70-76.

457. Martone T, Rosso P, Albera R, Migliaretti G, Fraire F, Pignataro L, Pruneri G, Bellone G, Cortesana G. Prognostic relevance of CD105+microvessel density in HNSCC patient outcome. **Oral Oncol** 2005; 41: 147-155.

458. Marioni G, Gallo E, Giacomelli L, Marchese-Ragona R, Staffieri C, Staffieri A, Marino F. Endoglin (CD105) expression in head and neck basaloid squamous cell carcinoma. **Acta Otolaryngol** 2005; 125: 307-311.

459. Bredow S, Lewin M, Hofmann B, Marecos E, Weissleder R. Imaging of tumour vasculature by targeting the TGF-β binding receptor endoglin. **Eur J Cancer** 2000; 36: 675-681.

460. Matsuno F, Haruta Y, Kondo M, Tsai H, Barcos M, Seon BK. Induction of lasting complete regression of preformed distinct solid tumors by targeting the tumor vasculature using two new anti-endoglin monoclonal antibodies. **Clin Cancer Res** 1999; 5: 371-382.

461. Tabata M, Kondo M, Haruta Y, Seon BK. Antiangiogenic radioimmunotherapy of human solid tumors in SCID mice using ^{125}I-labeled anti-endoglin monoclonal antibodies. **Int J Cancer** 1999; 82: 737-742.

462. Takahashi N, Haba A, Matsuno F, Seon BK. Antiangiogenic therapy of established tumors in human skin / severe combined immunodeficiency mouse chimeras by anti-endoglin (CD105) monoclonal antibodies, and sinergy between anti-endoglin antibody and cyclophosphamide. **Cancer Res** 2001; 61: 7846-7854.

463. Nettelbeck DM, Miller DW, Jerome V, Zuzarte M, Watkins SJ, Hawkins RE, Müller R, Kontermann RE. Targeting of adenovirus to endothelial cells by a bispecific single-chain diabody directed against the adenovirus fiber knob domain and human endoglin (CD105). **Mol Ther** 2001; 3: 882-891.

464. Velasco B, Ramírez JR, Relloso M, Li C, Kumar S, López-Bote JP, Pérez-Barriocanal F, López-Novoa JM, Cowan PJ, D'Apice AJ, Bernabeu C. Vascular gene transfer driven by endoglin and ICAM-2 endothelial-specific promoters. **Gene Therapy** 2001; 8: 897-904.

465. Cowan PJ, Shinkel TA, Fisicaro N, Godwin JW, Bernabeu C, Almendro N, Rius C, Lonie AJ, Nottle MB, Wigley PL, Paizis K, Pearse MJ, D'Apice AJ. Targeting gene expression to endothelium in transgenic animals: a comparison of the human ICAM-2, PECAM-1 and endoglin promoters. **Xenotransplantation** 2003; 10: 223-231.

466. Wang JM, Kumar S, Van Agthoven A, Kumar P, Pye D, Hunter RD. Irradiation induces up-regulation of E9 protein (CD105) in human vascular endothelial cells. **Int J Cancer** 1995; 62: 791-796.

467. Fonsatti E, Altomonte M, Nicotra MR, Natali PG, Maio M. Endoglin (CD105): a powerful therapeutic target on tumor-associated angiogenic blood vessels. **Oncogene** 2003; 22: 6557-6563.

468. Balza E, Castellani P, Zijlstra A, Neri D, Zardi L, Siri A. Lack of specificity of endoglin expression for tumor blood vessesls. **Int J Cancer** 2001; 94: 579-585.

469. Seon BK. Expression of endoglin (CD105) in tumor blood vessels. **Int J Cancer** 2002; 99: 310-311.

470. Albelda SM, Muller WA, Buck CA, Newman PJ. Mollecular and cellular properties of PECAM-1 (endoCAM/CD31): A novel vascular cell-cell adhesion molecule. **J Cell Biol** 1991; 114: 1059-1068.

471. De Lisser HM, Newman PJ, Albelda SM. Platelet Endothelial Cell Adhesion Molecule (CD31). **Curr Top Microbiol Immunol** 1993; 184: 37-45.

472. Kuzu I, Bicknell R, Fletcher CD, Gatter KC. Expression of adhesion molecules on the endothelium of normal tissue vessels and vascular tumors. **Lab Invest** 1993; 69: 322-328.

473. De Lisser HM, Christofidou-Solomidou M, Strieter RM, Burdick MD, Robinson CS, Wexler RS, Kerr JS, Garlanda C, Merwin JR, Madri JA, Albelda SM. Involvement of endothelial PECAM-1/CD31 in angiogenesis. **Am J Pathol** 1997; 151: 671-677.

474. Sheibani N, Frazier WA. Thrombospondin-1, PECAM-1, and regulation of angiogenesis. **Histol Histopathol** 1999; 14: 285-294.

475. Zhou Z, Christofidou-Solomidou M, Garlanda C, De Lisser HM. Antibody against murine PECAM-1 inhibits tumor angiogenesis in mice. **Angiogenesis** 1999; 3: 181-188.

476. Gallo O, Masini E, Morbidelli L, Franchi A, Fini Storchi I, Vergari WA, Ziche M. Role of nitric oxide in angiogenesis and tumor progression in head and neck cancer. **J Natl Cancer Inst** 1998; 90: 587-596.

477. Schliephake H. Prognostic relevante of molecular markers of oral cancer – A review. **Int J Oral Maxillofac Surg** 2003; 32: 233-245.

478. Decresce R. The CAS 100: a computerized microscope image analysis system. **Lab Med** 1986; 17: 163-165.

479. Weidner N. Tumoral vascularity as prognostic factor in cancer patients: The evidence continues to grow. **J Pathol** 1998; 184: 119-122.

480. Passe TJ, Bluemke DA, Siegelman SS. Tumor angiogenesis: tutorial on implications for imaging. **Radiology** 1997; 203: 593-600.

481. Weissleder R, Cheng H, Marecos E, Kwong K, Bogdanov A. Mapping of tumour vascular and interstitial volume fractions non-invasively *in vivo*. **Eur J Cancer** 1998; 34: 1448-1454.

482. Sipkins DA, Cheresh DA, Kazemi MR, Nevin LM, Bednarski MD, Li KCP. Detection of tumor angiogenesis *in vivo* by $\alpha_v\beta_3$-targeted magnetic resonance imaging. **Nature Med** 1998; 4: 623-626.

483. Erovic BM, Neuchrist C, Berger U, El-Rabadi K, Burian M. Quantitation of microvessel density in squamous cell carcinoma of the head and neck by computer-aided image analysis. **Wien Klin Wochenchs** 2005; 117: 53-57.

484. Subdo J, Bryne M, Johannessen AC, Kildal W, Danialsen HE, Reith A. Comparison of histological grading and large-scale genomic status (DNA ploidy) as prognostic tools in oral dysplasia. **J Pathol** 2001; 194: 303-310.

485. Iamaroon A, Pongsiriwet S, Jittidecharaks S, Pattanaporn K, Prapayasatok S, Wanachantararak S. Increase of mast cells and tumor angiogenensis in oral squamous cell carcinoma. **J Oral Pathol Med** 2003; 32: 195-199.

486. Chuang HC, Su CY, Huang HY, Chien CY, Chen CM, Huang CC. High expression of CD105 as a prognostic predictor of early tongue cancer. **Laryngoscope** 2006; 116: 1175-1179.

487. Hibbert J, Marks NJ, Winter PJ, Shaheen OH. Prognostic factors in oral squamous carcinoma and their relation to clinical staging. **Clin Otolaryngol** 1983; 8: 197-203.

488. Mendelson BC, Hodgkinson DJ, Woods JE. Cancer of the oral cavity. **Surg Clin North Am** 1977; 57: 585-596

489. DiTroia JF. Nodal metastasis and prognosis in carcinoma of the oral cavity. **Otolaryngol Clin North Am** 1972; 5: 333-341.

490. Kokemueller H, Brachvogel P, Eckardt A, Hausamen JE. Neck dissection in oral cancer – Clinical review and analysis of prognostic factors. **Int J Oral Maxillofac Surg** 2002; 31: 608-614.

491. American Joint Commitee on Cancer (AJCC). Manual for staging of cancer. 6th ed. Springer-Verlag, New Cork 2002.

492. Ho T, Zahurak M, Koch WM. Prognostic significance of presentation-to-diagnosis interval in patients with oropharyngeal carcinoma. **Arch Otoalryngol Head Neck Surg** 2004; 130: 45-51.

493. Guggenheimer J, Verbin RS, Johnson JT, Horkowitz CA, Myers EN. Factors delaying the diagnosis of oral and oropharyngeal carcinomas. **Cancer** 1989; 64: 932-935.

494. Mashberg A, Samit A. Early diagnosis of asymptomatic oral and oropharyngeal squamous cancers. **C A Cancer J Clin** 1995; 45: 328-51.

495. Ruff T, Lenis A, Skinner OD. Carcinoma of the oral cavity and oropharynx. **Surg Clin North Am** 1986; 66: 659-71.

496. Forastiere A, Koch W, Trotti A, Sidransky D. Head and neck cancer. **N Enl J Med** 2001; 345: 1890-1900.

497. Dimitroulis G, Reade P, Wiesenfeld D. Referral patterns of patients with oral squamous cell carcinoma. **Eur J Cancer B Oral Oncol** 1992; 28B: 23-27.

498. Koivunen P, Rantala N, Hyrynkangas K, Jokinen K, Alho O. The impact of patient and professional diagnostic delays on survival in pharyngeal cancer. **Cancer** 2001; 92:2885-91.

499. Mashberg A. Diagnosis of early oral and oropharyngeal squamous carcinoma: obstacles and their amelioration. **Oral Oncol** 2000; 36: 253-255.

500. Gillison ML, Koch WM, Capone RB, Spafford M, Westra WH, Wu L, Zahurak ML, Daniel RW, Viglione M, Symer DE, Shah KV, Sidransky D. Evidence for a causal association between human papilloma virus and subset of head and neck cancers. **J Natl Cancer Inst** 2000; 92: 709-20.

501. Preda L, Chiesa F, Calabrese L, Latronico A, Bruschini R, Leon ME, Renne G, Bellomi M. Relationship between histologic thickness of tongue carcinoma and thickness estimated from preoperative MRI. **Eur Radiol** 2006; 16: 2242-2248.

502. Bryne M. Is the invasive front of an oral carcinoma the most important area for prognostication. **Oral Diseases** 1998; 4: 70-77.

503. Zariwala M, Schmid S. p53 gene mutations in oropharyngeal carcinomas: a comparison of solitary and multiple primary tumours and lymph node metastasis. **Int J Cancer** 1994; 56: 807-811.

504. DeVicente JC, Junquera LM, Herrero A, Fresno MF, Hernández-Vallejo G, López-Arranz JS. Prognostic significacnce of p53 expression in oral squamous cell carcinoma without neck node metastases. **Head Neck** 2004; 26: 22-30.

505. Scully C, Field JK, Tanzawa H. Genetic aberrations in oral or head and neck squamous cell carcinoma (SCCHN): 1. Carcinogen metabolism, DNA repair and cell cycle control. **Oral Oncol** 2000; 36: 256-263.

506. Scully C, Field JK, Tanzawa H. Genetic aberrations in oral or head and neck squamous cell carcinoma (SCCHN): 2. Chromosomal aberrations. **Oral Oncol** 2000; 36: 311-327.

507. Thomas GJ, Jones J, Speight PM. Matrix metalloproteinases and oral cancer. **Oral Oncol** 1999; 35: 227-233.

508. Ziober BL, Silverman SS Jr, Kramer RH. Adhesive mechanisms regulating invasión and metastasis in oral cancer. **Crit Rev Oral Biol Med** 2001; 12: 499-510.

509. Battegay EJ. Angiogenesis: mechanistic insights, and therapeutic prospects. **J Mol Med** 1995; 73: 333-346.

510. Maiorana A, Gullino PM. Acquisition of angiogenic capacity and neoplastic transformation in the rat mammary gland. **Cancer Res** 1978; 38: 4409-4414.

511. Folkman J, Watson K, Ingber D, Hanahan D. Induction of angiogenesis during the transition from hyperplasia to neoplasia. **Nature** 1989; 339: 58-61.

512. Folkman J, Winsley S. En: Norman JC, Folkman J, Hardison EG, eds. Organ perfusion and preservation. 759-766. Appleton-Century-Crofts. New Cork, 1968.

513. Yamaoka M, Yamamoto T, Masaka T. Inhibition of tumor growth and metastases of rodent tumors by the angiogenesis inhibitor (Chloractetyl-carbamoyl) fumagillol (TNP-470; AGM-1470). **Cancer Res** 1993; 53: 4262-4267.

514. Kim KJ, Li B, Winer J. Inhibition of vascular endotelial growth factor-induced angiogenesis supresses tumor growth in vivo. **Nature** 1993; 362: 841-844.

515. Folkman J. Angiogenic factors. **Science** 1987; 235: 442-447.

516. Hori A, Sasada R, Matsutani E. Suppression of solid tumor growth by immunoneutralizing monoclonal antibody against human basic fibroblastic growth factor. **Cancer Res** 1991; 51: 6180-6184.

517. Gross JL, Herblin WF, Dusak BA. Modulation of solid tumor growth in vivo by bFGF. **Proc Am Assoc Cancer Res** 1990; 31: 79-83.

518. Moriyama M, Kumagai S, Kawashiri S, Kojima K, Kakihara K, Yamamoto E. Immunohistochemical study of tumour angiogenesis in oral squamous cell carcinoma. **Oral Oncol** 1997; 33: 369-374.

519. Smith BD, Smith GL, Carter D, Saski CT, Haffty BG. Prognostic significance of vascular endothelial growth factor protein levels in oral and oropharyngeal squamous cell carcinoma. **J Clin Oncol** 2000; 18: 2046-2052.

520. Pazouki S, Chrisholm DM, Adi MM, Carmichael G, Farquharson M, Ogden GR, Schor SL, Schor AM. The association between tumour progression and vascularity in the oral mucosa. **J Pathol** 1997; 183: 39-43.

521. Li C, Guo B, Bernabeu C, Kumar S. Angiogenesis in breast cancer: the role of transforming growth factor (beta) and CD105. **Microsc Res Tech** 2001; 52: 437-449.

522. Yagasaki H, Kawata N, Takimoto Y, Remoto N. Histopathological analysis of angiogenic factors in renal cell carcinoma. **Int J Urol** 2003; 10: 220-227.

523. Saad RS, Jasnosz KM, Tung MY, Silverman JF. Endoglin (CD105) expression in endometrial carcinoma. **Int J Gynecol Pathol** 2003; 22: 248-253.

524. Dales JP, García S, Bonnier P, Duffaud F, Andrac-Meyer L, Ramuz O, Lavaut MN, Allasia C, Charpin C. CD105 expression is a marker of high metastatic risk and poor outcome in breast carcinomas: correlations between immunohistochemical analysis and long-term follow-up in a series of 929 patients. **Am J Clin Pathol** 2003; 119: 374-380.

525. Chien CY, Su CY, Hwang CF, Chuang HC, Hsiao YC, Wu SL, Hwuang CC. Clinicopathological significance of CD105 expression in squamous cell carcinoma of the hypopharynx. **Head Neck** 2006; 128: 441-446.

526. Uehara M, Sano K, Ikeda H, Sekine J, Irie A, Yokota T, Tobita T, Ohba S, Inokuchi T. Expression of vascular endotelial growth factor and prognosis of oral squamous cell carcinoma. **Oral Oncol** 2004; 40: 321-325.

527. Kramer S, Gelber RD, Snow JB, Marcial VA, Lowry LD, Davis LW, Chandler R. Combined radiation therapy and surgery in the management of advanced head and neck cancer: final report of study 73-03 of the Radiation Therapy Oncology Group. **Head Neck Surg** 1987; 10: 19-30.

528. Bourhis J, Syz N, Overgaard J, Ang KK, Dische S, Horiot J. Convencional vs modified fractionated radiotherapy. Meta-analysis of radiotherapy in head and neck squamous cell carcinoma: a meta-analysis based on individual patient data. **Int J Radiat Oncol Biol Phys** 2002: 54: 71-72.

529. Schiff PB, Harrison LB, Strong EW, Fass DE, Shah JP, Spiro R, Sessions R, Gerold F, Vikram B, Fuks ZY. Impact of the time interval between surgery and postoperative radiation therapy on locoregional control in advanced head and neck cancer. **J Surg Oncol** 1990; 43: 203-208.

530. Smith BD, Haffty BG. Molecular markers as prognostic factors for local recurrence and radioresistance in head and neck squamous cell carcinoma. **Radiat Oncol Investig** 1999; 7: 125-144.

531. Koukourakis MI, Giatromanolaki A, Fountzilas G, Sivridis E, Gatter KC, Harris AL. Angiogenesis, tymidine phosphorylase, and resistance of squamous cell head and neck cancer to cytotoxic and radiation therapy. **Clin Cancer Res** 2000; 6: 381-389.

532. Carles J, Monzo M, Amat M, Jansa S, Artells R, Navarro A, Foro P, Alameda F, Gayete A, Gel B, Miguel M, Albanell J, Fabregat X. Single-nucleotide polymorphisms in base excision repair, nucleotide excision repair, and double strand break genes as markers for response to radiotherapy in patients with stage I to II head-and-neck cancer. **Int J Radiat Oncol Biol Phys** 2006; 66: 1022-1030.

533. Denekamp J. Review article: Angiogenesis, neovascular proliferation and vascular pathophysiology as targets for cancer therapy. **Br J Radiol** 1993; 66: 181-196.

534. Giatromanolaki A, Fountzilas G, Koukourakis MI, Arapandoni P, Theologi V, Kakolyris S, Georgoulias V, Harris AL, Gatter KC. Neo-angiogenesis in locally advanced squamous cell head and neck cancer correlates with thymidine phosphorylase expression and p53 nuclear oncoprotein accumulation. **Clin Exp Metastasis** 1998; 16: 665-672.

535. Koukourakis MI. Tumour angiogenesis and response to radiotherapy. Anticancer Res 2001; 21: 4285-4300.

536. Bourhis J, Latirgau E. Biomodulation and radiotherapy. **Cancer Radiother** 2000; 4: 128-133.

537. Verrelle P, Bourhis J. Modulation of cellular response to ionizing radiation: towards new molecular targets? **Cancer Radiother** 1997; 1: 484-493.

538. Coleman CN. Modulating the radiation response. **Oncologist** 1996; 1: 227-231.

539. Denekamp J. Inadquate vasculature in solid tumours: consequences for cancer research strategies. **BJR Suppl** 1992; 24: 111-117.

540. Deutsch E, Huguet F. Perspective in biological modulation of radiotherapy. **Bull Cancer** 2005; 92: 90-96.

541. Deutsch E, Kaliski A, Maggiorella L, Bourhis J. New strategies to interfere with radiation response: "biomodulation" of radiation therapy. **Cancer Radiother** 2005; 9: 69-76.

542. Siemann DW, Bibby MC, Dark GG, Dicker AP, Eskens FA, Horsman MR, Marme D, Lorusso PM. Differentiation and definition of vascular-targeted therapies. Clin Cancer Res 2005; 11: 416-420.

FSC
www.fsc.org
MIX
Papier | Fördert gute Waldnutzung
FSC® C083411

Kolibri 360 GmbH
Ferdinand-Jühlke-Straße 7
99095 Erfurt, Deutschland
produktsicherheit@kolibri360.de

Druck:
CPI Druckdienstleistungen GmbH
im Auftrag der
Kolibri 360 GmbH
Ferdinand-Jühlke-Str. 7
99095 Erfurt